新 时 期 青 少



# 人体密码

主编 / 姜绎心

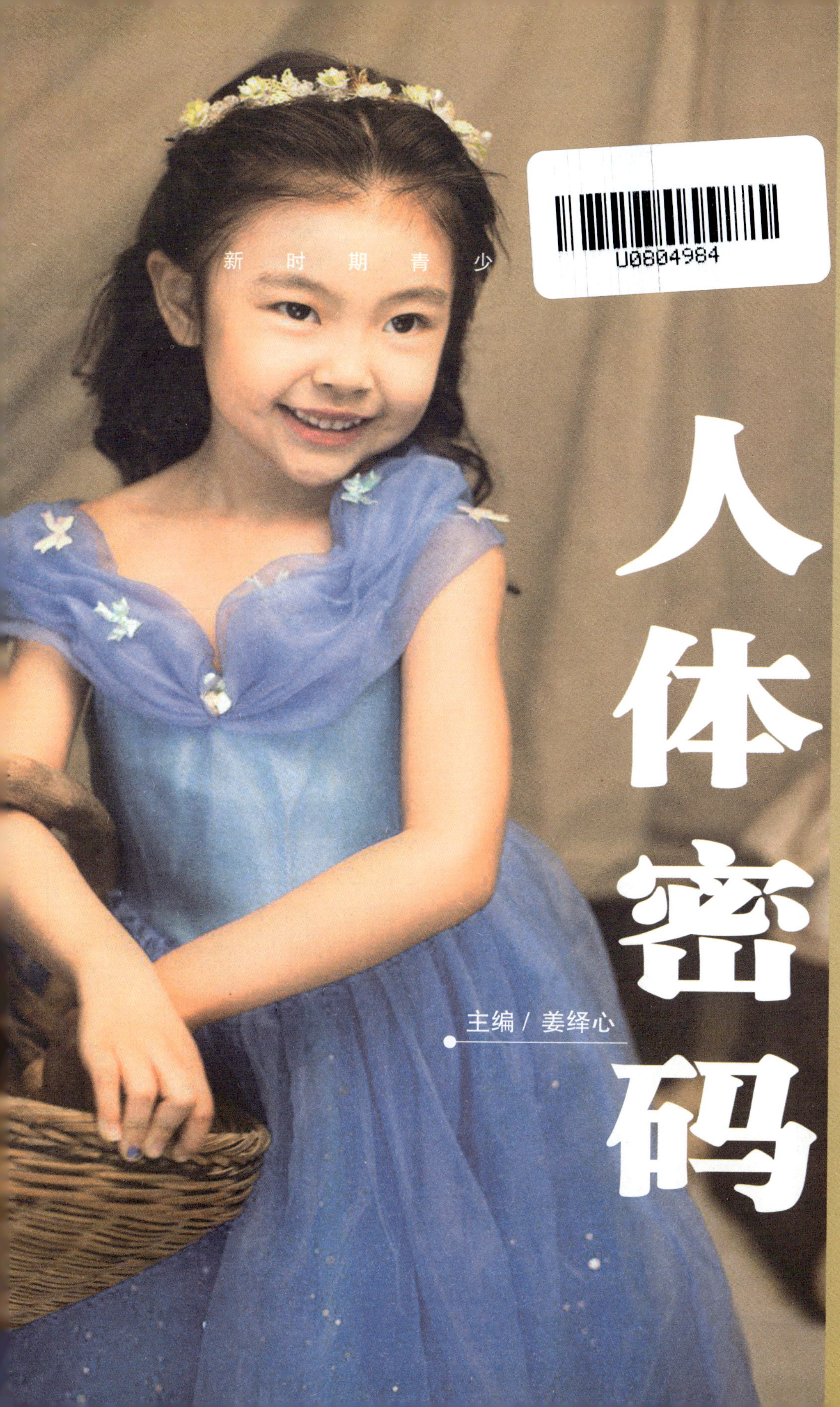

图书在版编目（CIP）数据

人体密码：重新认识你自己，开启人体教育课堂／姜绎心主编．--长春：东北师范大学出版社，2019.1（2021.6重印）

（新时期青少年百科）

ISBN 978-7-5681-4590-9

Ⅰ.①人... Ⅱ.①姜... Ⅲ.①人体-青少年读物 Ⅳ.①R32-49

中国版本图书馆CIP数据核字（2018）第128691号

□责任编辑：陈　丹　　□封面设计：蔚蓝风行　睿珩文化

□责任校对：张婷婷　　□责任印制：张允豪

东北师范大学出版社出版发行

长春净月经济开发区金宝街118号（邮政编码：130117）

电话：0431-84568071

网址：http://www.nenup.com

东北师范大学出版社激光照排中心制版

天津久佳雅创印刷有限公司印装

天津市宝坻区牛道口镇产业园区一号路1号

2019 年 1 月第 1 版　2021 年 6 月第 2 次印刷

幅面尺寸：170mm×240mm　印张：11　字数：170千

定价：33.00元

# 前言

Qian yan

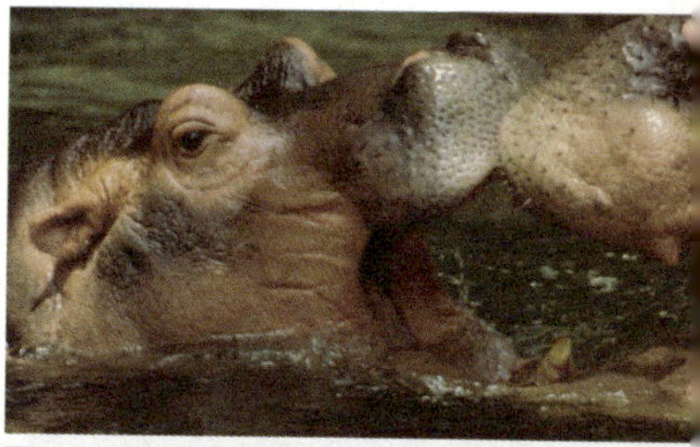

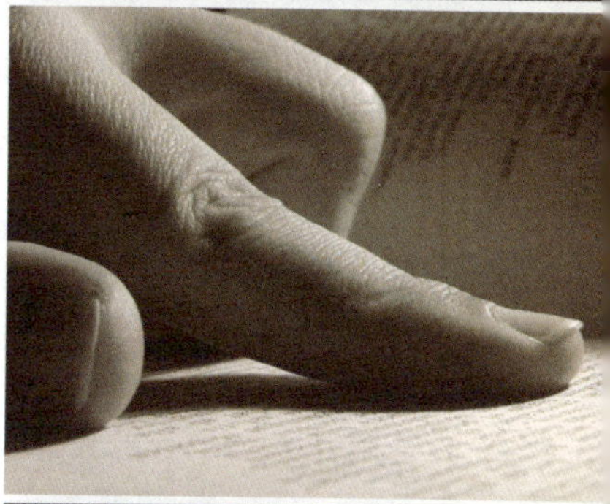

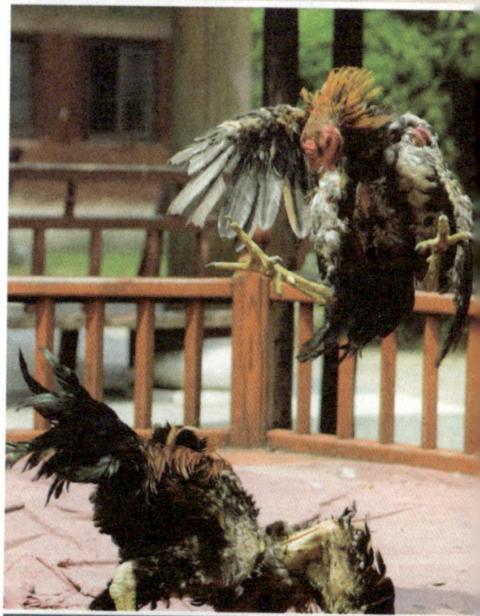

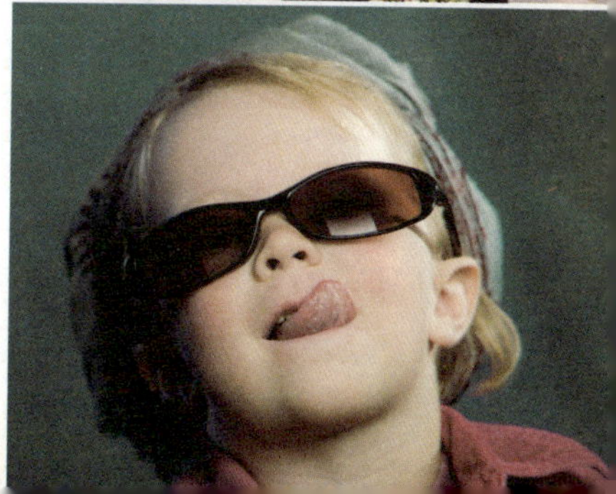

吃饭、穿衣、睡觉……这些日常再普通不过的事情维持着身体的能量，并且使身体得到更好的保护。日日夜夜陪伴我们的身体其实包含着众多的秘密，真正了解它以后会让人感叹造物主是如此的神奇。

人体最小的骨头隐藏在哪？手为什么会脱离大脑的指挥对主人又打又掐？人类为什么不像其他动物那样披着厚厚的皮毛？你有什么技巧分辨出对面的人是真笑还是假笑……

大到躯干骨骼，小到血液细胞，人体这台精密的仪器在每一个环节都是如此奇妙。如果哪个环节出现了细微的差错，都可能使正在运转的人体出现问题，停止运转。

了解我们自己，可以从了解我们的身体开始。让我们跟随这本书开始一场人体的神奇旅行，在了解人体的基础上更加善待每一寸肌肤、每一块骨骼，让它更好地为我们服务。

本书通过有趣的语言、精美的图片和精致的版式，从神秘的大脑开始，带领你畅游在人体的世界里。细微处有细胞揭秘，宏观处有四肢、身体的各个系统，甚至一直被我们视为平常的头发、眼睛，都会让你在这本书里看到不同以往的天地。

有了健康的身体，我们才能更好地畅游在蓝天下，投入到学习中，享受生活和学习给我们带来的乐趣。来到揭秘人体的圣殿，准备好满满的好奇心，开始一场充满乐趣的探秘之旅吧。

编　者

# 目录 MULU

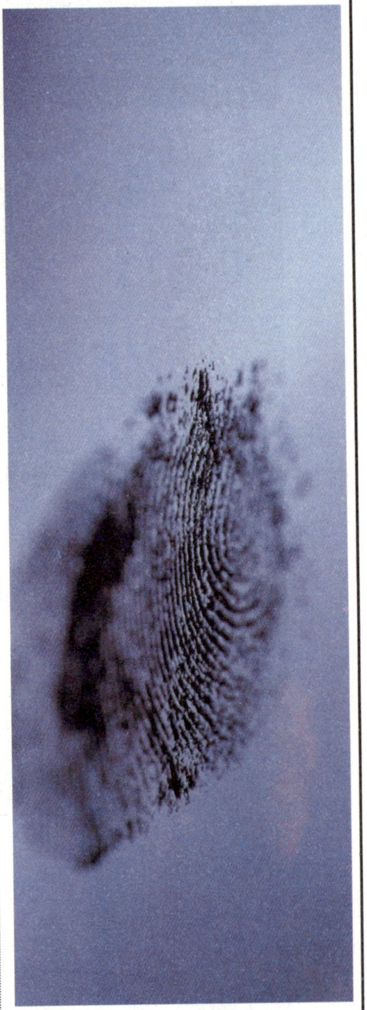

## 第1章 “会说话”的头颅

## 第2章 / 潜藏秘密的四肢百骸



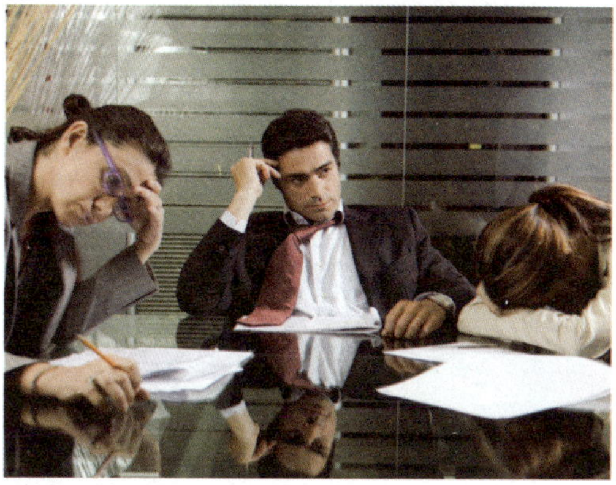

## 第3章 / “胸”怀天下

## 第4章 / 神奇人体面面观



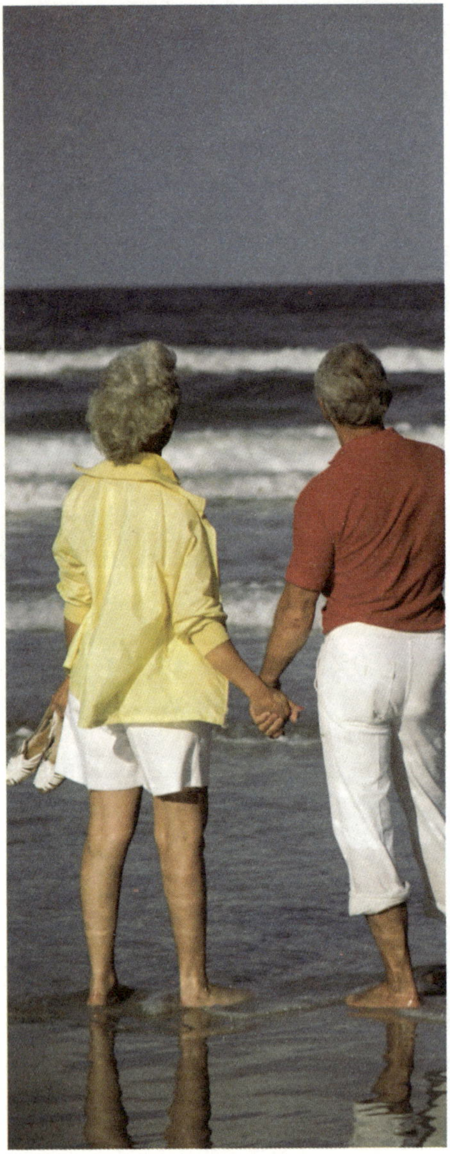

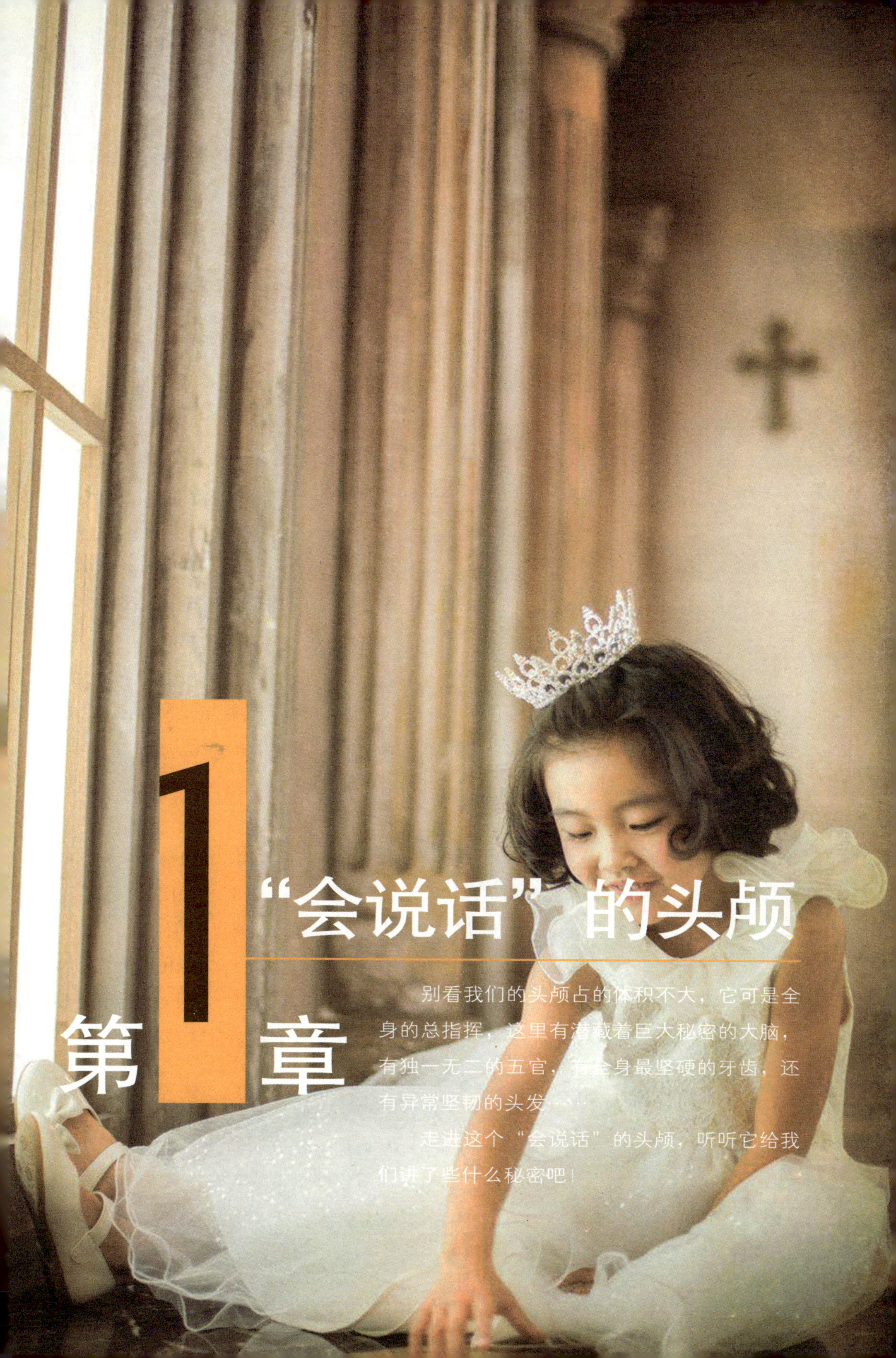

# 第1章 “会说话”的头颅

别看我们的头颅占的体积不大，它可是全身的总指挥，这里有潜藏着巨大秘密的大脑，有独一无二的五官，有全身最坚硬的牙齿，还有异常坚韧的头发……

走进这个“会说话”的头颅，听听它给我们讲了些什么秘密吧！

# 大脑的重量有多少

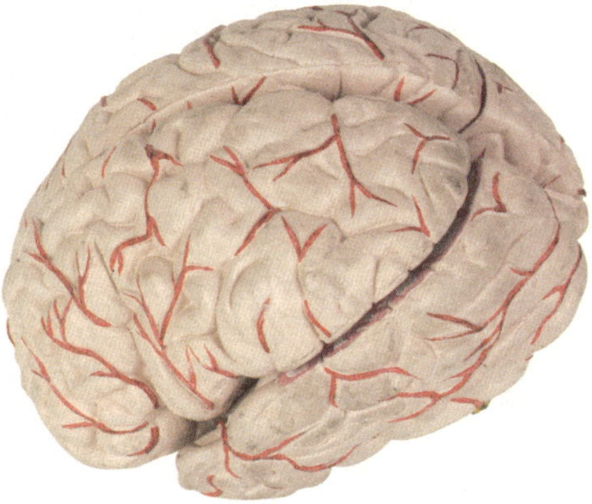

↑人体的最高统帅竟然跟一台笔记本电脑重量差不多？

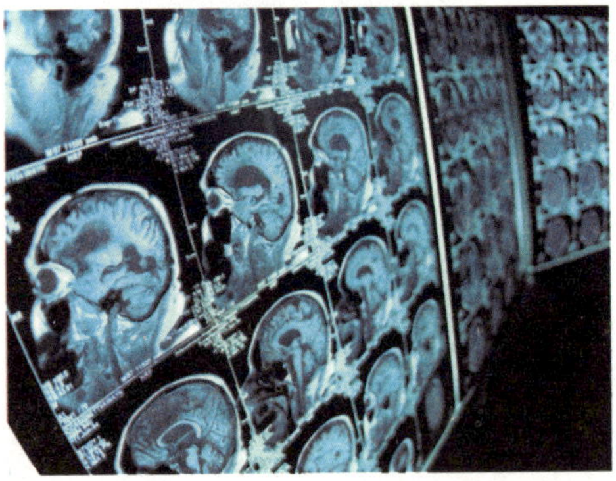

↑大脑的奥秘令人急于一探究竟。

对于自己的体重，你肯定了然于心，不过你知不知道控制你思想的大脑有多重呢？

令人称奇的是，一个成人大脑的重量跟一台笔记本电脑的重量差不多，也就是1400克（不包含头骨重量）左右。这个重量比远古时代的"大块头"——恐龙的大脑可重了很多，一条9米长的恐龙，大脑只有核桃般大小，约重70克。在哺乳动物中，黑猩猩尽管身躯庞大，可大脑的重量却也只有500多克，仅为人类大脑重量的30%。

婴儿刚出生时，大脑的重量只有350～400克，大约是成人大脑重量的25%，3岁时，脑重相当于成人的70%左右，6岁时，脑重达到成人的90%左右，此时已经很接近成人的脑重。

人的大脑约由140亿个细胞构成，它的主要成分是水，占80%，其中25%被用于有氧及糖分的体内循环，以补给营养。一个人的大脑储存信息的容量相当于1万个藏书为1000万册的图书馆，所以这小小的仅相当于笔记本电脑重量的大脑真的是不可小觑。

大脑是控制人体一切活动的最高统帅，也是人类优于其他动物的主要器官。人类的大脑不仅在重量上占显著优势，表面积也为所有动物之冠。人类大脑分为左、右两个半球，内层主要由神经纤维组成，称为髓质，它起着联络和沟通的作用。由于颅骨的限制，高度发达的大脑皮质在颅腔内反复迂曲皱折，形成许多沟沟凹凹，在外观上酷似核桃仁。如果把这些沟凹展平开来，每侧大脑皮质的表面积可达 1200 平方厘米。大脑皮质的不同区域之间，存在着广泛的纤维联系。这些神经纤维之间的联系，有些极为复杂，它们组成各种功能环路，如与记忆、情感有关的环路；有的功能环路又非常简单和精确，一个神经细胞或一个细胞群执行某个特定的功能。总之，人类的感觉、运动、意识、思维、记忆、情感和行为等各种复杂精细的生理、心理活动，就是在这约 2500 平方厘米的大脑皮质的指挥下，有条不紊地进行着。

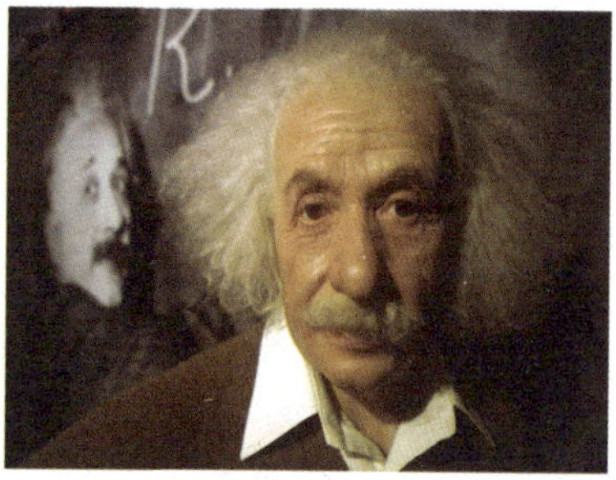

↑也许在面对镜头的这一刻，爱因斯坦还在思考着相对论的问题。

有的人认为大脑越大越重人便越聪明，其实这是没有什么科学根据的。爱因斯坦这位科学界的巨人，他的大脑重量也不过才1230克，这个数值还达不到现代人类的大脑的平均重量。而另一位我们颇为熟悉的苏联领袖列宁，在他死后，人们在对他的大脑仔细研究后，同样得出了一个令人不可思议的结果，这位绝对可以被称为“很聪明”的人，他的大脑重量也不过才1340克而已。

↓哪一个更聪明真的要看脑袋大小吗？当然不是！

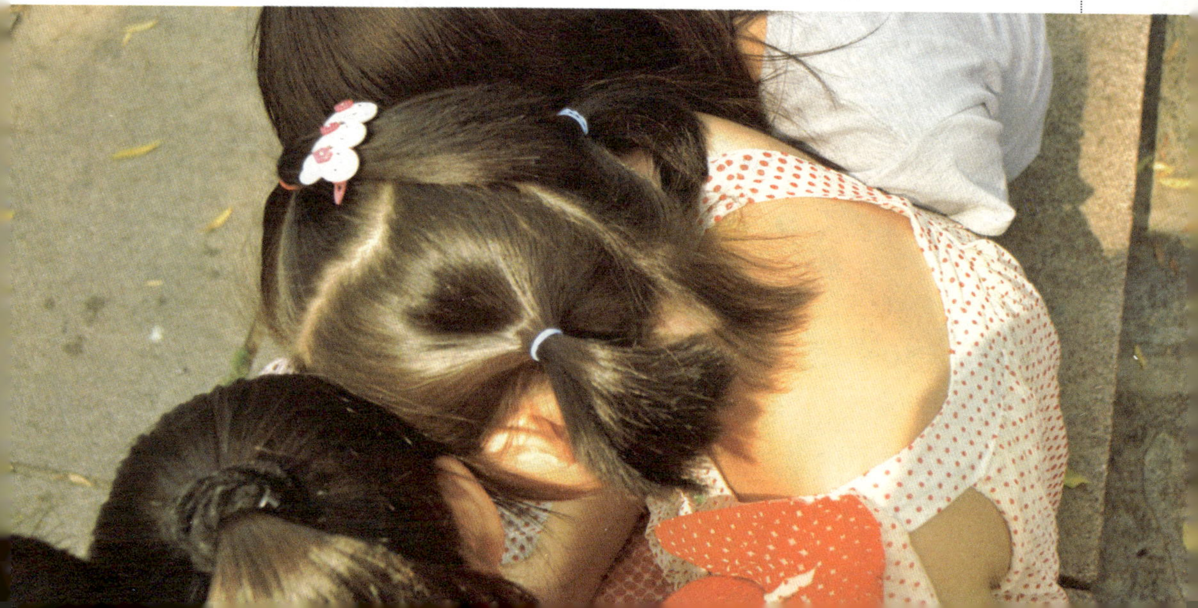

# 大脑的“未解之谜”

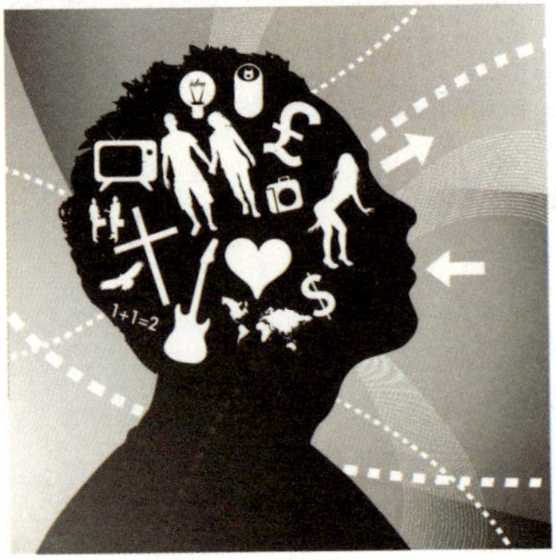

↑大脑还有很多未解之谜等待人类去探索。

人类的大脑就如一个潜藏着巨大秘密的“宝盒”，生与死、意识、幻觉、记忆等众多谜团，吸引着人们去探寻答案。

## 幻觉

据统计，80%的截肢者都体验过来自断肢的包括温暖、渴望、压力和痛苦等感觉，经历这种现象（我们所知的“幻觉肢体”）的人，总是感觉到被截掉的肢体仍然存在。一种解释认为，断肢的神经区与脊髓重新建立了联系，好像缺少的肢体依然存在一样，继续向大脑发送信号。另一个可能是，大脑是一条传输“硬线”，它就像对待完美无缺的身体一样操纵残体——这意味着大脑仍然保存着肢体健全时的操纵蓝本。

## 任务控制

大脑丘脑下部的下丘脑视交叉上核（或称生物钟）保持身体随着24小时的节奏运转。生理节奏引起的一个最明显的结果是：睡眠—醒来的循环，而且生物钟还影响着消化能力、体温、血压和激素的产生等。研究人员发现，通过增强光亮调节褪黑激素，可以将生物钟向前或向后调整。最近人们不断争论，是否可以通过补充褪黑激素来帮助人们预防飞机时差——昏昏欲睡和飞机通过时区时产生的头痛感。

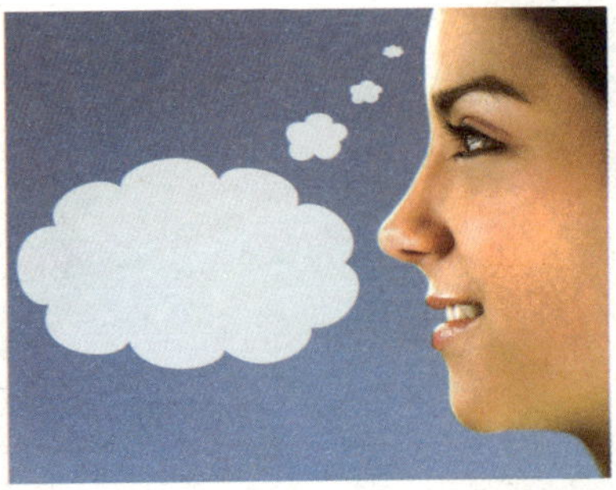
↑记忆是如何发生的？

## 记忆途径

人的一生中，经历过的事情都会被储存在大脑里。但是有的记忆深刻，令人一辈子也难忘记，有的记忆很快就会被遗忘。一个人是怎样牢牢记住这些私人情景的呢？科学家正在利用大脑成像技术设法弄清楚创造记忆和储存记忆的机械反映。他们发现大脑灰质内部的海马体能充当记忆储存箱的功能，但是这个储存区域的分辨能力并不强。对相同的大脑区域的刺激，可以让它产生真实的和虚假的不同记忆。为了把真实记忆从虚假记忆中脱离出来，研究人员提出根据背景回忆以加强记忆的方法，如果某些事情没有真正发生过，就很难通过这种方法加强人脑对它的记忆。

## 死亡之谜

长生不老是神话故事里才会出现的事情。但是我们为什么会变老？你出生时像一个精力充沛的“工具箱”，体内充满各种抵抗疾病和修复创伤的机制，也许你认为仅凭这些就能让你抵抗关节僵硬和其他疾病。但是随着身体的衰老，身体的修复机制渐渐失去往日的功效，身体修复创伤和缓解压力的能力正随着年龄的增长不断下降。

关于人的老化有两种说法：第一种认为，像人类的其他特征一样，变老可能是人类遗传学的一部分，并且从某些方面来说对人类是有益的；第二种说法以最不乐观的观点来分析，变老不是有意图的，人的一生中细胞不断受到损害从而引起人体老化。大量研究人员认为，科学将最终推迟变老速度，使人类寿命至少可以达到预期生命期限的两倍。

## 人体冷冻

人类要求长生不老可能并不现实，但是一个被称作“人体冷冻学”的新领域将会让某些人死而复生。人体冷冻学中心如亚利桑那州的“阿尔科生命延工基金会”，在充满液态氮并且温度为华氏零下320度（78绝对温度）的刺骨的容器中储藏死者的遗体。这个想法的目的是：死于目前无法治愈的疾病的人在将来发现治愈方法后可以通过解冻让他们死而复生。

把人体头朝下放置在一个冷藏柜中，这种放置方式的好处是，如果容器发生泄漏，大脑仍能保存在冰冷的液态里。到目前为止，还没有一具被保存的尸体重获新生，因为这种让人重获新生的技术还不存在。举例来说，如果尸体没在适宜的温度下被解冻，人体细胞就会结冰，导致受损破碎。

## 意识

清晨起床，你可能就已经意识到太阳刚刚升起，听到一些鸟儿在枝头欢快地鸣叫，甚至感觉到清新的空气轻拂你的面颊，你会感到有幸福感。换句话说，你是有意识的。意识这个复杂的问题从一开始就困扰着科学界，科学家们一直致力于揭开它的神秘面纱，遗憾的是至今未果。

# 当你发呆的时候大脑在干什么

人们在休息或发呆时，大脑里面发生了什么？

神经系统科学家们一直认为，当人们在休息时，他们大脑的回路都已经关闭。然而，科学家们最近所做的一个成像实验显示，大脑的背景活动其实一直在进行。这种情况被称作“默认模式”，这一模式对人们策划未来行动至关重要。如果参与默认模式的大脑区域发生信号障碍，就会导致大脑混乱，人类就会得阿尔茨海默病（俗称老年痴呆症）甚至是精神分裂症。

只需对大脑成像图进行肉眼观测，就能找到大脑背景活动存在的证据：无论来自对照组还是试验组，大脑成像图总是显示，多个脑区在人们休息时都处于相当忙碌的状态。

假设你正躺在一张睡椅上打盹，肚子上还扣着一本杂志。突然，一只苍蝇落在了你的胳膊上，你拿起杂志就冲苍蝇打去。想一想，在苍蝇落在你身上之后你大脑中想过什么，在那之前你又是在想什么呢？

很多神经系统科学家们一直认为，当人们在休息时，大脑的神经活动与人们被压抑的催眠情绪一致。但在这个事件中，人们的大脑只不过是在发出随机噪声，类似于电视不播节目时屏幕上显示的小雪花模式。所以，当苍蝇落在你胳膊上时，大脑就会在潜意识里想办法赶走苍蝇。

最近科学家们利用神经成像技术所做的分析向人们展示了大不相同的一面：当一个人正在休息、什么事都不干的时候，大脑其实正在进行很多有意义的活动。

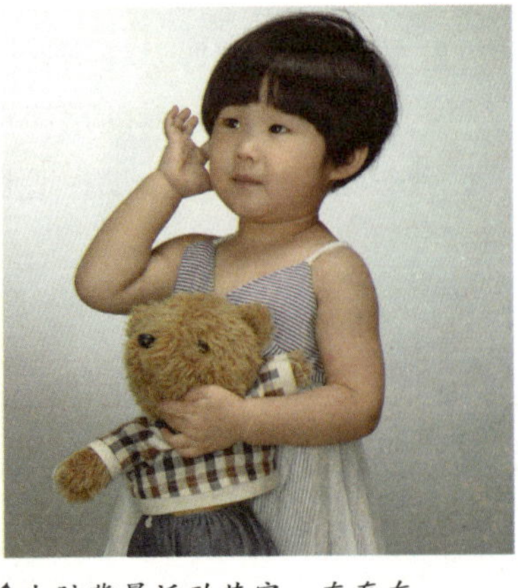

↑大脑背景活动其实一直存在。

原来，当你的大脑在休息时，或者当你正在睡椅上做白日梦时，或在进行手术麻醉时，被忽视的大脑区域正在与其他区域喋喋不休地进行“交谈”。而且大脑在默认模式下为了传递积极信息所需要耗费的能量，是人们清醒状态下需要做出反应所耗费能量的20倍。

事实上，我们有意识做的大多数事情，例如吃早餐或发表演讲等，都已经脱离了大脑默认模式的基准线。

# 打哈欠以调节大脑内部温度

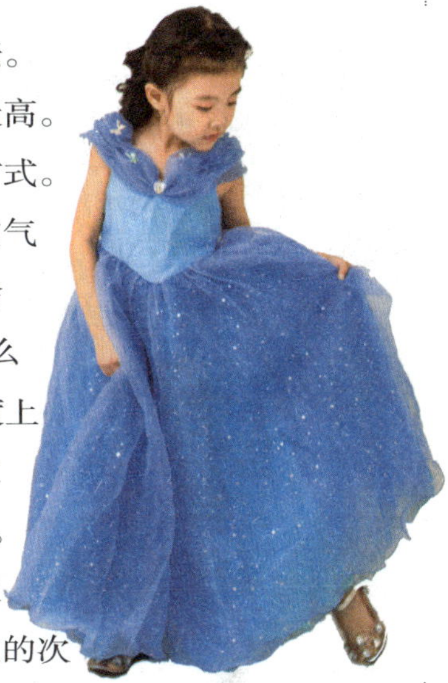

打哈欠的原因究竟是什么呢？科学家对此众说纷纭。

人脑其实和电脑一样，在冷静的状态下运行效率最高。科学家们认为，哈欠其实就是鸟类和哺乳动物散热的方式。如果空气的温度比大脑和身体的温度低，那么吸入冷空气后会迅速降低面部血液的温度，进而冷却大脑，甚至会改变血液的流动。科学家们还通过新的发现解释了为什么疲劳的人容易打哈欠：疲劳和睡眠不足会导致大脑温度上升，必须要通过打哈欠来降低大脑的温度。此外,打哈欠还可以加快大脑状态的过渡，如从睡眠过渡到清醒状态。

还有科学家认为，打哈欠是大脑缺氧的自主保护反应。有实验证明，人们在含二氧化碳多的环境里打哈欠的次数并不比在正常的环境中多。而厌倦理论认为，如果人对某件事情感到厌倦，就会打哈欠，用肢体语言来表达自己的不感兴趣。但被称为大脑"哈欠中枢"的下视丘旁室核的活动，经常是跟最感兴趣的事情联系在一起的。所以，打哈欠源自人们的疲惫与无聊这个观点可能是不科学的。

还有科学家根据进化理论得出结论：人类打哈欠是原始祖先遗传下来的，是为了露出牙齿向别人发出警告。蜷伏在草丛里的蛇，常常打完哈欠再行动；水中的河马会打个哈欠之后再从水中走出来……显然，人类根本不可能通过打哈欠的方式向别人发出警告，这有可能是一种已经丧失存在意义的演化遗迹。

在以上几种理论都不能说服大家的时候，另一个理论得到了大多数人的认可，美国马里兰大学的生理学家普罗文和贝宁格对哈欠做了十多年的研究发现：夜间开车的司机会频繁地大打哈欠，正在认真看书和做作业的学生也会哈欠连连，可是很少有人在床上打哈欠。所以，打哈欠应该是人们觉得必须保持清醒状态的时候，促进身体觉醒的一种反应，是一种自身的"提神"反应，一次打哈欠的时间大约为 6 秒钟，在这期间人全身的神经和肌肉都得到完全放松。打哈欠需要脸部的肌肉运动来完成，所以可以通过有意识地咬紧牙关来抑制。

究竟这四种理论谁是谁非，相信不久后科学会给我们一个正确答案。

# 大脑识别表情仅需200毫秒

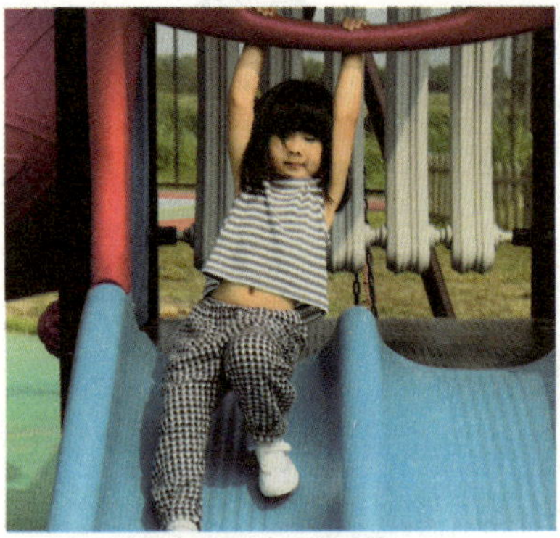

↑大脑识别表情仅需200毫秒。

面部表情是人们传递社会交往信息重要的方式。有些孤独症儿童无法正确地判断别人的情感表情，就会导致严重的社交困难。那你知道一个人“察言观色”需要多长时间吗？我们的大脑处理信息的速度是惊人的，识别面部表情仅仅需要200毫秒。

人类面部表情的进化与大脑对其“解码”的能力的发展是同步的，人脑通过识别面部表情信息判断情绪状态的时间仅需200毫秒。

面部表情及其解释是人际沟通的一个基本组成部分，科学家研究揭示了大脑通过面部表情变化来进行社交判断的过程。

人类最基本的面部表情有六种，分别为高兴、恐惧、惊讶、厌恶、愤怒和悲伤。经过进化后，所有的这些表情都各具特色，极易被大脑区分。而面部表情的进化与大脑对其“解码”的能力的发展几乎同步。随着研究的深入和数据量的增加，研究人员还发现了大脑如何使用不同表情来表达情绪以及识别每种表情所需要的时间。

参与实验的10名志愿者按性别被分为两组，每组5人。实验中他们被要求分别对印有10种不同表情的图片进行识别。研究人员用扫描仪对实验过程中志愿者的脑部活动进行监测，以确定大脑不同区域对各种表情的识别速度。

结果表明，在图片被展示出的最初140～200毫秒期间，左脑和右脑的信息处理机制均独立开始运作，而注意力的重心首先是眼睛，而后才是其他面部器官，最后又会聚焦在与表达基本情绪相关的其他部位。例如，因恐惧而圆睁的双眼，或是因喜悦而微微上扬的嘴角。

研究人员同时发现，受试者第一次注意到的几乎全是显露恐惧的面部表情。也就是说，大脑会优先关注恐惧神情。研究人员认为，惊恐是对人类很重要的信息，它会提醒人们注意潜在的危险。所以，惊恐图像在视觉处理过程中走了“捷径”，更快地被人类意识到。而快乐的表情被察觉速度甚至比平静的表情还要慢，这表明，对于没有什么危险的信号，大脑相应的关注也较少。

# 人为什么要睡觉

人的一生，有将近1/3的时间是用于睡觉的。刚出生的婴儿几乎每天要睡20个小时；即使成年后，每天也至少要睡6~7个小时。

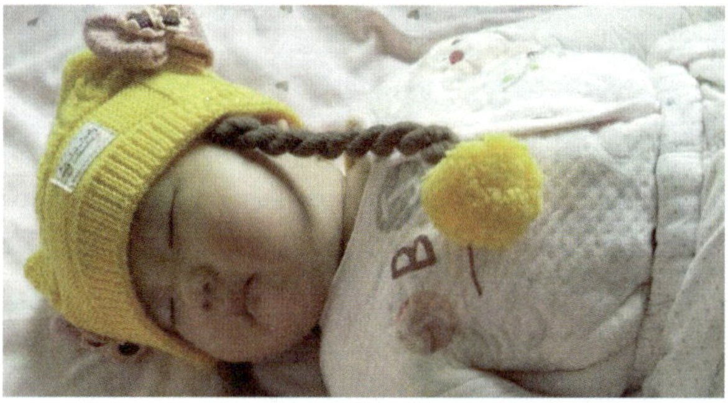

←婴儿有时候一天会睡上20个小时。有科学家认为睡觉是为了消除体力的疲劳，弥补一天劳累的耗损。

睡觉，显然是每个人必不可少的生理需求。但有些人的睡眠却跟正常人大不一样。17世纪末有一个叫塞缪尔·希尔顿的英国人，有一次他竟然睡了17个星期， 直到4个月后才醒来。与此相反的是，有些人的睡眠时间少得出奇。

那么，人究竟为什么必须得睡觉呢？科学家给出了几种不同的观点。

最普遍的观点认为，睡觉是为了消除体力的疲劳，弥补一天身体劳累的耗损。这一观点的证据是：在睡眠的最初数小时内，大脑基底部的脑垂体会释放出大量能促进体内蛋白质代谢的生长激素，从而促进体内组织的生长和修复。

还有一种观点认为，睡眠的主要功能是消除大脑的疲劳。其证据是一种海豚奇特的睡眠方式：它在1小时内轮流让一半脑子睡眠，另一半脑子保持清醒状态。据测定，这一半睡觉的脑子是以深度睡眠为主要睡眠方式的。

最有说服力的观点要数美国波士顿精神健康中心睡眠实验室主任哈特曼教授提出的。他认为，睡觉有两个功能：消除体力疲劳和消除精神疲劳。

哈特曼曾将每晚只睡4小时的短睡眠者与每晚要睡8~9小时的长睡眠者做过比较，他发现短睡眠者和长睡眠者在生理上没有什么差异——身高、体重，甚至智力都是相近的，而各自的心理状态却有很大区别：长睡眠者总是忧心忡忡，而短睡眠者却极为乐观。由于长睡眠者比短睡眠者有更多的忧虑，因此他们需要恢复精神疲劳的时间比短睡眠者长；而短睡眠者则恰恰相反。

由于脑内控制睡眠的神经环路极为复杂，这就给揭示睡眠的秘密带来了很大的困难。所以上面几种观点究竟孰是孰非，目前还难以定论。

# 病态睡眠

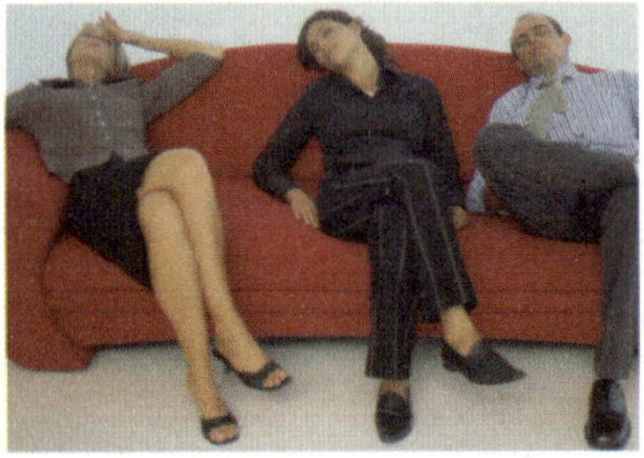
↑很多人都饱受病态睡眠的困扰。

睡眠对于大脑健康是极为重要的。未成年人一般需要有 8 个小时以上的睡眠时间，并且必须保证高质量。如果睡眠的时间不足或质量不高，就会对大脑产生不良的影响，造成大脑的功能不足，严重的甚至会危害生命。

由于现代人的工作和生活压力增大，很多病态睡眠困扰着人们的健康，它们主要有：

◎**失眠症**　根据失眠发生的时间先后，可分为三种失眠症。①发生在睡眠初期，表现为很难入睡，也是最常见的失眠症。②表现为全夜时醒时睡。③发生在睡眠终期，患者过早苏醒，不能再入睡。这些患者的异相睡眠都很少，并易诱发脑电波的唤醒反应。从脑电波分析图看，他们的睡眠时间总是比主诉的多，失眠的后果并不严重，长期失眠者有时精神萎靡，可用药物治疗纠正。

◎**多眠症**　表现为白昼多眠或瞌睡过多，或者夜间睡眠过久。患者睡眠期间心率并不减慢，说明患者在睡眠期间休息不充分。原发性多眠症多属遗传病，这和下丘脑功能障碍有关。此外，还有一种伴有食欲亢进、肥胖和呼吸不足等症的多眠症。

◎**梦游**　此症发生在慢波睡眠的第3、4期，也是回忆能力最低的时期，与做梦无关。梦游时大脑警觉性和反应性均降低，运动也欠协调。

◎**遗尿症**　多半发生在睡眠的前1/3时期，脑电波呈慢波第4期型式。遗尿开始即转入第2期或第1期。唤醒后患者不诉梦境，若不唤醒，则在数小时内不再出现第3或第4期脑电波。遗尿症可用药物或其他方法治疗。

睡眠是消除大脑疲劳的主要方式，如果长期睡眠不足或睡眠质量太差，就会严重影响大脑的机能，青少年也极易患上神经衰弱等症。

总之，一个人的一生中，有大约 1/3 多的时间是在睡眠中度过的。良好的睡眠，可调节生理机能，维持神经系统的平衡，是生命中重要的一环。睡眠不良、不足，第二天就会头昏脑涨，全身无力。睡眠与健康工作和学习的关系甚为密切，所以，良好的、健康的睡眠状况是每一个人都应该注意的。

# 吵闹的环境下为什么也能睡得着

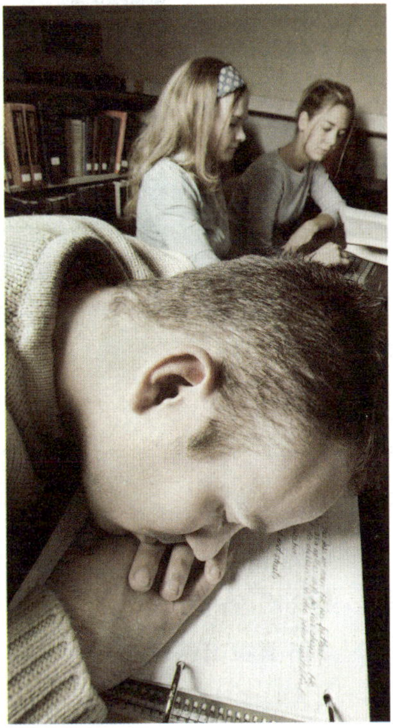
↑为什么有的人在吵闹的环境下也可以安然入睡？

有些人可以在非常吵闹的环境下安然入睡，而另一些人只要稍有响动就会被惊醒，这其中隐藏了什么奥秘？研究人员研究过后称，原因可能在于前者拥有截然不同的自发性脑节律模式。

研究人员观察了一组受试者在实验室三个晚上睡眠的脑波模式。第一个夜晚很安静，第二个和第三个夜晚则因引入多种声音，如电话铃声、说话声、医疗器械声等而显得嘈杂。通过测量受试者的脑电波，研究人员发现，大脑产生睡眠纺锤波越多者，遇到噪声时保持睡眠状态的可能性越大。

领导这项研究的哈佛大学医学院研究人员杰弗里·埃伦博根说，这是由于丘脑阻止了感觉信息到达感受声音并对声音做出反应的大脑区域，而睡眠纺锤波有助于阻止感觉信息到达丘脑，更多的睡眠纺锤波意味着更稳定的睡眠，即便在遇到噪声的情况下。

研究人员希望将来能设计出通过行为技巧、药物或装置增强睡眠纺锤波的方法，提高人们的睡眠质量。

## 安然入眠的小技巧

这里有一些小技巧可以提高你的睡眠质量：

**◎忌长时间开空调、电扇睡觉**

在夏天或是冬天，你是不是个习惯整天待在空调房里的人呢？如果是，那你可要改改了。长时间地吹空调、吹风扇会使皮肤毛孔闭塞，影响汗液排泄，使体内散热及体温调节失衡，很容易导致伤风感冒、头昏脑涨，严重者会诱发血栓、心肌梗死等疾病的发生。

**◎睡觉和起床时间规律**

每天晚上在同一时间上床，早上在同一时间起床，即使周末也不要有什么变

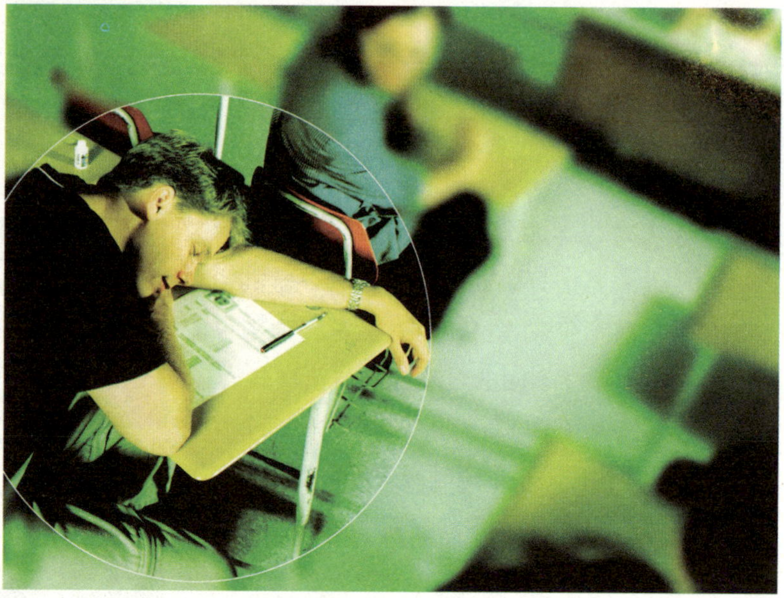

→伏案午睡并不是睡眠的好姿势。

更。睡觉和晨起的时间不规律，是导致睡眠问题的最主要原因。

要想使晚上睡得好，最好的方法就是保持有规律的觉醒周期，但切记不要随便服用安眠药。

青少年要养成良好的睡眠习惯，不要轻易破坏生物钟。保证生物钟的正常运转，是提高睡眠质量的关键要素之一。

**◎不要蒙着头睡觉**

人在睡眠中虽然呼吸平缓，但也要吸进氧气，呼出二氧化碳。当人缩在被子中睡觉时，吸入和呼出的气体都局限在被窝这个小小的空间里，难以与外面空气交流。随着呼吸次数的增加，就会积聚过多的二氧化碳，使人因缺氧而睡不好，还会导致头晕、乏力、精神萎靡等症状。

**◎不要伏案午睡**

午饭后，较多的血液进入肠胃，流经大脑的血液相对减少，如果这时伏案午睡，则很容易引起脑贫血，部分人还会感到视力模糊。

**◎午睡最好不要超过1小时**

中午是人体警觉自然下降期，很容易入睡，在这期间睡1小时左右便可恢复精神，但若长时间睡，对人体健康则没有好处。

**◎每天平躺几次**

如果在一天的繁忙工作中，每隔二三个小时能平躺5~10分钟，就可大大减轻全身各个部位尤其是内脏器官及腰膝等关节的负荷，使全身放松，利于消除疲劳。

# 做梦是潜意识的欲望表现吗

入睡后我们的脑海中经常会出现各种奇幻情景，这就是我们常说的梦境，做梦是人类的一种正常生理现象。

有趣的是，一些历史上的大发明竟然也得益于梦境的启示。德国的化学家凯库勒因为对某一种物质的结构式未搞清楚而非常烦恼。一天晚上，他梦到了一条蛇咬自己尾巴的画面，从而受启发发现了苯环的结构。

奥地利精神病医生及精神分析学家西格蒙德·弗洛伊德这样说过："解释梦境是了解心理潜意识活动的一个捷径。"然而，目前大部分研究人员拒绝接受他认为做梦是我们潜意识欲望的表现的观点，不过关于人类为什么会做梦的问题，研究人员依然困惑不解。

人入睡后，一小部分脑细胞仍在活动，这就是梦的基础。据研究，人们的睡眠由正相睡眠和异相睡眠两种形式交替进行，在异相睡眠中被唤醒的人有80%正在做梦，在正相睡眠中被唤醒的人有7%正在做梦。一个人每晚的梦境可间断持续1.5小时左右。由于梦相伴睡眠周期循环规律，所以在异相睡眠中醒来的人，感觉梦多，而在正相睡眠中醒来的人，感觉梦少。此外，人能记住的梦多在快醒时，而刚入睡时的梦早就消逝得无影无踪了，这也是导致人们感觉梦多或少的另一原因。

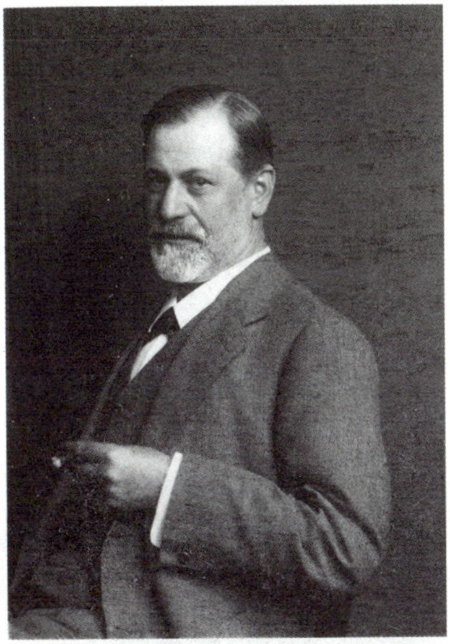

↑精神分析学大师弗洛伊德，他著有著名的《梦的解析》。

做梦并非没有一点用处。首先，它们对情感处理至关重要。有研究发现，小睡有助于巩固情绪记忆，睡觉过程中快速眼动的时间越多，对这些方面的记忆就越有利。

科学工作者做了一些阻断人做梦的实验。即当睡眠者一出现做梦的脑电波时，就立即将其唤醒，不让其继续做梦，如此反复进行，结果发现阻止睡眠者做梦之后，会导致人体一系列生理异常，如血压、脉搏、体温以及皮肤的电反应能

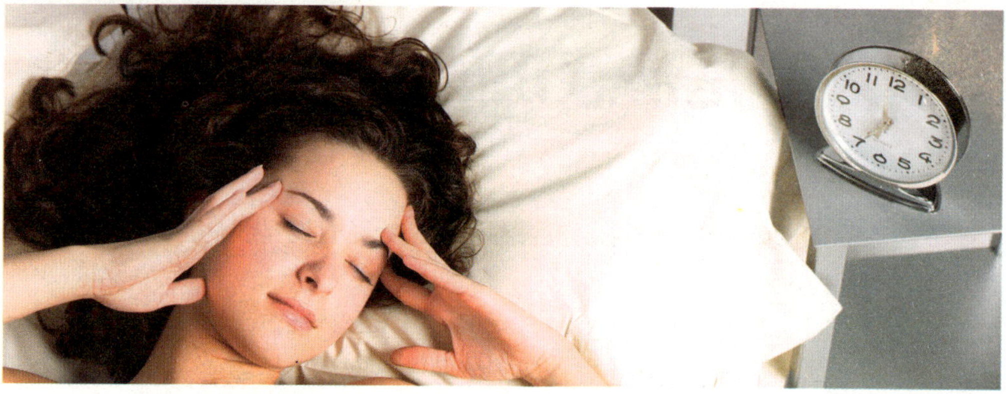

↑人们的睡眠是由正相睡眠和异相睡眠两种形式交替进行的。

力均有增高的趋势，植物性神经系统机能也有所减弱，同时会引起人的一系列不良心理反应，如出现焦虑不安、紧张、易怒、感知幻觉、记忆障碍、定向障碍等。显而易见，正常的梦境活动是保证机体正常活力的重要因素之一。

无梦睡眠不仅质量不好，而且是大脑受损害或有病的一种征兆。临床医生发现，有些患有头痛和头晕的病人，常诉说睡眠中不再有梦或很少做梦，经诊断，证实这些病人脑内轻微出血或长有肿瘤。医学观察表明，痴呆儿童有梦睡眠明显地少于同龄的正常儿童，患慢性脑综合征的老人，有梦睡眠也明显少于同龄的正常老人。

梦是大脑调节中心平衡机体各种功能的结果，梦是大脑健康发育和维持正常思维的需要。倘若大脑调节中心受损，就形成不了梦，或仅出现一些残缺不全的梦境片断，如果长期无梦睡眠，就值得人们警惕了。当然，若长期噩梦连连，也常是身体虚弱或患有某些疾病的预兆，也需要引起注意。

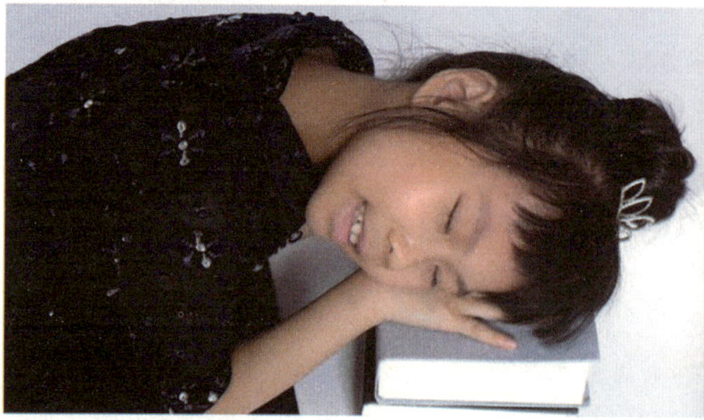

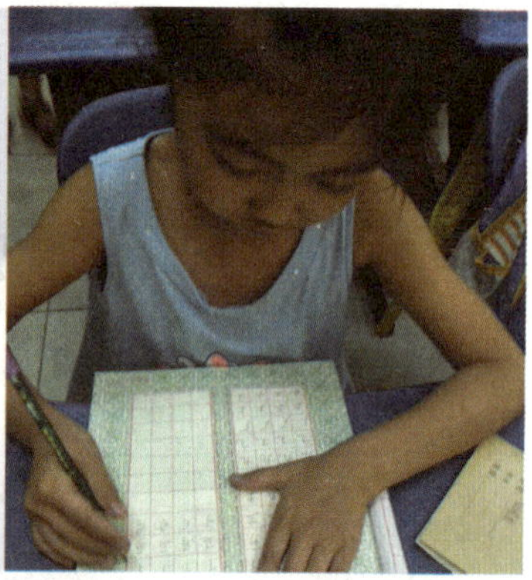

↑充足的睡眠之后，才能有更好的精力应对工作和学习。

# 人为什么会脸红

当你不小心做错事感到羞愧或者因害羞而无所适从的时候，是不是感觉自己脸颊发烫，血往上涌呢？其实这时候，可能你的脸已经变红了。脸红是人类特有的一种现象，可是人类为什么要进化出脸红这种反应呢？

对于这个问题，达尔文研究后指出，会脸红是人类的一项专利，其他灵长类动物并不具有这种特征。在人类的所有表情中，脸红是最为特殊的一种。但如何对这种特征的进化加以解释，达尔文却陷入茫然不知所措的境地。庆幸的是，其他人并未因此停止研究的脚步。

当人类感到尴尬时，身体会释放肾上腺素。这种激素是天然的兴奋剂，会对身体产生一系列影响。肾上腺素使你的呼吸和心跳加快，让你做好逃离危险的准备。你的瞳孔会放大，这样就可以看到尽可能多的东西。肾上腺素还会减慢人体的消化过程，使能量重新传入肌肉。有的人在尴尬时感觉到的颤抖就是所有这些反应共同作用的结果。

肾上腺素还会使人的血管膨胀（称为血管舒张），加快血液流动和氧气输送，这就是脸红的原因。脸上的血管会响应化学递质腺苷酸环化酶发出的信号，使肾上腺素大行其道。最后，脸上的静脉会扩张，导致更多的血液流过血管。这时，你的脸就会变红，别人便知道你正处于尴尬之中。换句话说，肾上腺素导致更多局部血液流过脸颊。

还有一种解释认为，脸红最初只是做出让步的一种简单表现，是向所在群体统治阶层表露愿意服从命令、听从指挥的一种方式。此后，随着社会交互作用日趋复杂，脸红与更高一级的自我意识情绪联系起来，如内疚、羞愧和尴尬。

不管脸红的根本原因是什么，人们在应付尴尬局面时，除了会出现脸红这样的生理反应，还会自我宽慰，毕竟谁都难免遇到尴尬。所以，如果下次你因为尴尬或者害羞而脸红的时候，还是应该做一下自我安慰的。因为，一切都会过去。

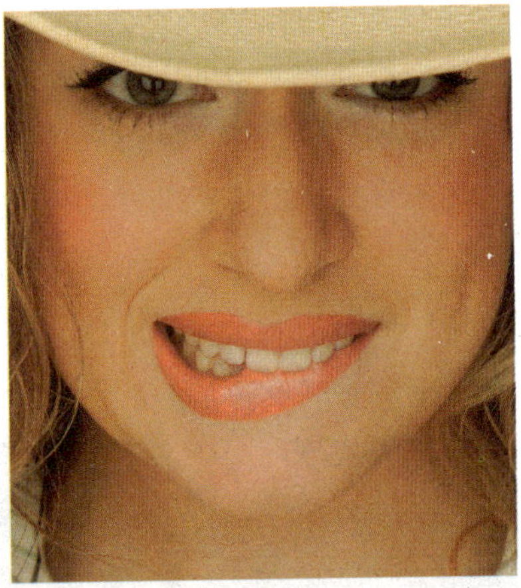

↑脸红是人类特有的一种面部表情。

# 为什么喝酒会脸红

为什么喝酒时有的人会脸发红，有的人会脸发白？

很多人以为喝酒脸红是酒精（乙醇）导致的，其实不然，脸红是乙醛引起的。乙醛具有让毛细血管扩张的功能，而脸部毛细血管的扩张才是脸红的原因。所以喝酒脸红的人意味着能迅速将乙醇转化成乙醛，也就是说他们有高效的乙醇脱氢酶。不过我们不能忘了还有一种酶——乙醛脱氢酶。喝酒脸红的人是只有前一种酶而没有后一种酶，所以体内迅速累积乙醛而迟迟不能代谢，因此会涨红了脸。

那么喝酒比较厉害的人是怎么回事呢？这些人往往越喝脸越白，到一个点突然不行了，烂醉如泥。那是因为这样的人高活性的乙醇脱氢酶和乙醛脱氢酶均没有，主要靠肝脏里的 P450 慢慢氧化（因为 P450 是特异性比较低的一群氧化酶）。那么，这样的人为什么会给人很能喝酒的感觉呢？那是因为他们靠体液来稀释酒精，给人感觉个头越大越能喝酒。在正常情况下，酒精浓度要超过 0.1% 他们才会昏迷，对大多数南方人来说可以喝半斤白酒，而北方人由于体形大，可以喝八两到一斤白酒。但不管什么人，如果他是脸越喝越白型的，最好不要超过半斤，不然有急性酒精中毒的可能性。

如果一个人既有高活性的乙醇脱氢酶又有高活性的乙醛脱氢酶会怎样呢？那他就是传说中的“酒篓子”。如何判断一个人是不是“酒篓子”呢？看这个人是不是大量出汗。因为如果两种酶都高活性，酒精会迅速变成乙酸进入三羧酸循环（体内物质糖、脂肪或氨基酸有氧氧化的主要过程）而发热，所以大量发热而出汗。碰到这样的人你只能自认倒霉，就是十个八个正常人也喝不过他。好在这样的人不多，全世界只有十万分之一左右。

有一点要提醒大家，喝酒脸红的人其实不容易伤肝脏，而喝酒脸白的人特别容易伤肝脏。喝酒脸红的人可以连续几餐即便喝吐了也能喝酒，而喝酒脸白的人需要更多时间的休息，因为酒精的代谢需要一两天的时间。

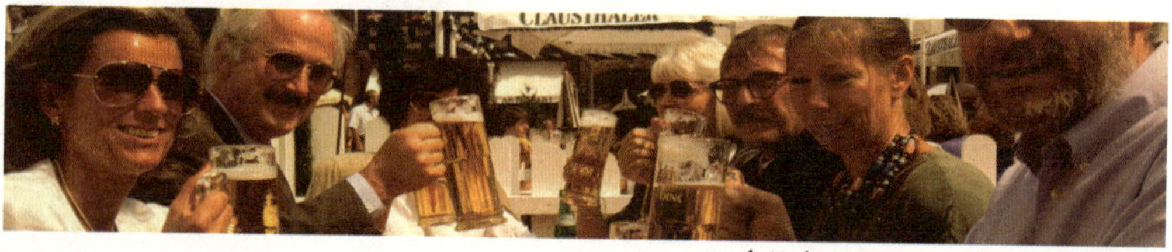

↑很多人喝过酒后脸会变得通红。

# 世上没有相同的脸

世界人口已经有70多亿，可是这么庞大的一个群体竟然没有长相完全相同的人，哪怕是双胞胎，也绝不会长得一模一样。这不得不令人称奇。

为什么世上没有长得一模一样的人呢？又是什么决定着我们每个人的长相特征？生物遗传学家研究表明，每一种生物的细胞内都有一定数量的染色体，这种染色体是由遗传物质（基因）组成的。人类具有46条染色体，组成23对。据研究，人的每条染色体内可有1250个基因，这些基因决定着人的遗传性。计算结果证明，父亲的23条染色体与母亲的23条染色体，可能结合的基因数目，更是多得难以计算，而两个一母所生的亲兄弟或亲姐妹具有完全相同的染色体遗传基因的机会，大约只有七十万亿分之一，这是一个巨大的天文数字。

自有人类以来，地球上总计出生的人口数与上述基数相比还有很大的差距。因此，两个人生下来完全一样就根本不可能了，并且这还是排除了后天的环境、气候、生活对人的长相的影响。

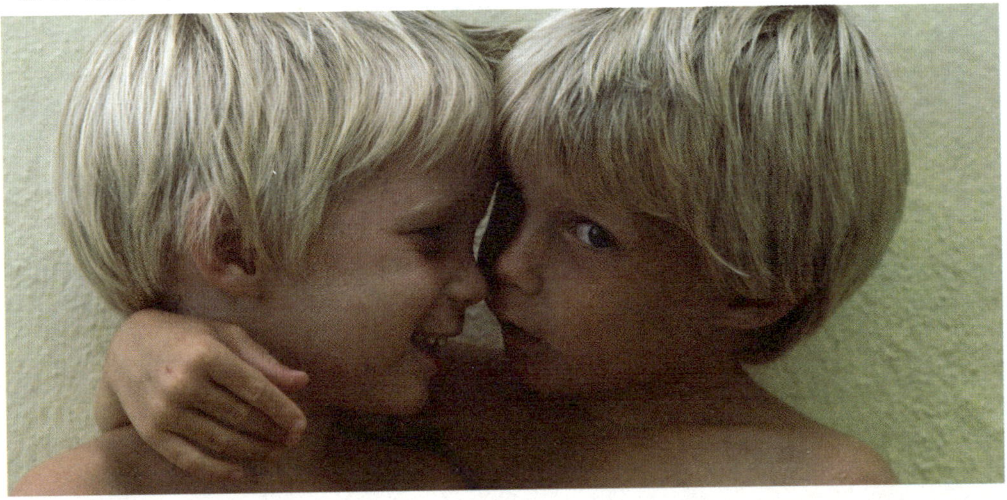

↑ *世界上没有完全相同的脸，连双胞胎也不例外。*

**龙文小百科　染色体**

染色体由核酸和蛋白质组成，是遗传的主要物质基础。各种生物的染色体有一定的数目、形状和大小。体细胞通常是双倍体，有两组染色体。精子和卵子是单倍体，只有一组染色体。人的体细胞有46条染色体，其中44条是常染色体，2条是性染色体。男性有一条X和一条Y性染色体，女性有两条X性染色体。

# “好脸色”的标准

在中医里，“色诊”是一门严谨而有趣的学问，能从脸上不同部位的颜色，看出五脏的健康状况。你的脸上有哪些不应该出现的颜色？肝色、胆色、胃色分别对应着脸上什么部位？我们自己能否通过气色变化，了解自身的健康状况呢？

人的气色如何，10%是天生的，剩下90%属于人为能够改变的。每个人都可以从脸上的颜色知道自己的健康状况，好气色应该是明亮、润泽、含蓄的。

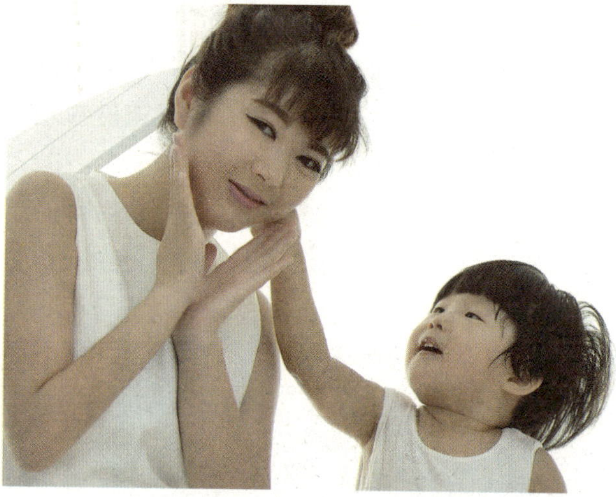

**龙文小百科　色诊**

色诊是中医通过辨色来诊察病情的方法。就一般方法而论，在色泽方面，分明晦可以辨轻重，分泽夭可以观胜败，分浮沉可以知深浅，分聚散可以测远近；在色位方面，分上下可以知病处，分左右可以别气血，分内外可以辨进退。至于色调方面，五色既有五脏之分，又有六气之辨。

←有“好脸色”才有好身体。

## 青色和黑色是最严重的病色

中国人的脸色可以用一个词来概括，那就是“红黄隐隐”。为什么这么说呢？因为我们在两侧颧骨处的红色比较明显，其他部位则是黄色。这两种颜色隐约交替，没有明显的界限。当你的面色发生哪些变化，就说明可能有病呢？

第一是面色变得太深或太浅。

第二是红黄隐隐中，突然红色消失，全部变成了黄色；或者黄色消失，都变成了红色。

第三是脸上突然出现了原本没有的颜色。

第四是面色违背了季节规律，正常应是春季略青、夏季略红、秋季略黄、冬季略灰。

第五是颜色出现在了不该出现的部位，比如应出现在两侧颧骨部位的红色转移到了其他部位。

有三种颜色如果突然出现在脸上，是最明显的疾病标志。它们分别是白色、青色和黑色。白色多与肺病、虚症有关。脸色过白的人，往往都患有贫血。不仅如此，还会感觉没力气、爱出汗，这是血虚和气虚的表现。

青色多与肝病、气滞血淤有关。通常形容一个生气的人，会用到"青筋暴出""脸都绿了"这类词。中医认为，肝能反映人的情绪，所以面色偏青的人一般性格暴躁，要谨防肝病。而满面青紫，往往是由血淤、组织缺氧引起的，严重者会发生剧痛或猝死。

中医通常认为，黑色多与肾病有关。青色和黑色都是最为严重的病色，提示有重大疾病。当脸上出现两者结合的青黑色时，就意味着有严重的血淤。而整个面色发灰、发黑的时候，可能是慢性肾病的表现，主要特征是腰膝酸软、排尿失常。

此外，黄色和红色如果太多，也说明有一定的疾病。脸色过黄表示脾胃不和，可能表现为吃饭不香，吃点东西肚子就胀，长期腹泻、大便溏稀。如果不注意，时间长了，会逐渐发展为消瘦或虚胖，甚至黄疸。一旦出现白眼仁发黄，必须及时就诊，否则可能危及生命。红色多与心病有关。一般人提到满面红光，总觉得很健康，其实，脸发红的人要提防心脏病，还有一些感染引起的热症，如伤寒、肺结核等。

时常观察自己的脸色，如果发现有不健康的脸色，应该引起注意。

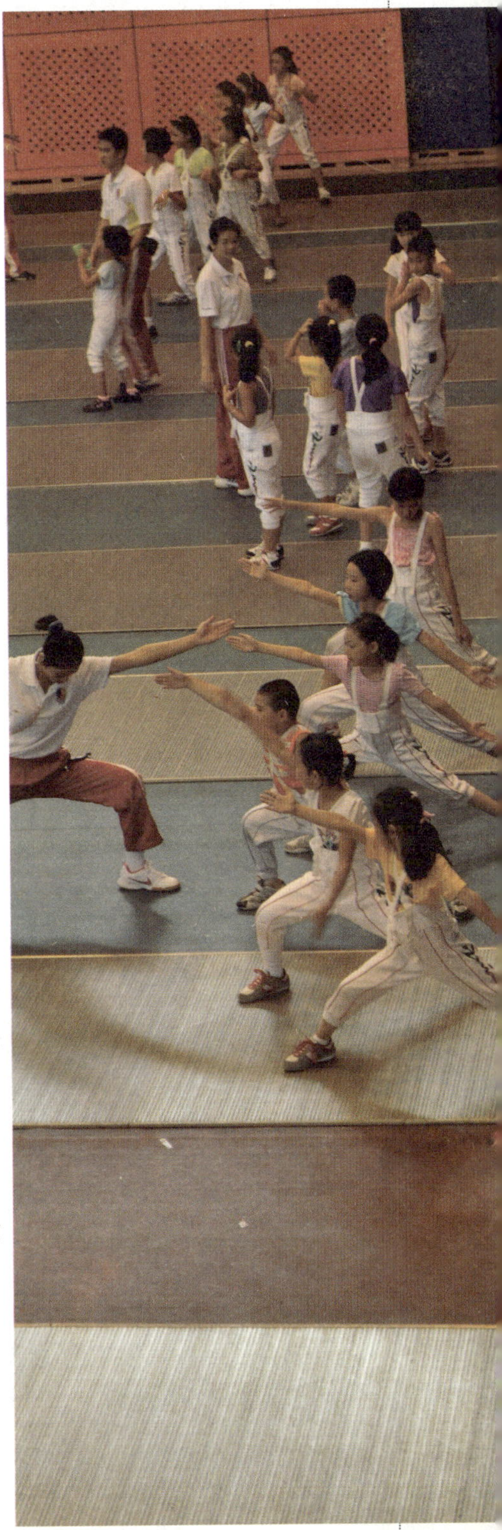

→运动让我们拥有健康的身体。

# 和头发有关的有趣数字

在世界各地，由于种族和地区的不同，头发有乌黑、金黄、红褐、红棕、淡黄、灰白等多种颜色，还有绿色和红色的。

科学研究证明：头发的颜色同头发里所含的金属元素的不同有关。黑发含有等量的铜、铁和黑色素，当镍的含量增多时，就会变成灰白色。金黄色头发含有钛，红褐色头发含有钼，红棕色的除含铜、铁之外，还有钴，绿色头发则含有过多的铜。在非洲一些国家，有些孩子的头发呈红色，是严重缺乏蛋白质造成的。当人体老化时，头发通常会变成银白色。

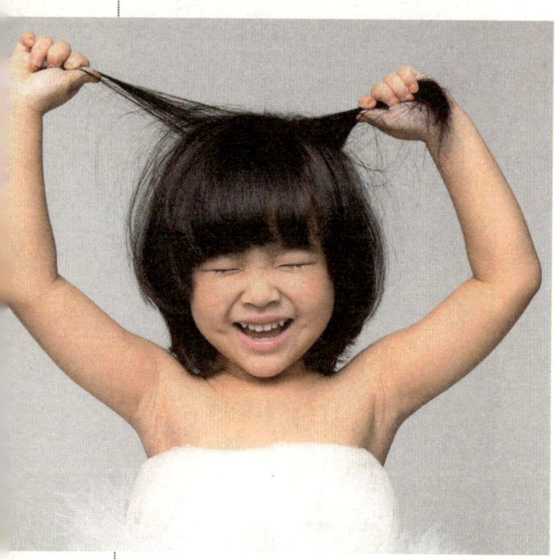

↑在世界各地，不同人种头发的颜色也是有差异的。

## 头发几乎坚不可摧

头发的腐烂速度非常慢，除了将它烧掉以外，你几乎无法将它清除干净。

头发看起来很容易受损，但它不会被严寒、气候变化、水和其他自然力摧毁，并且它对很多种酸和具有腐蚀性的化学物质具有抵抗力。

关于头发有一些很有趣的数字：

0.3毫米：这是一根头发平均每天的生长速度，头发每个月能长1.5厘米。

4毫米：这是发根（或者是头发毛囊）在头皮以下的深度。

45微米：这是一根纤细的头发的直径。

30%：在正常情况下，一根头发（干燥的）能被拉长30%。

50%：这是一根湿发能够被延伸的长度，前提是没有被拉断。

50~100根：这是一个人平均每天脱落的头发的数量。

100克：一根头发单独能承受的平均重量。

200根：在1平方厘米的头皮上平均长有200根头发。

600平方厘米：一个人的头皮的平均面积是600平方厘米。

120000根：通常情况下，一个人的头发总共有120000根之多。

# 人为什么会掉头发

掉头发是一件很平常的事，不过有的人掉得多，有的人却掉得少，有些人还会一片一片地掉，这是怎么回事呢？

毛发的生长周期大致可分为三个时期：生长期，毛囊和毛发活跃生长；退化期，毛发停止生长，毛囊和毛球发生退化；静止期，毛囊和毛球萎缩，毛发容易脱落。人的头发一般生长期可长达3~10年，退化期2~3周，静止期3~4个月。健康的青年人至少有85%的头发处于生长期。头发平均约有10万根，每日有70~100根静止期的头发脱落。头发长到一定长度，寿命到头了，它自己就会老死，自然会脱落下来，这是一种正常现象。属于这种情况的掉头发，任何人都有，而且是经常的。

头发生长原本就有一个生长与衰老的周期，自然生理性的落发其实每天都在发生。但是也有一些掉发是病态性因素所导致的。例如人用脑过度，或者经常心事重重、烦闷，或者遇到了什么事儿精神过于紧张，使脑子受到了很大的刺激，有时候就会影响到头发的营养供应和生长。人体的一切活动都是受大脑控制的，大脑受了刺激，活动乱了脚步，不能正常地发挥作用，势必要使身体的各部分营养发生变化，就有可能出现掉头发的情况。大脑有时受了强烈的刺激，表现出精神很不正常，有时一夜之间头上的头发就脱落一大片，就是人们所说的“鬼剃头”；有人生过一场大病以后，头发掉得稀稀拉拉的，这些都是不正常的掉头发，需要向医生求助了。

掉头发的原因与营养有关，与精神紧张或突然的精神刺激也有很大关系，可查一下血微量元素，平时不要经常处于精神紧张状态。在掉头发的地方经常用生姜擦一擦，可促进头发生长，饮食营养要全面，适当多吃些硬壳类食物，适当吃些黑芝麻，都有助于恢复头发生长。

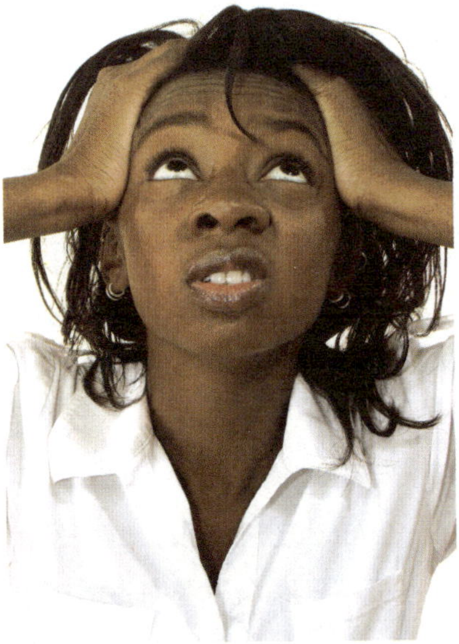

↑我们每天都在掉头发。

# 头发的那些事儿

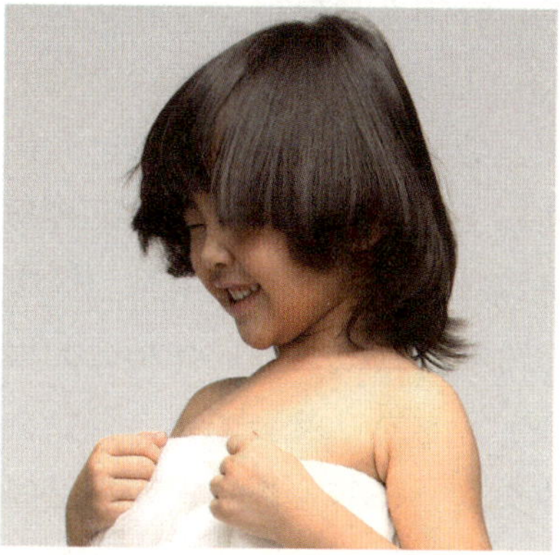
↑阳光下的头发

提起头发，很多人都是从审美角度来谈论头发。头发作为人体不可缺少的器官，它的物理和化学结构准确记录了一个人生活的各种信息。科学研究表明，一根头发所包含的信息量之多，简直超乎人们的想象。

## 普通人约有10万根头发

头发是皮肤的附属器官。在大多数人的眼里，头发都是圆柱形的。其实不然，不同的人种头发的“身材”也有所差异：黄种人的黑头发是圆柱形，质较粗硬，多为直发；白种人的头发颜色较浅，横切面是卵圆形，直径变化较大，质有粗硬也有细软，呈直或曲的形态，多波浪状；黑种人的头发黑，横切面也是卵圆形，但一侧平扁，头发卷曲细密。

就头发的数量而言，不同人种也有区别。例如金发约14万根，棕发10.9万根，黑发10.2万根，红发8.8万根。一般来说，普通人约有10万根头发，最多能长15万根。

令人惊讶的是，表面脆弱纤细的头发，却有惊人的强度和拉力。曾有新闻报道，在一个贫困艰苦的地方，为了救治急诊病人，外科医生用几根消过毒的头发聚集在一起给病人缝合伤口，最终挽救了病人的生命。

## 头发的“寿命”比骨头还长

在我国古代，头发曾作为爱情的信物。姑娘将装有她发丝的纪念盒送给意中人时，无异于把全部的情感乃至灵魂也交托给对方。中国人用头发来表达忠贞的爱情，除了文化背景外，其基础要回归到生物学。因为头发的化学成分是角蛋白质，十分耐腐蚀。正因为这样，人的尸体会很快腐烂，而头发能够保存很长时间，甚至远超过骨头；以头发示爱当然表达的是海枯石烂不变心的痴情。

梳理头发作为人们生活中常用的保养方式，不仅使人看上去干净、整洁、精神焕发，而且对头发的生长发育大有好处。一头浓黑秀发也会给人以信心和力量，而头发稀少或脱落则会使人产生心理和精神的困扰，久而久之就会影响生活质量。

# 长白头发可能在抗癌

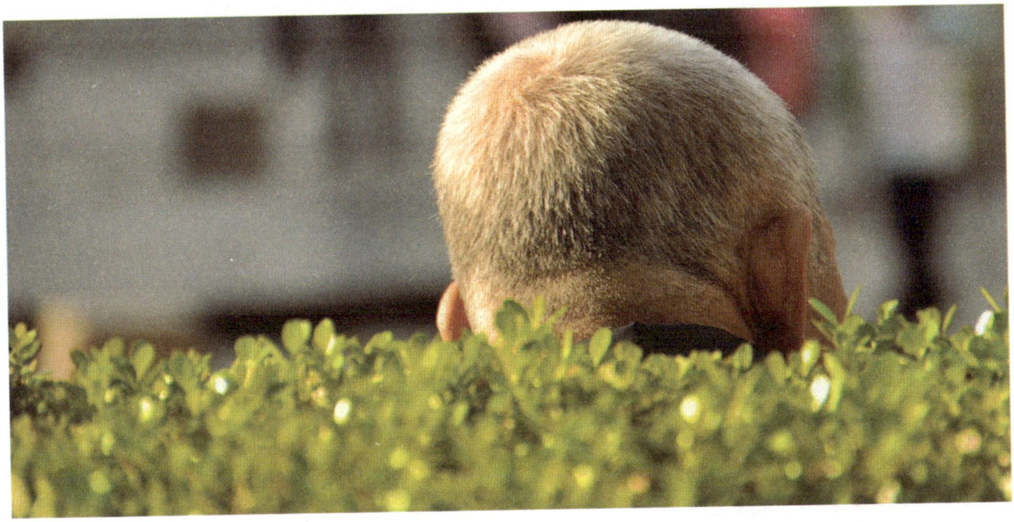

↑ 人到年老之后头发就会变白。

人到了一定年纪后，头发会变得花白，这是生长过程中的一种正常现象。但是也有很多人年纪轻轻就长了白发，就是俗称的“少白头”，很多年轻人为此苦恼不已，使用各种药物或者染发剂使头发恢复原来的发色。但是一项最新的研究显示，生白发并非一无是处——它可能会降低患癌症的风险！

毛囊和人类的DNA一样，会受到“外在压力”的破坏。当压力过大时，毛囊中分化为黑色素细胞的干细胞就会死亡，头发就会失去乌黑亮丽的风采。

细胞内的DNA会受到外在条件不断地攻击和破坏，如诱导突变的化学物质、紫外线和辐射等。哺乳动物体内的单个细胞每天大约会遭遇10万次的DNA破坏事件。如果干细胞分裂过程中出现基因损坏，色素制造的功能就会受到影响，从而导致白头发的生成。

但是也有专家指出，白发的生成其实是身体的一项自我保护机制。长白头发表明生成黑色素的干细胞的基因遭到了破坏，并且被清除了。如果这些被破坏了的干细胞没有被清除的话，就会疯狂复制从而形成癌细胞。也就是说，同等压力下，头发变白的人更不易患上癌症。其他功能的干细胞群的“死亡”或“过早分化”也可能是在帮助身体抵御癌症。

也许，我们的器官每时每刻都在力图摆脱基因突变的细胞群。

# 头发能够检测人体的生物钟

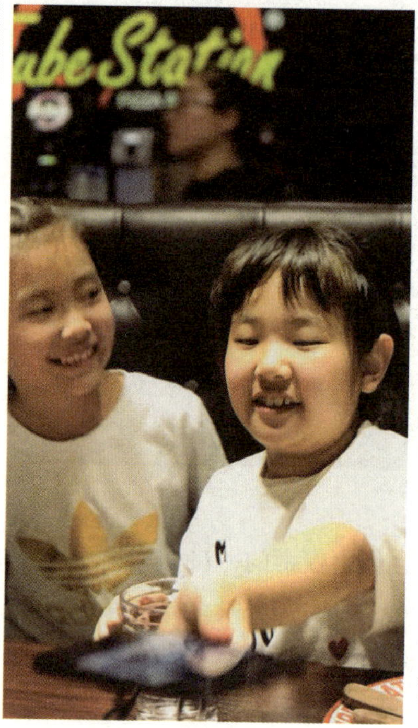

↑头发能揭示人的生物钟?

最新研究发现，头发的毛囊能跟踪人体的生物钟。之前的研究者一直认为，人体的生物钟只存在于大脑中。但在20世纪90年代末期，科学家发现了掌管生物钟的基因之后，人们才开始相信身体中的每个部位都存在着生物钟。

后来，科学家化验了从头皮或者下巴上拔下来的毛发，发现它们含有大量的毛囊细胞。

在提取了这些细胞中的RNA后，研究者发现当受试者非常清醒的时候，生物钟基因的活动达到了高峰；而那些早上醒来最早的被试者，基因达到高峰的时间也最早。

接下来，研究小组打破了一些健康人的睡眠规律，观察生物钟的变化情况。在为期3周的实验中，受试者被要求一天比一天睡得晚，然后研究受试者醒来后毛囊中生物钟基因的活动。

在3周的实验结束后，受试者比最开始的时候晚睡了4个小时，而毛囊中生物钟基因的活动也相应地发生了变化，但只推迟了2.5个小时。同时研究者在需要轮班工作的工人身上发现了同样的现象。这些人需要在第一周的早晨6点到下午3点上班，第二周则调整到下午3点到午夜上班，第三周再变回早晨上班。研究者发现，生物钟基因的活动比这些工人的生活规律延迟了5小时之多，这说明3周的时间不足以使人体生物钟适应新的生活节奏。

通过毛囊来跟踪生物钟的活动，能够帮助科学家更好地监测患者的睡眠紊乱或其生物钟节律失调症状。因为这些基因能够控制人体的许多生理活动，比如器官的正常运转、消化活动等，这个研究成果或许能够帮助人们解释许多由生物钟引起的健康问题。

# 眼睛上面的风景——眉毛

古代将蛾眉用作绝代佳人的代称。在中国文学里，有很多形容眉毛的词语，屈原的《离骚》中有这样的描绘“众女嫉余之蛾眉兮”，白居易的《长恨歌》“宛转蛾眉马前死”。还有很多成语也都是形容眉毛的，如眉飞色舞、扬眉吐气、蛾眉淡扫、眉开眼笑、喜上眉梢、眉目传情……

眉毛是人体面部位于眼睛上方的毛发，是眼睛的一道天然屏障，对眼睛有很好的保护作用。当脸上出汗或被雨淋了之后，它能把汗水和雨水挡住，防止汗水和雨水流入，刺激眼睛，也能防止眼睛上方落下来的尘土和异物伤害眼睛。

眉毛的生长和替换也有一定的规律，并非连续不断，而是呈周期性的。毛发的生长周期分为3个阶段：生长期（即活跃期）、休止期、脱落期。

眉毛的生长期约为2个月，休止期长达3~9个月，之后便自然脱落。毛发生长的速度受性别、年龄、部位和季节等因素的影响。如头发每天生长约0.3~0.4毫米，腋毛则为0.2~0.38毫米，眉毛约0.2毫米。毛发生长以15~30岁时最旺盛，夏季比冬季长得略快。

眉毛的生长情况与身体健康状况相关。仔细观察可以发现：如果眉毛经常脱落，特别是眉毛外侧脱落，可能患有甲状腺功能减退和脑下垂体功能减退症；麻风病患者早期可出现眉毛外部1/3的皮肤肥厚和眉毛脱落；有白癜风的人，眉毛的根部首先变白；有的斑秃患者眉毛会在一夜之间突然脱落；眉毛不时紧蹙，则是疼痛的表现；眉根皮肤若出现一些小粒，可能是糖尿病或心绞痛发作的表现；有营养缺乏症的患者，还会出现倒眉与脱眉。

人们常说，眼睛是心灵的窗户，那么我们可以把眉毛看成窗帘；如果说眼睛是人体的一幅画，那眉毛就是画框。

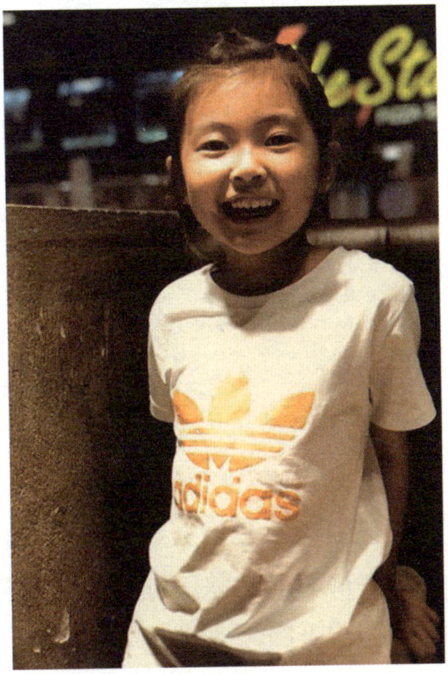


↑如果说眼睛是人体的一幅画，那眉毛就是画框。

# 人为什么要眨眼睛

掐着秒表记录，看看你最久能坚持多长时间不眨眼睛？恐怕不会超过两分钟吧？这是为什么呢？

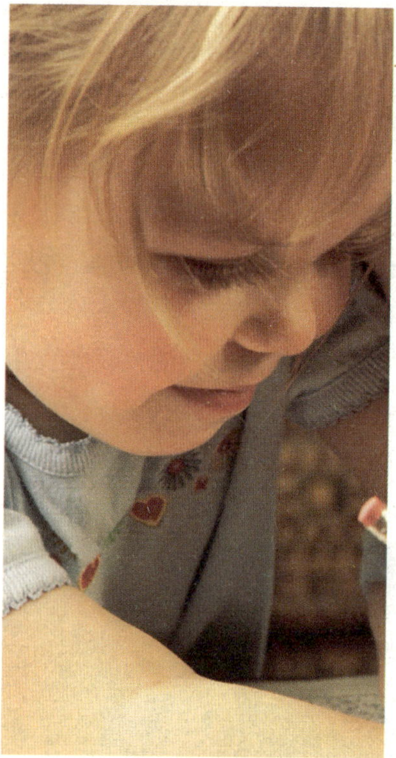

↑长长的睫毛不仅使我们的面部神采焕发，而且防止了一些危害的发生，比如防止异物进入。

在你的眼睑上，“忽闪忽闪”的那是什么呢？对了，是眼睫毛！眼睫毛是用来挡灰尘的，可是，当小飞虫或是其他什么东西突然袭来，眼睫毛抵挡不住了该怎么办？不用急，这时眼睑眼皮就放下来了。这就是眨眼的第一个原因——用来防范对眼睛的意外伤害。

眼泪是由泪腺产生和分泌出来的，是一种弱碱性透明液体，其中98.2%是水，其余为少量无机盐和蛋白体，还有溶菌酶、免疫球蛋白A、补体系统等其他物质。因此，眼泪能起到湿润、清洁和保护眼球结膜、角膜的作用。这么好的“眼睛保养剂”怎么使用呢？每次眨眼睛的时候，通过眼皮的开合，眼泪就被均匀地敷在眼球表面啦！这是我们平时眨眼睛的最主要原因。

当眼睛感到疲劳的时候，我们眨几下眼睛，就会觉得舒适一些，这是因为眨眼睛的一瞬间，光线被中断，这就让眼睛得到了短暂的休息。

有的人特别爱眨眼睛，以致造成眼睛过于劳累，甚至会影响视力。产生这种毛病的主要原因是：由于患有某些眼病，眼睛为减轻不舒适的感觉，只好加快眨眼睛的频率，时间一长就养成爱眨眼的习惯，等眼病治好了，仍然留下了爱眨眼的毛病。

爱眨眼睛并不是病，如果没有不舒服的感觉，就不需要治疗，只需克制，尽量减少眨眼的次数，过一段时间就会好转。如果在爱眨眼的同时，还有怕光、流泪、视力下降等症状，就应及时到医院诊治。

# 眼泪的作用

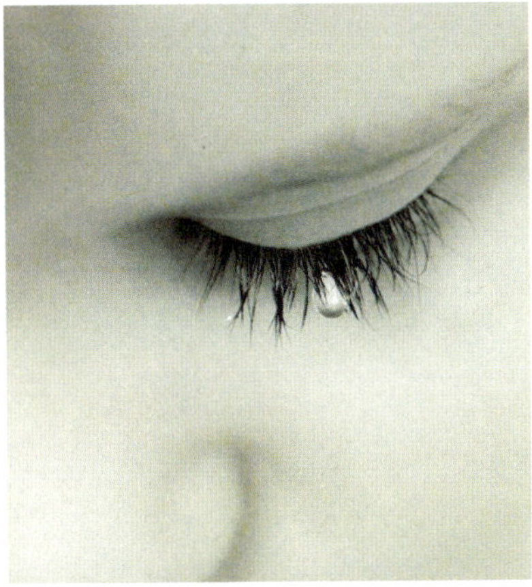

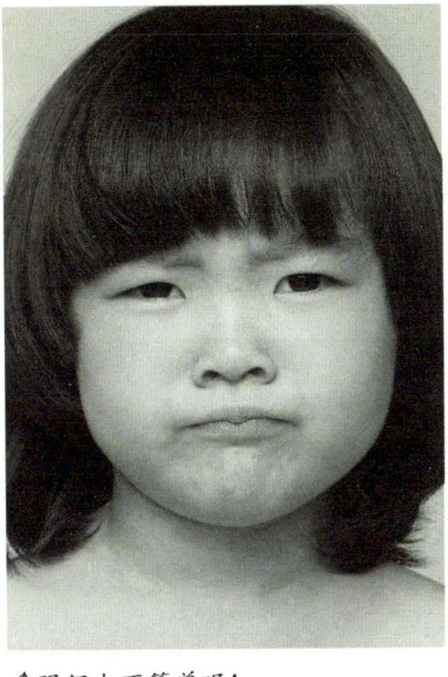

↑眼泪也不简单呢！

“泪眼问花花不语，乱红飞过秋千去。”这是欧阳修的《蝶恋花》中的名句。眼泪在古人的眼中，往往是表达悲伤或其他情绪的特指。其实，除了表达情绪外，眼泪对人体来讲还真是大有用处。

眼泪是人在伤心难过或者过于激动高兴时从眼睛里流出的液体，味道略咸，是一种弱酸性的透明的无色液体，其组成中绝大部分是水（98.2%），并含有少量无机盐、蛋白质、溶菌酶、免疫球蛋白A、补体系统等其他物质。

流泪分为反射性流泪和情感性流泪两种。在情感性流泪中蛋白质比反射性流泪中含量要多，并且情感性流泪有一种类似止痛剂的化学物质。反射性流泪的含盐度比情感性流泪的含盐度高。眼泪中的乳铁蛋白、β溶素等都具有防卫功能，能抑制细菌生长。此外，眼泪的分泌会促进细胞正常的新陈代谢，不让其形成肿瘤。

据研究，眼泪是缓解精神负担最有效的“良方”。据统计，男性流泪的频率是女性的1/5，因而男性患溃疡等疾病较女性多。也有研究发现，女性眼泪中催乳激素高于男性，这种激素差异很可能是女性比较爱流眼泪的原因之一。

眼泪对身体的最大益处，在于眼泪有助于排出人体的某些毒素。我们知道，眼泪的形成除泪腺外，还有几十种其他腺体参与。这样，眼泪的成分就相当复杂。强烈的情绪刺激使眼泪中含有对人体有害的毒素。人体内一个神经元与另一个神经元之间，传递兴奋要靠一种媒介——中枢递质来完成。如果这种中枢递质过多，就会引起过多的神经冲动。为此，体内要产生一种相应的酶来分解过多的中枢递质，一旦中枢递质过多，分解酶又不能全部

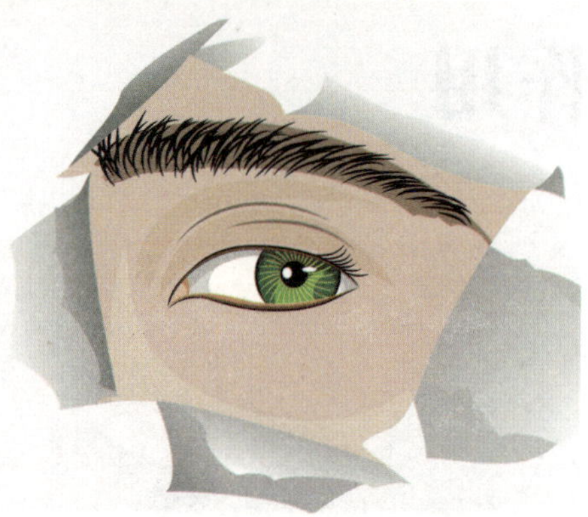
↑我们的眼睛也依靠眼泪供给水分。

分解，就要靠眼泪把它排出体外。如果不能顺利把中枢递质排出体外，身体中这些过多的中枢递质对人有害，会使溃疡病和肠炎发病率升高。

事实上，受了委屈或被悲痛折磨时流泪痛哭，能把心中的痛苦发泄出来，对改善情绪非常有益。该流泪时不流泪，是引起溃疡病、高血压、精神障碍的重要原因。

可以说，无论是悲伤垂泪，还是喜极而泣，流眼泪其实是一件对身体有好处的事情。如果你遇到了无法解决的难题，不要太过于难为自己，实在承受不了的时候就大哭一场，好好宣泄一下自己的情绪 。但还要注意，有时候哭得太久会有损记忆力和注意力，甚至降低免疫力，所以还是要“见好就收”。但是如果你总是无法控制悲伤的情绪，总爱哭个没完，你就要找找原因了。专家说，这种症状表明你需要冷静下来，去客观地面对现实。

**龙文小百科　爱护眼睛必不可少的三种营养**

**抗氧化的维生素**

维生素C和E可排除人体内不正常堆积的氧化物，避免组织破坏。如果人体缺乏这些维生素，眼睛会出现早发性白内障。可多摄取深绿色的蔬菜及各种水果，以补充维生素C。另外，可以通过植物种子，如花生、核桃、松果等，获得足够的维生素E。

**维生素A**

夜间视力不良和干眼症与维生素A缺乏是息息相关的。动物肝脏、鱼肝油、鱼子、全奶及全奶制品、蛋类等维生素A含量较高，绿色蔬菜和黄色蔬菜，如菠菜、韭菜、豌豆苗、苜蓿、青椒、红薯、胡萝卜、南瓜、杏、芒果中含量也较多。

**锌离子及蛋白质**

锌与蛋白质对于视网膜的保健不可或缺。锌可通过食用动物肝、肾、海产品、乳类、谷类、豆类、硬果类等来补充。瘦猪肉、牛肉、羊肉、鸡鸭、动物内脏、牛奶、鱼类和豆类食物则含有丰富的蛋白质。

# 眼睛喜欢哪种颜色

外界的物体五颜六色，让人赏心悦目。早晨升起的红红的太阳，公园里姹紫嫣红的花朵，甚至商场橱窗里摆放的各色服饰……每一天我们的眼睛都过滤着各种各样颜色的信息，不过，也许你并不知道，过分鲜艳的颜色只会使人大脑兴奋，而不受眼睛的欢迎。经科学家研究表明，眼睛最偏爱的颜色是绿色。

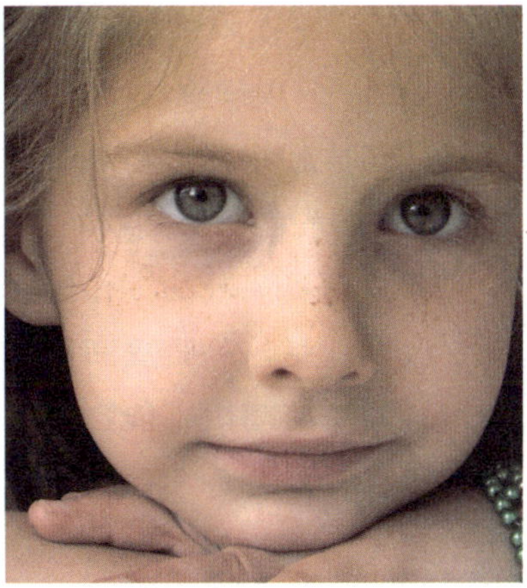

↑人体的照相机——眼

各种颜色对光线的吸收和反射是不相同的，红色对光线的反射是67%，黄色是65%，绿色是47%，青色只反射36%。由于红色和黄色光线反射比较强，因此容易产生耀光而刺眼。而青色、灰色和黑色对光线的反射较少，显得很暗，使人看起来有一种沉闷感。只有绿色对光线的吸收和反射比较适中，所以对人体的神经系统、大脑皮质和眼睛里的视网膜组织比较适应，很受眼睛的欢迎。

当你在紧张的学习或工作之后，站在窗前眺望一下远处绿色的树木，紧张的神经就会顿觉松弛，眼睛的疲劳感也就消失了。因此，人们又把绿色称作眼睛的保护色。

**龙文小百科　眼睛疲劳时远眺绿色植物**

人眼所能见到的光频谱落在可见光范围(约400~700nm波长)，眼睛能感知颜色主要凭借锥细胞，锥细胞内含蓝绿红三种视光素。多看绿光能保护眼睛的原因在于绿光的波长同时落在蓝绿红三种视光素吸收光谱的波峰下缘(亦即三种视光素所受到的总和刺激感应较少)，所以也就达到“休息”的效果了。

需要注意的是：绿色对眼睛有好处，并不是指绿色本身对眼睛有什么好处，而是说远眺大自然的景物可缓解眼睛的疲劳状态。如果看33厘米以内的东西，即使是绿色的，对眼睛也没有益处。所以要远眺！

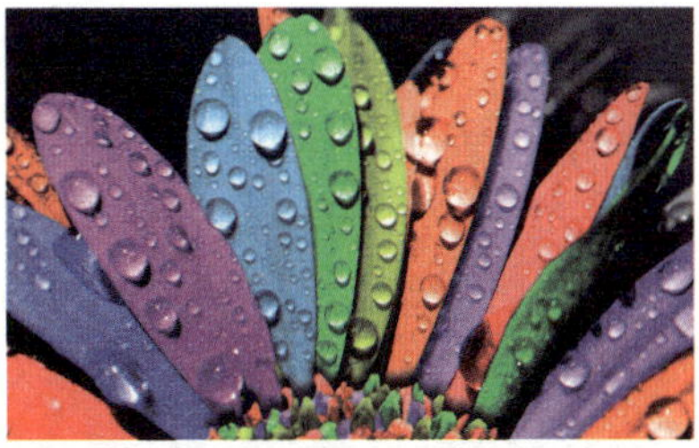

↑各种颜色对光线的吸收和反射是不同的。

# 眼皮为什么会跳

俗话说“左眼跳财，右眼跳祸”，其实这种说法并没有科学依据，眼皮跳只是人体的一种生理现象而已。

从医学上讲，眼皮跳的学名是“眼睑震颤”，主要是因为眼睑内一条很薄的肌肉——眼轮匝肌反复收缩。

眼皮负责闭眼的工作，由围绕眼睛的眼轮匝肌所构成；而我们所说的眼皮跳，其实就是控制眼皮肌肉的神经不正常兴奋所引起，也就是部分的眼轮匝肌肌纤维在短时间内不能自主地持续收缩，以致牵动其上的皮肤。一般在疲劳过度、用眼过久或睡眠不足之时，眼皮跳会出现得较为频繁，其他如强光、药物产生的刺激，或眼睛进了异物，或常常抽烟喝酒等，都会刺激眼睛，引起眼皮跳。

眼皮跳分为生理性和病理性两种。生理性眼皮跳很多人经历过，其发作时间很短，常常只是几秒钟，跳动程度也不严重。这种眼皮跳一般不需要进行特殊处理。只要闭眼睛休息一会儿，进行局部按摩或热敷一下，眼皮跳就会消失。有的人不光是眼皮跳，甚至连嘴角和半边脸都一起抽动，并感觉到恶心、头晕。这种眼皮跳只有在找到并消除病因后才能使之停止，被称之为病理性眼皮跳。比较严重的病理性眼皮跳是面肌痉挛后引起的。这种眼皮跳是颅内疾病的征兆，很难自愈，应当尽早请神经外科医生检查治疗。

其实，眼皮跳是每个人在生活中都可能遇到的，大部分人可以在短期内自行消失。所以，当眼皮刚刚跳动时，不要马上去治疗，而是要多注意休息，放松精神，保持良好的心态。同时，注意观察一下，眼皮跳是逐渐减少还是增加，有没有向下扩大的趋势和从眼周围向口角的线状牵拉感。另外，照照镜子，瞧一瞧、摸一摸有没有明显的萎缩处（凹陷处）。如果一周后眼皮仍然跳，就应该到专业医疗机构进行诊治。

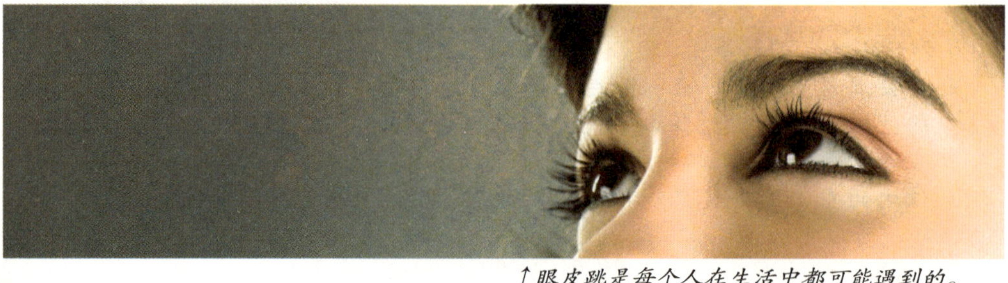

↑眼皮跳是每个人在生活中都可能遇到的。

# "人老珠黄"新解：人老，眼珠会变黄

我们大家一定听说过一个成语——"人老珠黄"，那这个成语到底是什么意思呢？

《现代汉语词典》里人老珠黄是比喻妇女老了被轻视，像珍珠年久变黄不值钱一样。尤其比喻女子，也泛指人老了不中用。

这个成语的出处是明代兰陵笑笑生《金瓶梅词话》第二回："娘子正在青年，翻身的日子很有呢，不像俺是人老珠黄不值钱呢。"

《现代汉语词典》里的"人老珠黄"的解释是它的本意。其实从养生学来说，人到老了，一定是"珠黄"。这里的"珠"可不是指本意里的珍珠，而是指眼珠。

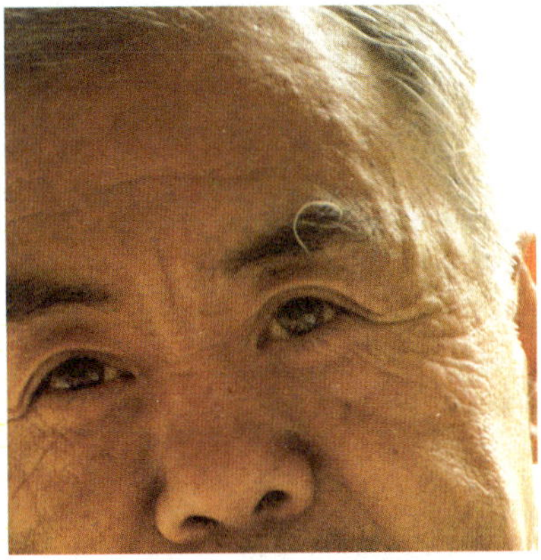
↑人老眼珠会变黄？

为什么人老了眼珠就黄了呢？我们都知道，从一个人的眼睛中，可以看出这个人五脏六腑的整体状况变化。从中医的角度讲，人的瞳孔代表着肾，外面一圈黑眼珠代表着肝，白眼珠代表着肺，内外眼眦代表心，眼皮代表脾。一个眼睛就把人体的五脏全看到了，你说眼睛是不是心灵的窗户？

现代医学认为，人的眼球表面有一层薄薄的透明膜层，叫结膜。在长期受到紫外线、粉尘等污染之后，就产生色素沉着的不良反应。色素在结膜层集聚成块状黄斑，从表面上看，白眼球出现微微凸起的暗黄色物质，黑眼球变得更加混浊。人类受到外界环境刺激是日积月累的，老年人更容易产生结膜色素沉着现象，因而，也就有了"人老珠黄"一说。

人的眼球就好比一部照相机，眼球内的视网膜就如同相机的底片一般，而眼球的角膜和水晶体就和相机的透镜一样，有聚焦的作用。正常的水晶体直径大约有1厘米，如同一颗小花生米，只是它呈扁平状，而且是透明的。一旦年龄增加，水晶体透明度便降低，慢慢变得浑浊，呈现乳白色，再严重一点时会因水晶体中间核质部分老化而变成黄色，也就是俗称的"人老珠黄"。

# 眼睛告诉你的五个密码

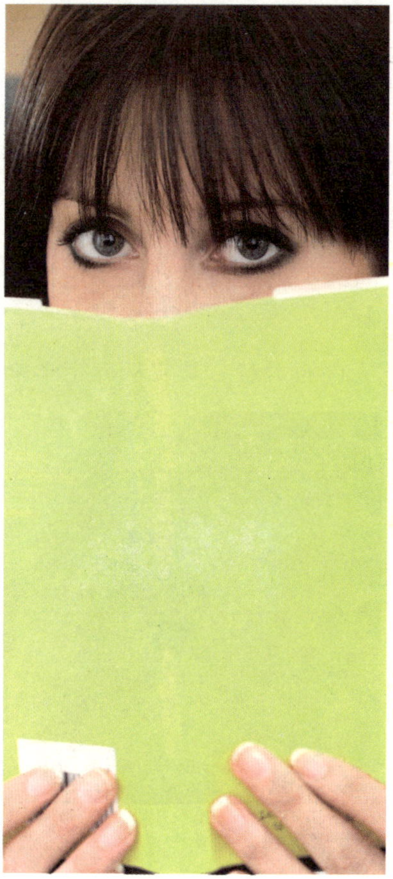
↑眼睛可以揭示你的身体状况。

如果我们身体内部出现问题，往往会表现在皮肤或者脸部，眼睛就是其中一个很重要的指标。

◎**黑眼圈：**一早起来，如果发现眼睛四周黯沉、眼圈发黑，就要小心了。这可能是血液中沉积太多废物的缘故。因为下眼睑皮肤比其他部位薄，最容易反映血液的颜色。想想最近有没有感到压力过大或过度疲劳？少熬夜、多吃全麦食品是消除黑眼圈的最好办法！

◎**眼皮浮肿：**若睡前没喝多少水，早上起来眼皮仍肿得厉害，你可能体液失调了。造成水分代谢失调的原因很多，如果除眼皮浮肿，还感到下身无力、口干舌燥，可能是你的肾在“捣鬼”。健康的肾能将体内多余水分顺利排出，水分不足时，它会放慢代谢速度，把水分囤积在体内，因而造成轻度浮肿。别着急，赶快喝上几大杯水，很快就能恢复一双迷人的眼睛！

◎**脂肪颗粒：**指眼睛下面常出现的细小的米粒状物。医学专家认为，脂肪颗粒是体内胆固醇过高的警示。从食谱中删去油炸食品和动物内脏，多吃新鲜蔬果，恼人的小颗粒很快就会消失！

◎**红血丝：**眼睛明显充血，可能是血液循环不畅导致。别忙着滴眼药水，活动一下头、颈、肩部，疏通上肢血流，再好好睡一觉，让眼睛得到充分休息，可以在后颈部和肩部涂一些维生素C乳液，这样有助于疏导血液循环，红血丝很快就能减少。

◎**针眼：**别把长针眼不当回事！长针眼有可能表明你的免疫力正在衰退，细菌容易从睫毛根部进入眼中，引起发炎。如果反复长针眼，最好去医院做一次全面的健康检查。常喝补中益气汤，提高自身免疫力，才能和针眼彻底“分手”。

# 色盲患者眼中的世界

色盲是一种先天性视觉障碍疾病，最常见的是红绿色盲。根据三原色定理，光谱内的任何颜色都是由红、绿、蓝三种颜色构成，如果可以辨认三种颜色，则为正常人；如果不能正常辨认的话，则为色盲或者色弱。

色盲患者可以分为以下几类：

## 全色盲

属于完全性视锥细胞功能障碍，与夜盲（视杆细胞功能障碍）恰好相反，患者尤喜暗、畏光，表现为昼盲。七彩世界在其眼中是一片灰暗，如同看黑白电视一般，仅有明暗之分，却没有颜色差别。而且所见红色发暗、蓝色光亮，此外还有视力差、弱视、中心性暗点、摆动性眼球震颤等症状。它是色觉障碍中最严重的一种，患者较少见。

## 红色盲

又称第一色盲。患者主要是不能分辨红色，对红色与深绿色、蓝色与紫红色以及紫色不能分辨。常把绿色视为黄色，紫色看成蓝色，将绿色和蓝色相混为白色。曾有一老成持重的中年男子买了件灰色羊毛衫，穿上后招来嘲笑，原来他是位红色盲患者，误把红色看为灰色。1875年，在瑞典拉格伦曾发生过一起惨重的火车相撞事故——因为司机是位色盲患者，看错了信号。

**龙文小百科　谁发现了色盲？**

色盲现象是英国著名化学家道尔顿发现的。当时，一件小事引发他发现了色盲这一生理现象。

道尔顿28岁时给妈妈买了一双袜子作为生日礼物。妈妈看了大吃一惊：“我这么大年纪了，怎么可以穿樱桃红色的袜子呢？”道尔顿不相信，争辩道：“这明明是双灰色的袜子呀！”后来，别人都说这双袜子是樱桃红色的，道尔顿这才相信是自己错了。他感到十分奇怪：为什么自己看上去是灰色的而别人却说是红色呢？他又指着自己的上衣问别人是什么颜色，别人告诉他是绿色的，而他自己一直以为是暗红色的。

道尔顿困惑了。于是，他放下手中的试验，仔细钻研这种奇特的生理现象，结果发现了色盲现象。

道尔顿的新发现引起了大家的关注，人们普遍地查了一下，结果查出好多人是色盲，这也就验证了色盲其实是一种普遍的生理现象。

## 绿色盲

又称第二色盲，患者不能分辨淡绿色与深红色、紫色与青蓝色、紫红色与灰色，把绿色视为灰色或暗黑色。一个美术训练班上有位画画得很好的小朋友，总是把太阳绘成绿色，树冠、草地绘成棕色，原来他是绿色盲患者。临床上把红色盲与绿色盲统称为红绿色盲，患者较常见。我们平常说的色盲一般指的就是红绿色盲。

## 蓝黄色盲

又称第三色盲。患者蓝黄色混淆不清，对红、绿色可辨，较少见。

## 全色反

又称三原色盲，是色盲病中一种严重的视觉障碍。现实世界在其眼中如同一幅纯真的底片。患者将红色视为绿色，黑色视为白色，所有看到的颜色与现实完全相反。

由于红色和绿色对红绿色盲患者（色觉异常患者）形成的视觉效果和常人存在差异，因而色盲或色弱患者不适宜从事美术、纺织、印染、化工等需色觉敏感的工作。如在交通运输中，若工作人员色盲，他们可能不能辨别颜色信号，就可能导致交通事故。

色觉是视器官的重要功能之一，色觉功能的好坏，对要求辨色力的工作具有一定的影响。对国防军事方面的工作，尤其特种兵更具有重要意义。如在空军航空兵中，必须辨别各种颜色的信号。为此，在选兵时色觉检查被列为重要的检查项目之一。

检查色觉的工具，是由多种颜色和不同色调点子配合组成的阿拉伯数字或图案。凡不能辨认表中数字或图案者，即可诊为色盲。

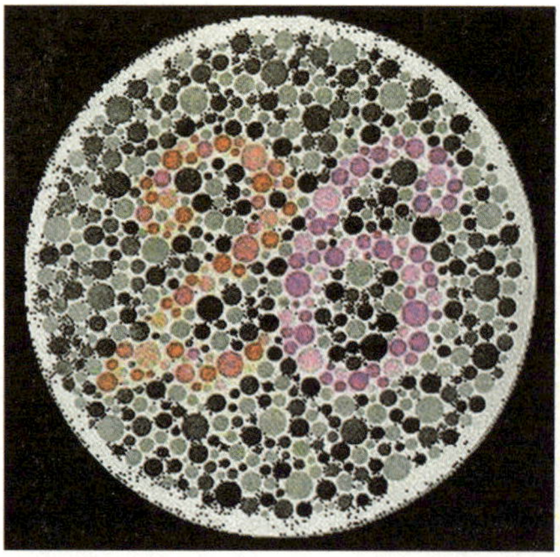

←正常色觉的人看到的应该是26，如果你是红色盲，你看到的就只是6；如果你是绿色盲，你就只能看到2；如果你是全色盲，那在这个图形里面你什么也看不到。

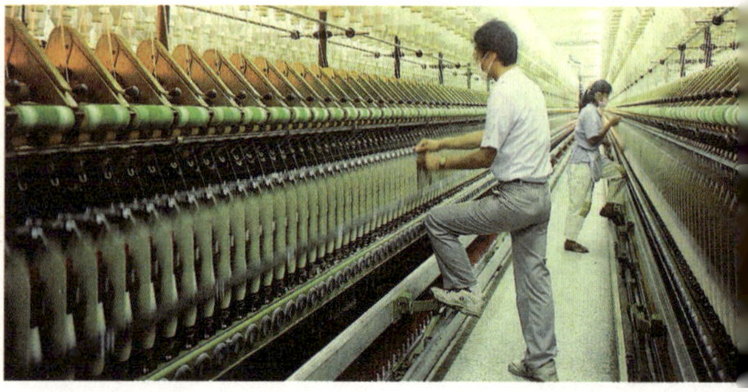

→图为纺织工人，色盲或色弱患者不适宜从事美术、纺织、印染、化工等需色觉敏感的工作。

# 雪光也能伤眼睛——雪盲症

雪盲症是由于视网膜受到强光刺激而引起暂时性失明的一种症状。由于这种症状常在登高山、雪地和极地探险者身上发生，因此称作雪盲症。未佩戴保护装置的焊接工人身上，也可能出现类似的症状。

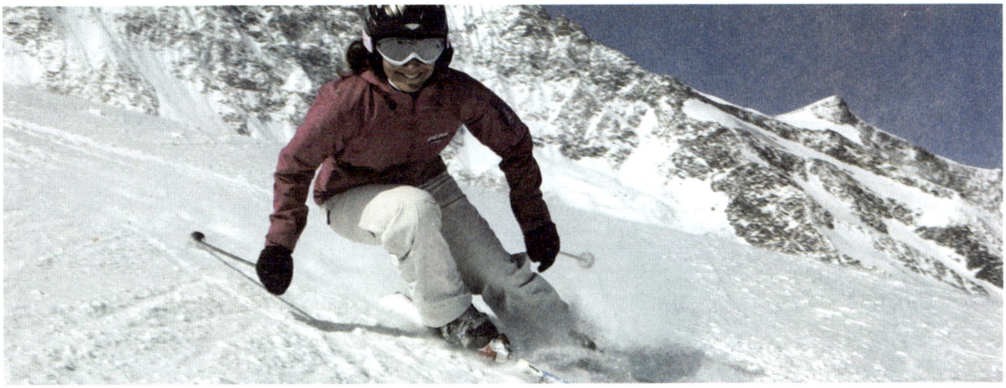

↑滑雪是一项受很多人喜爱的运动，但为了保护眼睛不受伤害，护目措施是必不可少的。

积雪对太阳光有很高的反射率。所谓反射率，是指任何物体表面反射阳光的能力。这种反射能力通常用百分数来表示。比如说某物体的反射率是45%，意思是说，此物体表面所接受到的太阳辐射中，有45%被反射了出去。雪的反射率极高，纯洁的雪面反射率高达95%，换句话说，太阳辐射的95%被雪面重新反射出去了。这时候的雪面，光亮程度几乎要接近太阳光了，肉眼的视网膜怎么能经受得住这样的强光刺激呢?

在高山冰川积雪地区活动的登山运动员和科学考察队员，如果忘记了戴墨镜，时常会被积雪的反光刺痛眼睛，甚至暂时失明。一般休息数天后，视力会自然恢复。得过雪盲症的人，若不注意会再次得雪盲症。再次雪盲症状会更严重，所以千万不能马虎大意。多次雪盲症会使人视力逐渐衰弱，引起长期眼疾，严重时甚至永远失明。

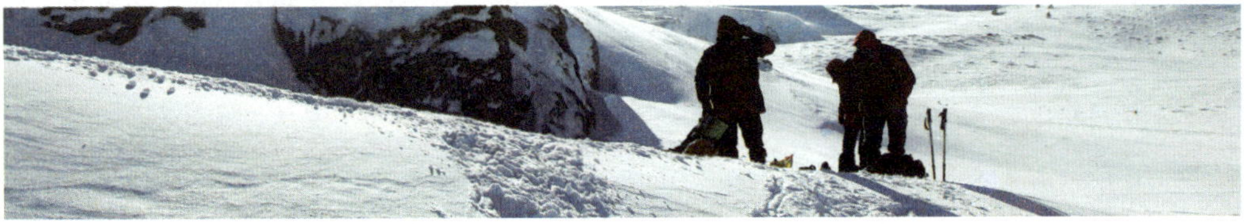

↑在高山冰川积雪地区活动的登山运动员和科学考察队员，稍不注意，极易引发雪盲症。

美国的一个权威部门研究后得出结论，引发雪盲症的主要原因是雪地里空无一物。科学家曾验证过，人的眼睛其实总是在不知疲倦地探索周围的世界，从一个落点到另一个落点。如果连续搜索时间过长而找不到一个落点，眼睛就会因为紧张而失明。

美国陆军依此找出对付雪盲症的办法——他们派先驱部队提前在行军路线上插上颜色较深的旗帜。这样，在一望无垠的白雪中，便出现了一个个醒目的标志，人搜索的目光就有了落点，就不会因为长时间的空白引起视神经紧张而导致失明了。

雪盲症发生时的症状为：眼睛非常疼痛，感觉有异物，眼睛发红，经常流眼泪，对光线十分敏感，甚至很难睁开眼睛等。

若发生雪盲症，可施行以下的急救措施：

以冷开水或眼药水清洗眼睛，然后，以眼罩或类似物（干净的手帕、纱布等）轻轻敷住眼睛。尽量休息，避免勉强使用眼睛，若有必要需就医。雪盲症的症状通常需要5~7天才会消除。

预防雪盲症，可以佩戴防紫外线的太阳眼镜、选用聚碳酸酯或CR39的透镜，或蛙镜式的全罩式灰色眼镜，并补充维生素A、维生素B群、维生素C和维生素E等。

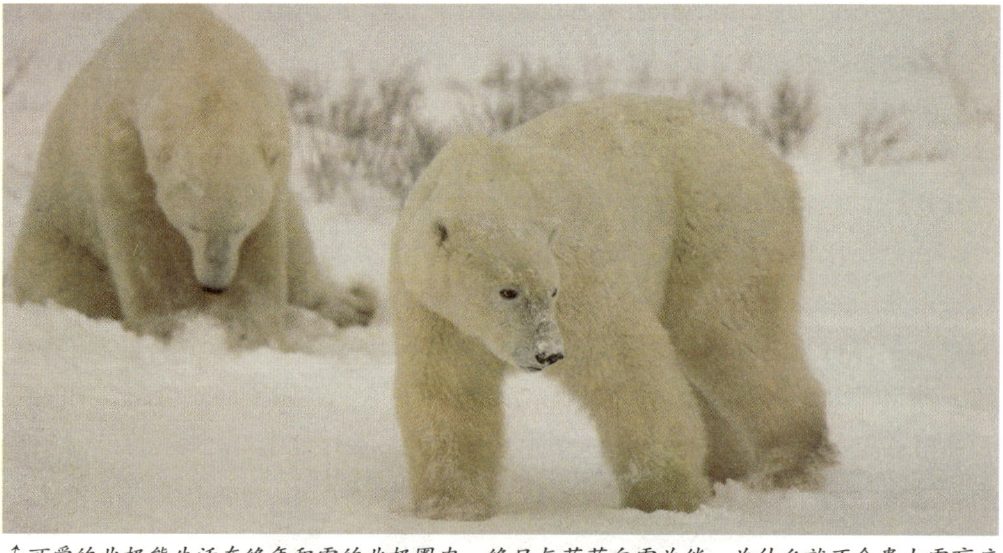

↑可爱的北极熊生活在终年积雪的北极圈内，终日与茫茫白雪为伴，为什么就不会患上雪盲症呢？这是因为它们的瞳孔是可以调节的，当外界光线过强的时候，它们的瞳孔就会调节得很小，可以防止过强的光线刺激视网膜。

# 为什么有的人是“斗鸡眼”

斗鸡眼就是眼睛中间的瞳孔天生或人为的都朝中间靠拢，看起来就像两只鸡斗架一样，所以称为“斗鸡眼”，也叫作“对眼”。

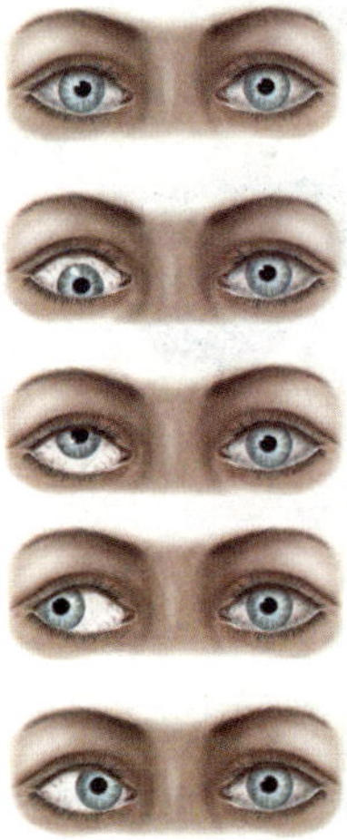

↑正常的眼睛及斜视的几种状况

正常人的双眼注视同一物体，物体分别在两眼视网膜处成像，并在大脑视中枢重叠起来，成为一个完整的、具有立体感的单一物体，这个功能叫双眼单视。但是，婴幼儿在双眼单视形成过程中，很容易受外界因素影响，致使一眼注视目标，另一眼偏斜而不能往同一目标上看，于是就产生了斜视。医学上将眼球注视物体时向内侧斜视称为内斜，也就是人们俗称的“斗鸡眼”。

“斗鸡眼”的孩子只用一只眼睛看东西，所以看东西没有立体感，不能分辨东西的远近。例如在做针线活时，线穿不进针眼；灌墨水时，笔插不进墨水瓶；拿细小的东西老是够不着等，斜视会影响今后的工作和学习。

## 斜视的危害

由于斜视影响美观，斜视儿童常被人起绰号，给儿童心理蒙上阴影而造成其孤僻及反常心理。一般情况下，大部分斜视儿童斜眼的视力都有不同程度的降低，尤其多见于单眼性斜视。

交替性斜视患者双眼视力可能均正常，但是仅能用一眼注视，除了不如正常人看物视野开阔外，更重要的是没有融像能力和立体视觉，不能准确分辨物体的前后距离。斜视患者不能从事诸如驾驶、测绘等需立体视觉的工作。

还有一些麻痹性斜视的患者，由于眼肌麻痹，视物成双，为克服复视，采用偏头、侧脸、抬颏等特殊的头位来补偿，医学上称“代偿头位”。这对儿童来说，不仅影响美观，而且会导致全身骨骼发育畸形。

由此可见，斜视的危害不仅是影响美观，还有我们不能忽视的严重的并发症，必须认真对待，及早治疗。

# 最怕冷和最不怕冷的人体器官

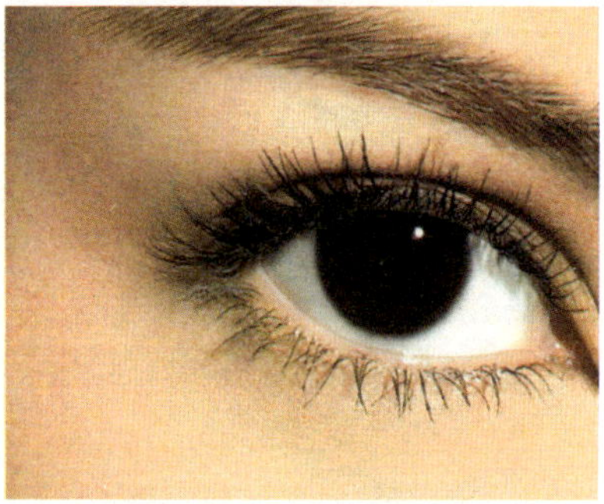

↑ 人体最不怕冷的器官——眼睛

寒冷的冬季，我们会把全身武装起来，穿上棉衣，戴上帽子、口罩，套上手套……可是总会有那么几个部位得暴露在寒风中，如眼睛。那你知道人体所有器官中，谁最不怕冷，谁又最怕冷吗？

## 最不怕冷的器官——眼睛

生理学家们认为，人之所以会感到寒冷，是由于人的皮肤及内脏器官具有温度感受器，经过这种感受器，大脑可以接收人体外界或身体内脏器官的温度变更。

眼睛是由眼球、眼结膜和眼睑皮肤组成的，眼球的角膜、巩膜和体内器官的表面一样，根本没有冷热感受器，而结膜和眼睑皮肤上的冷点和热点也很少，所以，当外界温度变化时，没有什么感受器向大脑报告，眼睛对冷热变化的感受就极为迟钝。而且，眼球前面的角膜是不含血管的透明组织。由于不含血管，热的分散较慢较少，前面又有坚固而且血管丰富的眼皮，像大门一样挡住了寒冷。当然，眼睛之所以不怕冷，还因为眼睑不断开合、眼球不断转动，从而产生丰富的热量，即使数九寒天，眼球表面的温度也都在10℃以上。所以，眼睛也就成了最不怕冷的器官了。

## 最怕冷的器官——鼻尖和耳朵

人体最怕冷的器官是鼻尖和耳朵。为什么鼻尖和耳朵是最怕冷的呢？

人是恒温动物，正常的体温在37℃左右。当外界气温太低时，身体热量就会散发到空气中，人就会感觉到冷。如果温度在0℃以下而又不注意保温，血液就会凝固，身体上的组织就会被冻坏。

耳朵和鼻子凸出在头部的表面，它们的体积小，并且接触空气的面积大，所以热量很容易散发。尤其是耳朵，它只是薄薄的一片，两面都是皮肤。与空气接触后，耳朵本来就很少的热量很快就散失到空气中了。

此外，耳朵、鼻子处于血管末梢地位，本来温度就较低，加上热量容易散失，保暖又较困难，所以耳朵和鼻尖最怕冷。

# 挖鼻孔的习惯好不好

鼻子有两个鼻孔，左右对称分布，物种进化为什么要让人有两个鼻孔呢?

众所周知，我们有左右两个肺脏，但可能很少人知道，每一侧肺脏都是由其同侧相应的鼻孔控制的。

因为如果一个鼻孔堵塞，两侧的肺就会产生竞争，此时会让人觉得难受、呼吸不畅。两个鼻孔还能使呼吸运动更有效，进而推进整个机体的新陈代谢。用两个鼻孔透气使得两个鼻孔可以轮换休息，如果只用一个鼻孔透气，3小时就会感到疲劳。

两个鼻孔的生理结构有助于睡眠。在8小时以上的睡眠中如果保持一种睡姿不变，由于重力作用与站姿相比发生了变化，一侧的鼻孔通常会闭塞。

因此，我们用两个鼻孔透气可以睡得更放松。由于睡眠中人对氧气的需求量减少，即使一个鼻孔暂时不通，只用另一个鼻孔呼吸也不会造成呼吸不畅。

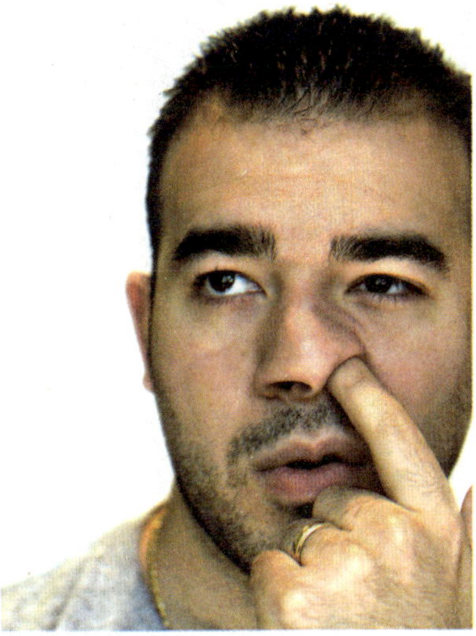

↑成年人也会不自觉地挖鼻孔。

很多人都有挖鼻孔的习惯，挖鼻孔是一种人类正常的生理行为，挖鼻孔有一些益处：

1、增大鼻孔中空部分空间，从而缓解频繁呼吸的压力，要知道，人是时时刻刻都在呼吸的。

2、扩大鼻腔空间后使鼻部扩大。

但是，如果频繁用手挖鼻孔，则会损伤鼻孔这道"防线"的功能；指甲又很容易挖破鼻黏膜，易使黏附在指甲上的细菌侵入鼻黏膜，引起发炎出血，甚至化脓。鼻腔的静脉相通，医学上把鼻子周围这个区域称为"危险三角区"。要是鼻腔里的细菌侵入颅腔，引起感染化脓，则将危及生命，所以不要让孩子频繁地挖鼻孔。而且，在公众场合鼻孔也是一种不雅的行为。

# 身兼数职的鼻子

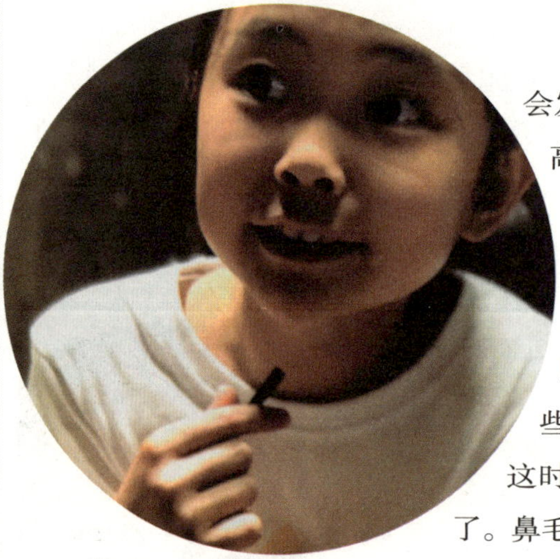

↑我们的鼻子不光有协调面部的作用，它还是神奇的清洁工。

站在镜子前，仔细观察自己的鼻子，你会发现什么呢？你可能会注意到自己的鼻子高不高，美不美，不过你可能很少考虑到它的功能。我们的鼻子不光使我们的面部看起来更协调，它还身兼数职呢。

空气通过鼻腔进入气管，然后进入肺部。空气中往往会有灰尘等杂质，这些物质进入肺部后会对身体造成损害，这时候鼻子就开始发挥它“把关人”的作用了。鼻毛是阻挡空气中灰尘的第一道关口，又粗又硬的鼻毛就像一排密集的防沙林，当空气从鼻毛中穿过时，较大灰尘微粒或微生物就会被阻挡。

鼻黏膜是鼻孔里的第二道关口。鼻黏膜能分泌一些糨糊似的黏液，把一些逃过第一道关口的“漏网之鱼”黏住。有趣的是黏膜细胞上有很多较细的纤毛，它们不断地摆动，像一把扫帚，把黏膜黏住的脏东西扫向鼻孔。有时一些大粒的灰尘也会偶尔闯过两关跑到鼻子深处。这时会触动里面的神经末梢，打个喷嚏就把那些灰尘驱逐出境了。

鼻子除了是个好清洁工，同时它还干着“加湿”的工作。鼻子每天大约会分泌1.3升水分，其中大部分是黏液，它们由鼻子通道上的海绵状红色黏膜产生，为吸入的空气“加湿”。这项任务由3片布满血管的鼻甲完成，这3片鼻甲像一排“暖气片”，使吸进的冷空气温度上升，再进入肺部，保护肺部不致受寒。黏液中还有一种“小卫士”叫溶菌酶，能将活力强的细菌牢牢控制住，不准它们起破坏作用；对活力差的细菌，溶菌酶就干脆把它们溶解掉。

除了呼吸外，鼻子还是一个重要的嗅觉器官。鼻子里那块小小的黏膜，竟能分辨2000~4000种不同的气味！

从美学方面讲，鼻子在面部的装饰作用就好比房屋的中轴大梁，只有它摆正了位置，挺拔峭立，眼睛和嘴巴搭配起来才会更好看。

小小的鼻子竟然有如此多的作用，我们以后还真是要好好保护它呢。

# 打鼾也有"好""坏"之分

很多人认为"鼾声如雷"是睡得香的表现，其实不然，打鼾其实是睡眠质量差的表现，此外打鼾还可能诱发高血压、糖尿病，严重的还可能因憋气而突然死亡，这时，打鼾也就变成了潜伏在睡眠中的"杀手"。

鼾声均匀有规律，声音高低一致，大多是因药物作用、饮酒过量或过度疲劳等引起，这是所谓的"好呼噜"；如果鼾声不均匀，或者打着打着突然没有了声音，那就得警惕了。

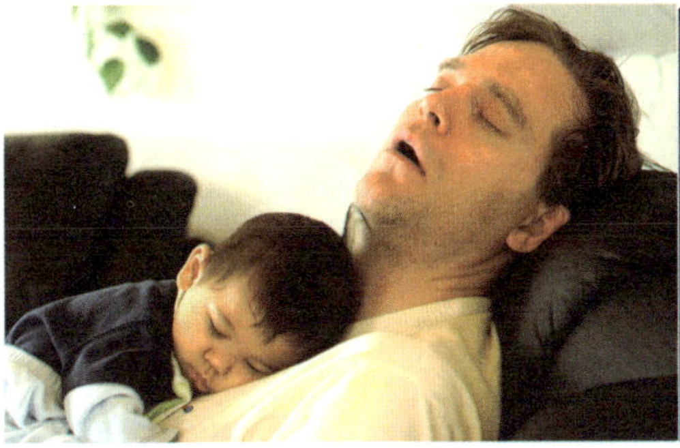

↑打鼾也有好有坏

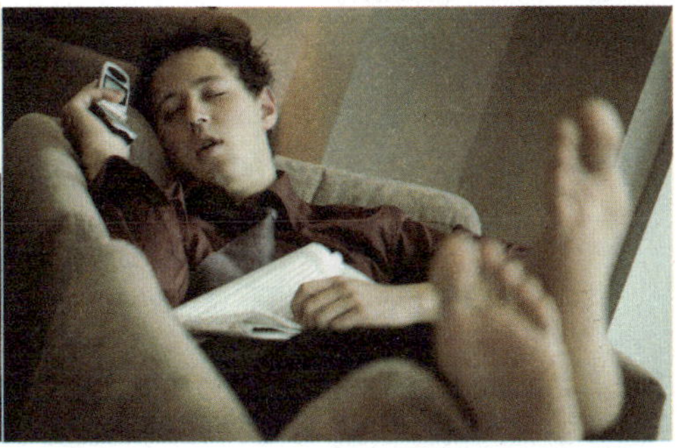

↑人在极度劳累或者睡姿不当的时候很容易打鼾。

打鼾是睡眠过程中呼吸削弱的征兆。偶尔的、轻微的打鼾或许并不要紧，而一旦发展成为大声的、断断续续的间歇性打鼾，例如7天之内有5天都会打鼾，那么就应认真对待。因为这种打鼾是睡眠呼吸暂停侵袭的征兆——它预示着你的生命可能正在遭受着威胁。

睡眠呼吸暂停指睡眠期间呼吸暂时停止。最常见的原因是上呼吸道阻塞，经常以大声打鼾、身体抽动或手臂甩动结束。睡眠呼吸暂停常会伴有睡眠缺陷、白天打盹、疲劳，以及心动过缓或心律失常和脑电图觉醒状态。

人清醒时，咽部组织是紧张的，因此不会阻塞呼吸；而睡着以后，有的人咽部松弛下来或由于组织肥大，部分气道受阻，就会出现鼾声。如果气道被完全阻塞，气流不能进入肺部，就会引起呼吸暂停。睡眠呼吸暂停会使机体组织缺氧而出现低氧血症，同时导致高碳酸血症，造成多系统功能损害。如果对这种情况不采取有效治疗的话，就有可能出现严重后果。病情逐渐发展可出现肺心病、呼吸衰竭、高血压、心律失常等严重并发症。

看来，"打鼾"也是有很多学问的。

# 为什么看到强光容易打喷嚏

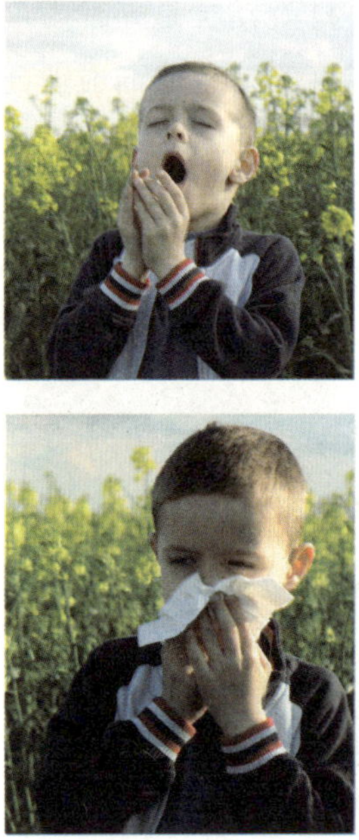
↑打喷嚏的过程

有人一见到阳光或灯光就鼻腔发痒，容易打喷嚏。还有人在想打喷嚏而又打不出来的时候，看到强光后一下子就打了出来。光是眼睛看到的，喷嚏是鼻子打出来的，可谓风马牛不相及的两者，在这个问题上究竟有什么关系呢？

打喷嚏的现象是指在将进入鼻腔的异物（如灰尘、细菌、花粉等）驱赶时出现的一种无意识的“反射”。异物进入以后，位于鼻黏膜上的三叉神经向作用于肺部的呼吸肌肉发出指令，猛烈地排出空气将异物驱逐出境。

那么，为什么在遇有强光时也打喷嚏呢？其实，我们还不能够完全获知其中的奥妙。由于它并不是什么重要的疾病，人们还没有全力以赴地对其加以研究。目前可信度较高的说法是：眼睛和鼻子的知觉受同一条三叉神经的支配，所以，对于强烈刺激的防御反应混淆在一起，引起了喷嚏的出现。具体说来，眼睛看见的强烈阳光，被鼻腔误以为是对自己的刺激，故以喷嚏的形式欲将其驱逐出去。据有关统计，因阳光而出现的喷嚏反射多发于不满3岁的婴幼儿。在发育中的婴幼儿身上，各种神经中枢的分工还达不到大人的详细程度，所以容易对一些来自外界的刺激混淆不辨。

还有人在拔眉毛的时候容易打喷嚏，其理由与强光的刺激相仿。而拔鼻毛时容易流眼泪的现象正好是与之相反的佐证。当鼻子受到刺激的时候，眼睛产生了防御反应，于是流出眼泪欲将异物冲洗出去。

再者，因强光引起喷嚏的体质据说具有遗传作用。父母中一人属于这种体质，那么子女有半数以上继承这种体质，所以有的家庭中许多人都犯这种毛病，结果误以为世上的大多数人都这样。其实，见到强光容易打喷嚏的人属于少数。

喷嚏本身就是一种与各种神经纠缠在一起的复杂现象，因光线造成喷嚏的研究工作尚未正式展开，所以上述的解释还难以肯定。

# 流鼻血的原因

很多孩子曾有过流鼻血的现象，流鼻血的原因很多，有鼻外伤、黏膜上结干痂皮、受酸碱异物的损伤、日晒过热、饮酒过多等。如果经常性流鼻血则有可能是心血管系统、内器官、各种感染、血液疾病和其他疾病的并发症。如果属于这种情况，就需要到医院详细地检查治疗了。

大部分儿童的鼻出血多发生在鼻中隔。鼻中隔血管网是鼻腔易出血区，位置比较靠前。鼻腔内有一层粉红色的黏膜，黏膜上分布着丰富的血管。当吸入外界空气时，鼻黏膜具有加热、加温、加湿和过滤空气的作用。气候干燥，鼻腔黏膜易干燥、结痂甚至出血。有的孩子爱用手指挖鼻孔，这种行为容易损伤鼻黏膜，造成出血。

流鼻血并不可怕，但如果过度紧张会导致血压升高，加重出血。当孩子流鼻血时，可用凉毛巾敷在额头或鼻部，减轻出血症状。也可用拇指和食指紧捏两侧鼻翼压迫止血，3~5分钟后慢慢松手，出血就可止住。还可以用消毒棉花将鼻子堵住，再进行压迫止血，然后轻轻取出棉花。

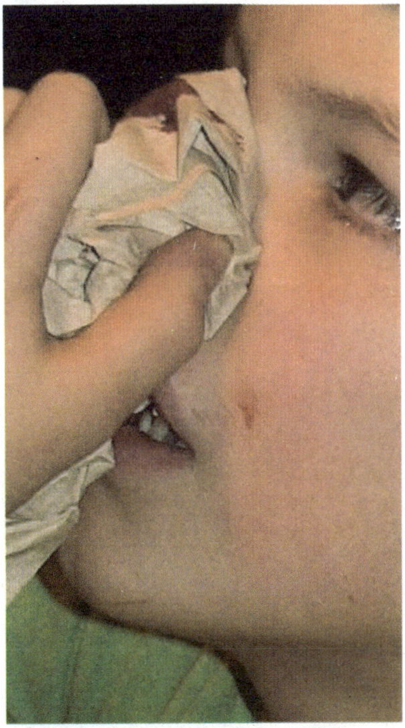

↑流鼻血时不要慌，只要处理方法正确，很快就能止血。

流鼻血时，一般人都习惯于将头向后仰，鼻孔朝上，这样不但不易止血，后仰姿势还会使鼻腔内已经流出的血液因姿势及重力的关系向后流到咽喉部，会被吞咽入食道及胃肠，刺激胃肠黏膜产生不适感或呕吐。出血量大时，还易吸呛入气管及肺内，造成危险。

正确方法应该是保持正常直立或稍向前倾的姿势，压迫止血。即使有少量的凝血块堵住鼻腔也没有关系，凝血块中的凝血物质有助于血液凝固。急于把它擤出，易导致再出血。当然，如果出血量较大，要及时就医。

# 人体最小的骨头——镫骨

在这个世界上，美妙的声音无时无刻不在丰富着我们的生活。春风过耳，夏有雨声，秋蝉鸣叫，冬雪簌簌，缺少这些声音中的任何一种，我们的生活都不完美。那么，赐予我们声音的是谁？你一定会说，是耳朵！不错，是耳朵。可如果我告诉你，在耳朵中，隐藏着一块人体最小的骨头，如果缺了它，耳朵就形同虚设，你也许不相信吧！今天，我们就来谈谈这块人体内最小的骨头——镫骨。

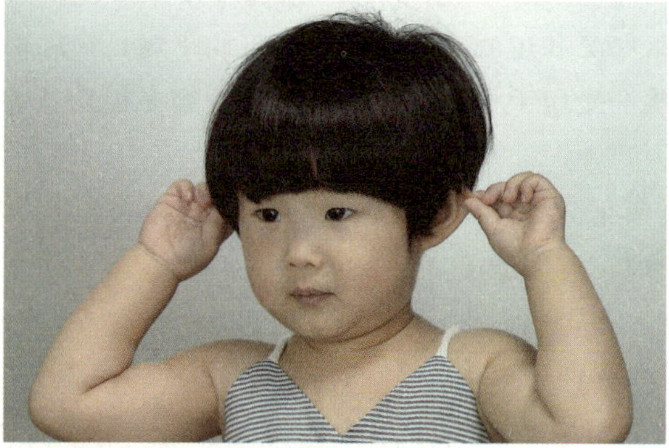

←人体最小的骨头隐藏在耳朵里面。

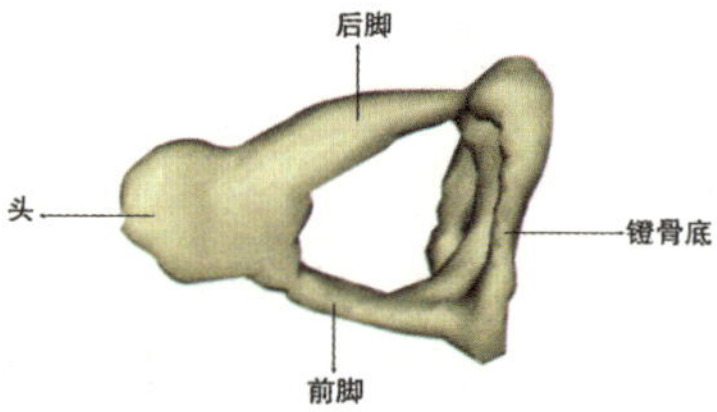


↑耳朵里的镫骨是人体最小的骨头，它只有0.25~0.43厘米长。

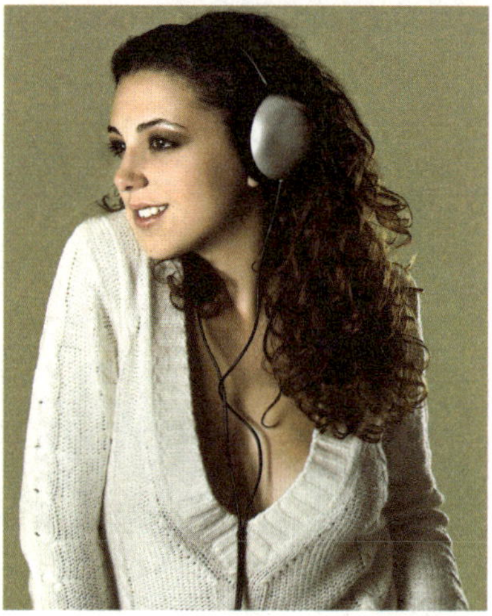

↑正是镫骨的存在，才让我们感受到如此丰富多彩的世界。

## 耳朵的真面目

人的耳朵是由外耳、中耳和内耳三部分组成的，具有产生听觉和平衡的功能。提起耳朵，大多数人自然而然地想到长在头部两侧的外耳。其实耳廓是耳朵中相对简单，与听功能关系不大的一部分。外耳的另一部分叫外耳道，长约3厘米，与鼓膜相连，其间长有大量毳毛和耳垢腺，这里是耳垢的出处，也是游泳时耳道容易进水的地方。不过，人耳中最重要的结构还是中耳和内耳，这才是使我们能听得见、听得清的基本结构，正是镫骨的“居所”。

## 听力是怎样产生的

正常人的耳朵大约可分辨出40万种不同的声音，有些声音微弱到只能使耳膜移动氢分子直径的1/10。当声音到达外耳后，通过耳廓的集音作用把声音传入外耳道并到达鼓膜。鼓膜是外耳和中耳的分界线，厚度和纸一样薄，但却非常坚韧，当声波撞击鼓膜时，即引起鼓膜的振动。鼓膜内侧面紧接着3块相互连接的听小骨，每一块听小骨都只有米粒大小，是人体中最小的一组骨头。它们因各自的形状而得名——紧挨着鼓膜的是形如小铁锤的锤骨，之后是形如铁砧的砧骨，最后就是像小马镫一样的镫骨了。当声波振动鼓膜时，听小骨也跟着振动起来，把声音放大并传递入内耳。最后的镫骨连接在一个极小的薄膜上，这层膜称为卵圆窗。

卵圆窗是内耳的门户，而内耳中有专司听觉的器官——耳蜗。当镫骨振动时，卵圆窗也会跟着振动；当卵圆窗受到振动时，液体也开始流动，耳蜗里有数以千计的毛细胞，它们的顶部长有很细小的纤毛。在液体流动时，这些细胞的纤毛受到冲击，经过一系列生物电变化，毛细胞把声音信号转变成生物电信号经听神经传递到大脑。大脑再把送达的信息加工、整合就产生了听觉。

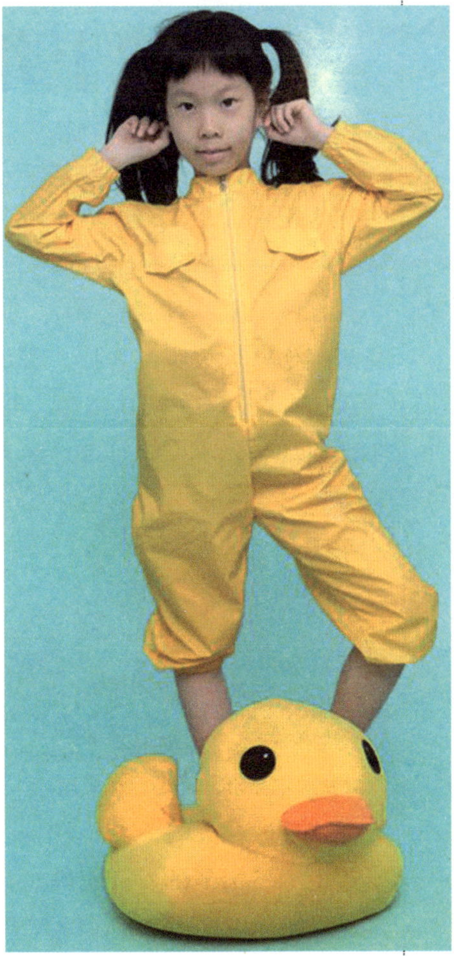

↑现代人不健康的生活方式很大程度上都在破坏听力，如长时间接听电话、耳机音量过大等。

**龙文小百科　镫骨虽小作用大**

镫骨虽然很小，只有在显微镜下才能看清楚。但它在我们的听觉生理中却起着举足轻重的作用，因此我们要注意保护它。如果三块听骨中的任意一块发生病变，或者砧镫关节被破坏，就会造成声音传导障碍，严重时会引起传导性耳聋。平时注意不要随意掏耳朵，游泳时耳朵进水应及时排出。由于耳朵通过咽鼓管与咽部相通，因此还要预防和治疗咽炎和鼻炎等。此外，锻炼身体、提高免疫力、预防感冒也非常重要。

# “十聋九哑”的奥秘

人常说“十个聋子九个哑”。为什么聋和哑总是相伴而生呢？为什么是“十聋九哑”而不是“十哑九聋”呢？

在医学上，耳聋是聋症，口哑是哑症，二者并不是一回事。听觉分析器因病受到损伤造成失听是聋症；言语运动分析器发生病变，失去功能，或由其他原因导致的有口说不出话是哑症。可见，耳聋并不一定哑（如老年性耳聋仍能说话），不能说话者也不一定耳聋（如失语症患者能听见声音）。那么“十聋九哑”到底是怎么回事呢？

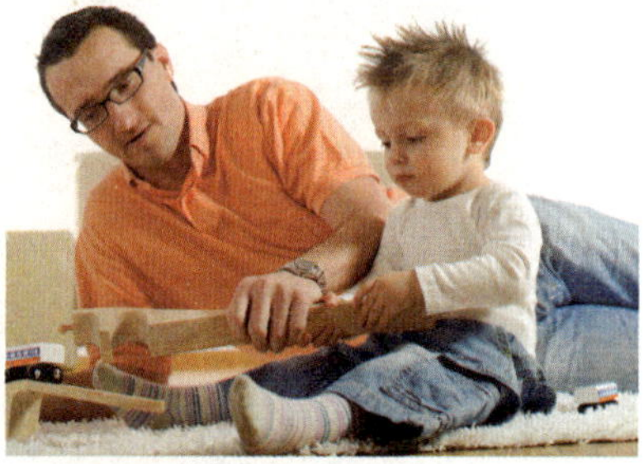
↑ 幼儿学习说话，就是边听边说的。

其实，我们常说的哑巴，指的是不会说话的人，并不是不能发音。聋人不会说话就和瞎子不会画画一样。瞎子不会画画并不是他的手不会动笔，而是看不见笔画的效果，当然就无法确定下一步的动作。即使原来是个有名的画家，一旦眼睛失明，也只好就此停笔。说话也是这样，正常人在说话时，无时无刻不在自己耳朵的监听之下，从儿童学说话开始，他就是边听边说的。当他的发音正确时，就能马上得到应有的肯定，当他说错时就会被否定。慢慢地就知道“BA-BA”代表自己的父亲，“MA-MA”代表自己的母亲……这样边说边听，逐渐学会了说话。如果他根本就听不到自己的发音，就无法判断说话的效果，也就无法用语言来表达自己的愿望了。

生理学上将这种聋与哑的关系叫作语言的反馈。就像人眼和肌肉的反馈能指导手的运动一样，人体中也有一套精巧完美的语言反馈系统，随时监听自己发出的每一个音。如果发现音调偏低，就增加声带的张力；如果发现音不准，就及时调整相应的发音部位，直到满意为止。有些人因后天疾病或语言中枢病变，这些人虽然不能说话，但他们的听觉完好，耳并不聋，所以常常是“十聋九哑”，而不是“十哑九聋”。

当然，一般情况下，成年人聋后不会完全丧失言语功能。年龄越小，由耳聋危及言语的危险性就越大。儿童心理学研究发现，言语发展在一岁半至三岁是关键期，如果在三岁以前发生耳聋，将必然导致聋哑。因此，预防聋哑病的发生必须进行早期检查，以便早期发现、早期治疗和早期训练。

# 耳朵、牙齿、鼻子都很“无能”

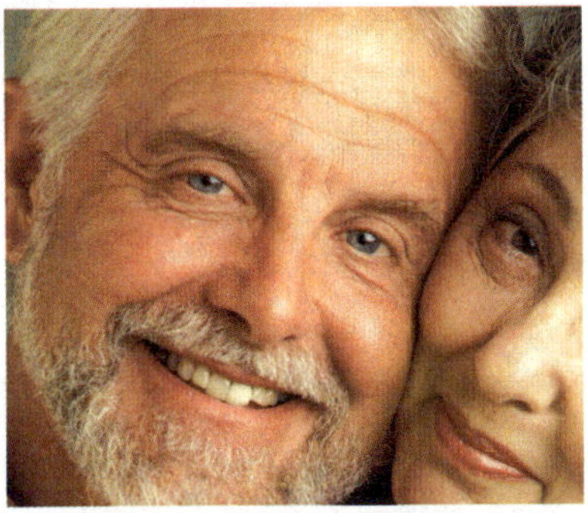
↑随着年龄的增长，我们的眼、鼻、耳慢慢变得中看不中用了。

造物主的手是如此精巧，给予我们精致的五官。但是，造物主可能忽略掉了它们的生长年限，以至于很多器官跟不上人类寿命的延长。

## 耳朵：50岁开始听力下降

很多人在50岁左右听力就开始下降了。听觉如此重要，上帝在设计人类时做了两只耳朵，以保证一侧听力受损后另外一侧听力能满足生活的基本需求，将听力传导通路设计得非常精细，却将供应耳蜗血液的血管设计成没有侧支循环的终末动脉，一旦发生阻塞，不能由其他动脉的供血加以补偿，导致内耳代谢障碍供能不足，没有再生功能的毛细胞因能源不足功能萎缩、消失，从而听力出现不可挽回的下降。

鸟儿的毛细胞能自动再生，如果大自然能赠予我们一双鸟儿的耳朵就好了。

**龙文小百科　毛细胞**

毛细胞是感受声波刺激的感觉上皮细胞。分为内、外毛细胞，内毛细胞在内柱细胞的内侧排成一列，外毛细胞有3～5列。内、外毛细胞的底端分别由内指和外指细胞承托着，并与螺旋神经节细胞的周围突形成突触联系。

## 牙齿：不进反退

从设计上，人类的牙齿排列非常完美，满足了咀嚼、发音的需要。但是令人遗憾的是，随着物种的进化，我们的牙齿没有进步反而退化了，可是我们的寿命却在不断延长。

在茹毛饮血的时代，古人们经常吃粗糙的东西，牙齿的磨耗面比较小，排列非常整齐。而现在的食物由于太精细对牙齿反而不好，因为咀嚼精细食物对颌骨的刺激降低，从而会导致颌骨慢慢退化并且逐渐变小，就会造成牙齿生长空间不足并且引发牙齿畸形的现象。儿童牙齿畸形、蛀牙、牙周炎等毛病都和牙齿的退化有关联。

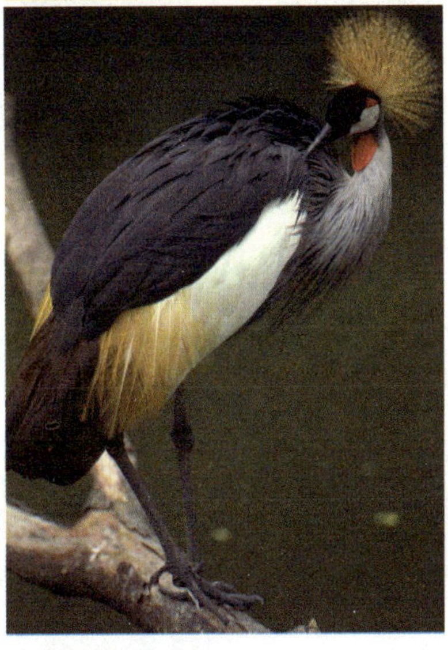
↑鸟的毛细胞可以再生。

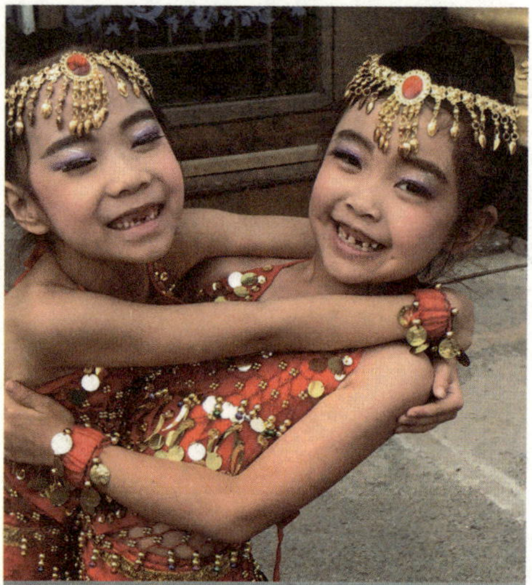

人的一生中有两副牙齿，一般来说，6岁左右乳牙开始逐渐脱落，第一颗磨牙首先长出，大部分恒牙在14岁左右出齐。也就是说从14岁开始，这副恒牙就要伴随我们走过至少60年的时间。如此长的使用时间，也让上帝万万没有想到。原本牙齿的寿命是40年，现在要足足多出20年。

*←儿童从6岁左右开始换牙，大概从14岁开始，这副恒牙就要伴随我们走过至少60年的时间。*

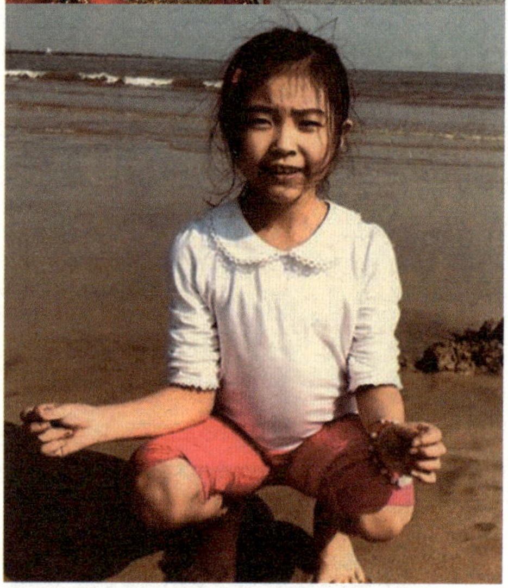

当鲨鱼不慎掉落一颗牙齿的时候，它很快就会长出新牙，而且与原先的牙齿一样锋利。人类的牙齿，如果能有鲨鱼那样的再生能力就好了。

## 鼻子：好看不中用

人类的鼻子承担着嗅觉、发音等重要功能，应该是上帝很精细的杰作了，然而上帝在设计时却疏忽了一些细节。

鼻子是体现人脸立体美的地方，但正是因为它太“突出”了，很容易成为被攻击的目标。鼻中隔在胚胎期由几块软骨组成。在生长发育和骨化过程中，若骨与软骨发育不均衡或骨与骨之间生长不均衡，容易形成畸形或偏曲。因为鼻骨强度不高并且凸出于脸部表面，易受外伤，也可导致鼻中隔偏曲。鼻中隔偏曲易引起鼻塞、头痛、鼻出血等疾病。

鼻和面部的静脉可由内眦静脉和眼上、眼下静脉而与海绵窦相通；静脉管内又无瓣膜，血液可上下流通。故当鼻、面部感染和疖肿时，若治疗不当或用力挤压，则可引起海绵窦栓塞或其他颅内外并发症。

# 人的视力和听力的极限

为了发掘人体潜在的极限潜能，人类对自身做出了最艰辛的超越人体极限的挑战：法国人居伊·德拉热靠双腿游过大西洋，双手搭在一个皮筏上，全程达1000多海里，耗时55天；瑞士人比德·埃吉曼穿越世界最热的“火炉”——死谷，行程508千米，耗时8天零13小时；古巴人皮平·费雷拉斯屏息潜入130多米深的海里，在海底停留2分11秒。

## 人类能看到无限远

为了让自己适应世界，人体配备了一个重要器官，这就是眼睛，让我们能够与外界交流。但我们也许不清楚眼睛的视力范围究竟有多远，人类的视力会有极限吗？

眼睛的构造跟照相机或放大镜的原理相似，只要能在眼中成像，不管多远的距离我们都能看到，主要跟我们观察到的物体的大小以及光线的照射有关。所以当天气晴朗时人眼观察的距离就远，而有雾、雨天、黄昏时候，看见的范围要大为减小。一双正常的眼睛，其视距可达到无限远。晚上你能看见距地球38万多千米的月亮，甚至远达亿万光年的星星，就是明证。

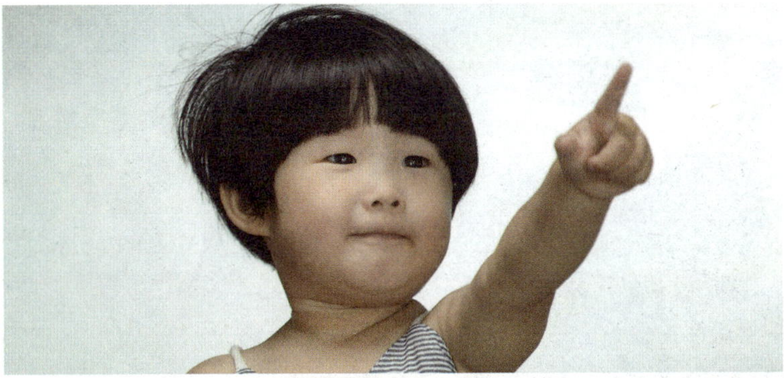

←当天气晴朗时，我们的眼睛能看到的会更远些，但会有多远呢？

但是，肉眼的分辨能力是有限的，而且差异非常大。就好比有些相机的分辨率低，拍到东西就模糊。据测试，视力正常的人，其分辨率约为二千分之一至五千分之一。

## 你能听见最小的声音

我们能听到下雪时雪花落地时的轻擦声，酒吧里震耳欲聋的音乐声也让人感到十分过瘾。那么人能听到最高和最低的声音是什么呢？

这和人耳的结构有关系，人是靠耳朵里耳蜗的纤毛与声音共振来感觉声音的，能共振的频率是有限的，过高和过低的频率就听不到了。专家告诉记者，人的耳朵能听到的音频是20~20000赫兹；低于20赫兹是次声波，超出20000赫兹是超声波。但是在现实中，35赫兹是人的听力下限。20~34赫兹的声音人虽说听不到，但是身体可以感受到。

除了频率，分贝也是考查人们听觉的指数。分贝是声压级的大小单位，声音压力每增加一倍，声压量级增加6分贝。1分贝是人类耳朵刚刚能听到的声音；20分贝以下的声音，一般来说，我们认为它是安静的；20~40分贝大约是情侣耳边的喃喃细语；40~60分贝属于我们正常的交谈声音；60分贝以上就属于吵闹范围了；70分贝我们就可以认为它是非常吵的，而且开始损害听觉神经；当达到90分贝以上时，就会使听力受损。通常停留在100~120分贝的空间内9分钟，人类就会暂时性失聪（致聋）。

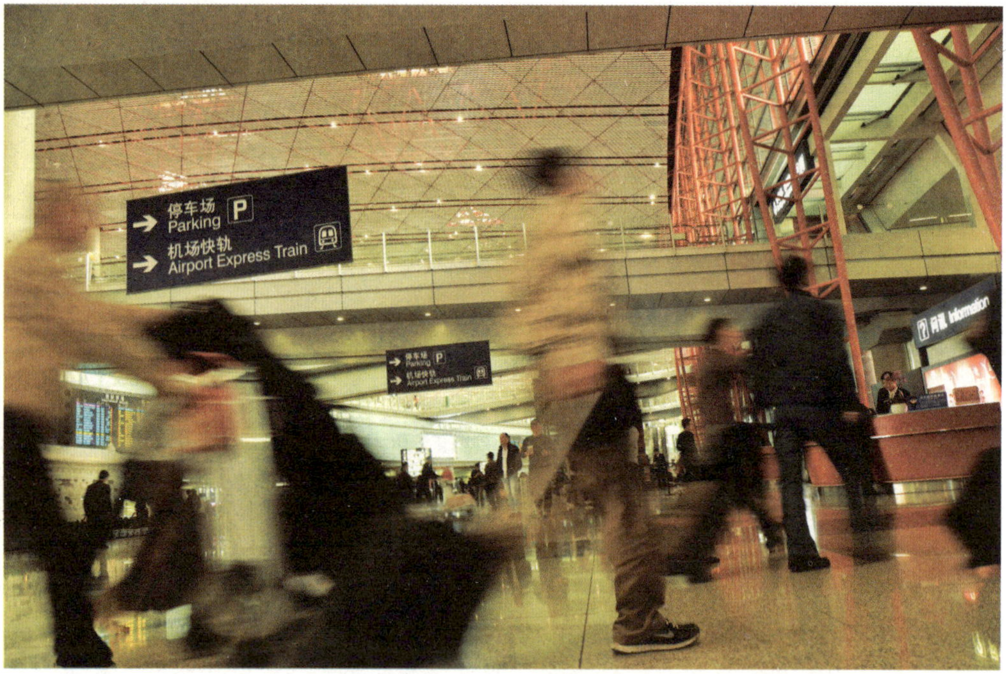


↑长期生活或工作在人来人往的公共场合中的人们，比如机场大厅问询处的工作人员，通常说话声音会比较大，这就是听力已受损害的表现。

人类从诞生的那一刻起就从未停止过对自身挑战的步伐，在对自我的挑战中，人类逐步完善了自我，强大了自我。生命无极限，人类的适应性非常强大，生理极限的终极极限在哪里，随着科学的指引，相信人类也会变得越来越强大。

# 人中有什么作用

人中位于上唇中线的垂直沟，是人体的重要穴位之一。不管是在现实生活中还是在电视、电影上，我们经常可以看见，在人晕厥的时候会有人掐他的人中穴，然后晕厥的人就会苏醒过来。在危急情况下刺激人中穴，为什么会有急救作用呢?

历代医学家认为，人中是一个重要的急救穴位，用手指掐或用针刺该穴位是一种简单有效的急救方法，可以用于治疗中暑、昏迷、晕厥、全身麻醉过程中出现的呼吸停止、低血压、休克、一氧化碳中毒等。所以人中穴又被称为“救命穴”。

其一，刺激人中具有升高血压的作用。血压是主要生命指征之一，任何原因造成的血压过低都会危及生命，在危急情况下，提高血压可以保证各脏器的血液供应，维持生命活动。研究表明，节律性刺激、连续弱刺激或连续强刺激人中能引起动脉血压升高。

其二，刺激人中对另一主要生命指征——呼吸活动也有影响，连续弱刺激可引起持续性吸气兴奋，连续强刺激可引起持续性吸气抑制，适当的节律性刺激则有利于节律性呼吸活动的进行。

虽然刺激人中对血压和呼吸这两个重要的生命指征都有影响，但对呼吸的影响并非都有利。例如，连续刺激引起的吸气兴奋和呼气抑制导致呼吸活动暂停，因此在实际应用中应注意，不同的刺激手法对呼吸活动有不同的影响，在充分发挥升高血压作用的同时，要注意避免对呼吸活动的不利影响。研究表明，适当的节律性刺激最为合适，可用拇指尖掐或针刺人中穴，每分钟掐压或捻针 20~40 次，每次持续 0.5~1 秒。

此外，掐人中或针刺人中只是一种简便的急救措施，还应及时与医院联系，进一步抢救，以免延误病情。

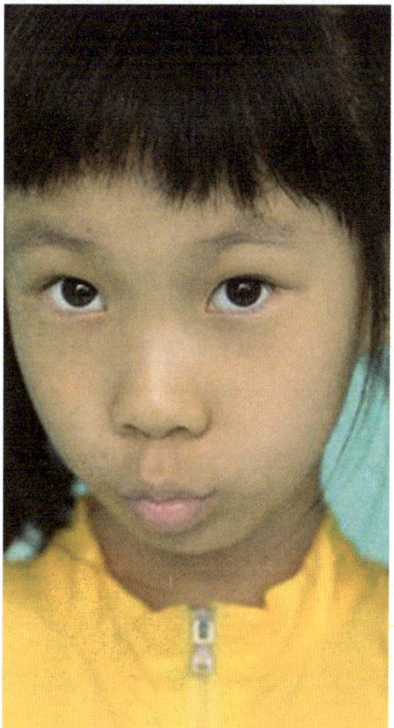

↑人中是人体的一个急救穴位。

# 人为何发笑

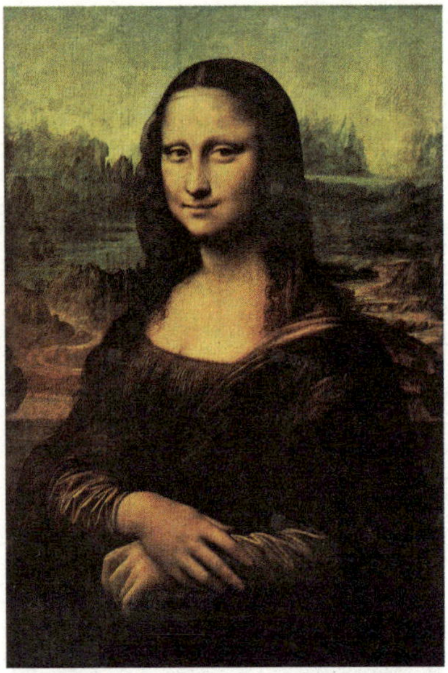

↑达·芬奇的名作——《蒙娜丽莎的微笑》

**龙文小百科　内啡肽**

内啡肽是具有吗啡样活性的神经肽的总称。已发现的有亮氨酸－脑啡肽、甲硫氨酸－脑啡肽、α－内啡肽、β－内啡肽、γ－内啡肽等多种。这些肽类除具有镇痛功能外，尚具有其他生理功能，例如对体温、心血管、呼吸的调节。

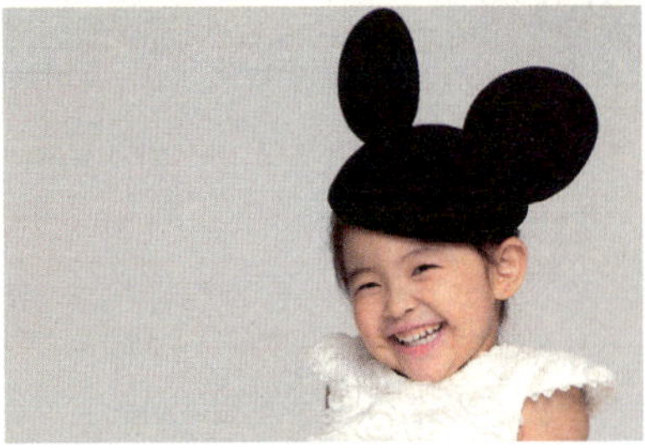

↑开怀大笑

俗话说："笑一笑，十年少。"笑真的有这么大的作用吗？

刚生下来几个月大的孩子就会对母亲咧开嘴笑，人们听到一个笑话、看到别人无意间做出的滑稽动作也会发笑。笑容的背后究竟隐藏着什么样的生理原因呢？

有科学家对2000多个自然发笑的例子研究过后得出结论：引起发笑的原因并不是有趣的笑话，更多的是由平凡无奇的话语引起的。这一结论无疑让为何发笑变得更加神秘。

人类大脑容量越变越大，笑已经成为社交中一个强有力的武器，它能够帮助我们迅速获得别人的好感，在人际沟通中发挥着不可替代的作用。发笑还能刺激大脑分泌一种能让人感觉愉快的激素——内啡呔。它能使人心旷神怡，止痛作用相当于吗啡的40倍，对缓解抑郁症和各种疼痛十分有益。

一般情况下，笑更多地用来表达高兴和快乐的情绪，由脸部肌肉动作作为表现方式。它大都是由于人体感官（尤指眼睛、耳朵）接触外界的事物或语言，转变为信息传入大脑皮质，而后通过大脑对脸部甚至全身的肌肉发出运动的命令而产生的。笑有时不仅会使肌肉发生运动，声带也会随之振动，由此产生笑声。

目前心理学家们认为，笑是人类交流的古老的方式之一，但之前人们更多地认为笑仅是幽默感的表现。科学家指出人类在学会说话之前就会笑，而笑的目的是团结或嘲笑别人。人类也是地

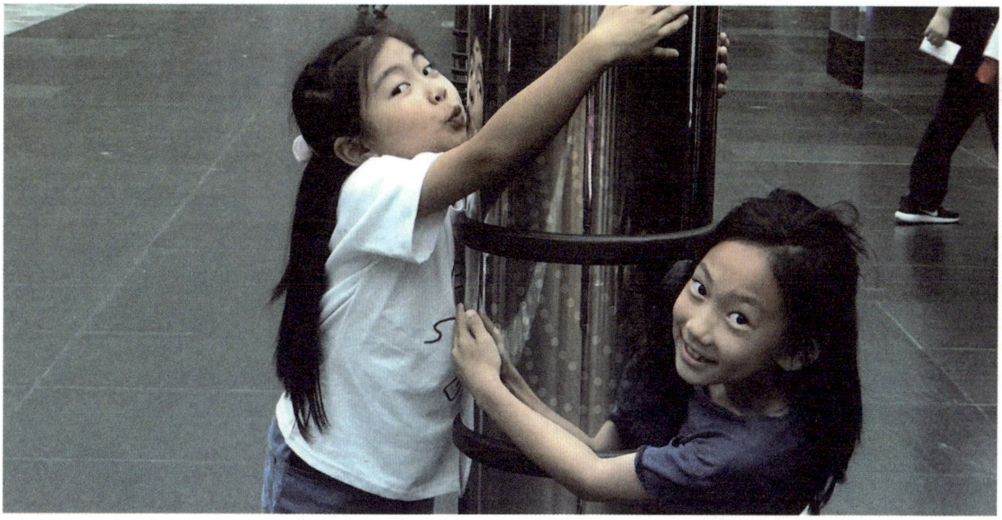

球已知物种中唯一会笑的动物，其他哺乳动物露出牙齿则是挑衅以及威慑的意思。

↑↓用微笑的方式进行交流是人类良好情绪的一种表达，经常微笑有利于身心健康。

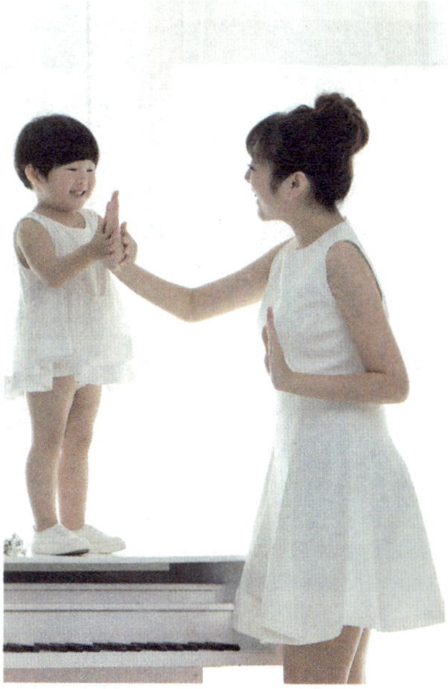

在人类的发笑中还有这样一个奇怪的现象，假若他人用手指胳肢你的腋窝或腋下胁部，被触者往往会控制不住地笑起来。

为什么被胳肢就会笑呢？这看似不值一提的小事，竟使许多名人对之进行过探讨。古希腊哲人苏格拉底认为，人被胳肢腋窝的感觉，既是愉快的，又是痛苦的。英国的培根则说，即使是在不愉快的心境中，只要受到胳肢也会发笑。而达尔文的观点是，胳肢发笑也需要有愉快轻松的氛围，敌人胳肢和朋友胳肢的反应是不相同的。

据研究，婴儿在6个月左右就会因胳肢而笑出声来。婴儿的笑反过来又感染大人，从而增强亲子之间的关系。大人间的胳肢也可能使人发笑，笑可导致“腋窝运动”，一般来说这是有利健康的，但胳肢的时间应短暂，否则会使人痛苦。传说中世纪欧洲的一种刑罚就是长时间地胳肢囚犯，直到把人折磨死为止。可见被胳肢通常并无愉快感，否则，人就会主动要求亲友来胳肢自己了。

# 为什么有些人的牙齿比别人白

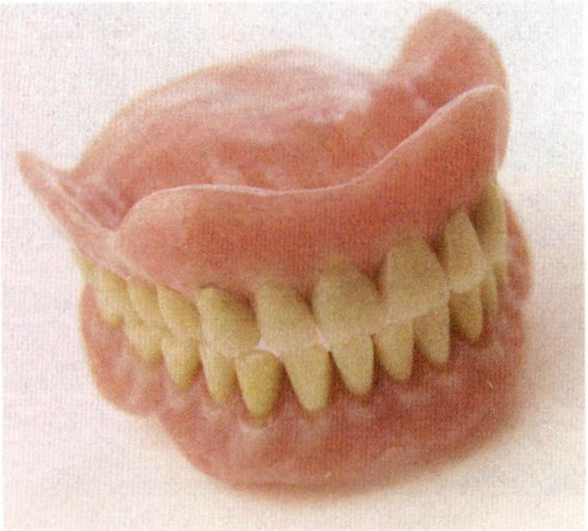

↑ 牙齿是人体中最坚硬的器官。

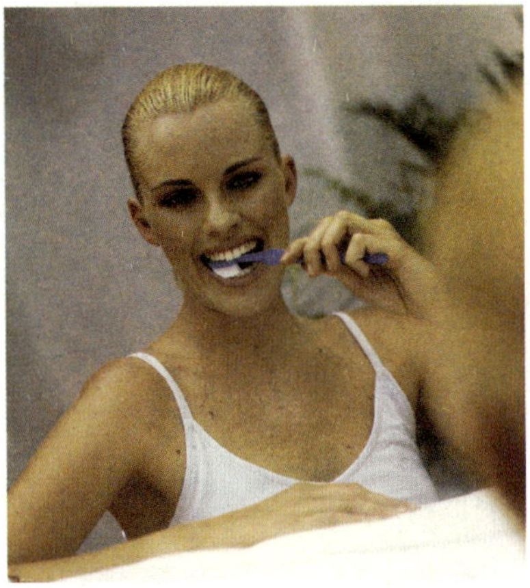

↑ 正确的刷牙方式可以使我们拥有一口迷人的洁白牙齿。

牙齿是人体中最坚硬的器官，它的成分中含有钙、磷、镁以及其他矿物质盐类，一般能承受30～45千克的重量。牙齿是对食物进行机械加工的重要设备，还能起到协助发音和保持面部外形的作用。

根据牙齿外观和功能的不同，可将牙齿分为切牙、尖牙、双尖牙和磨牙四种。切牙用来切咬食物，尖牙可以撕裂食物，双尖牙能捣碎食物，磨牙能磨碎食物。它们分工合作，共同完成咀嚼任务。

每个牙齿都可分为牙冠、牙颈、牙根三部分。牙冠是露在口腔里的部分；牙根埋在上下颌骨牙槽内；牙颈是牙冠与牙根间的稍细部分，外面包着牙龈。

牙齿不仅能咀嚼食物、帮助发音，而且对面部的美观有很大影响。由于牙齿和牙槽骨的支持，牙弓形态和咬合关系的正常，才会使人的面部和唇颊部显得丰满。而当人们讲话和微笑时，整齐而洁白的牙齿，更能显现人的健康和美丽。可是在现实生活中，有些人拥有一口洁白的牙齿，有的人的牙齿却可能发黄。

牙齿的洁白度其实和眼睛、头发的颜色一样都受到遗传基因的影响。有些人的牙釉非常洁白，有些人的牙齿颜色却天生偏黄。牙齿就好比大树的年轮，清晰记录着每个人的健康史。小时候服用过四环素或者阿莫西林之类抗生素的人，由于钙化过程受到影响，牙齿颜色就会变黄。简单地说，假如某种食物的汁液会浸染桌布，无法洗净，那么它同样会浸染我们的牙齿。咖啡、茶、可乐和红酒对洁白牙齿都有威胁。虽然经常刷牙有利于减少食物对牙齿洁白度的影响，但有时候我们必须借助洁齿产品才能达到理想的洁齿效果。

# 不容忽视的牙齿细节

牙齿虽然坚固，但是很多时候也会闹些“小脾气”，让我们苦恼不已。

## 牙龈出血——暗示缺乏维生素C

牙龈炎、牙龈出血和牙龈肿胀，可能与维生素C缺乏有关，表现为牙龈肥大过长，松软如海绵，暗紫红色，稍按压即出血。若存在局部刺激或口腔卫生不良，可使症状加剧，所以不要忽视补充维生素C。

用一些干净的水把牙齿冲洗干净，如果有条件可以涂抹一些消炎的药膏，辨别牙龈发炎有个办法是看牙龈的颜色是否发红。另外，注意多吃青菜，补充睡眠，多吃点胡萝卜、西红柿系列。也可多吃一些含维生素C丰富的水果，如橘子等，或直接补充维生素C制剂。若仍不见好转，需及时就医。

## 牙齿松动——暗示骨质疏松

牙齿发生松动的原因很多，但随着年龄的增大，骨骼的状态开始走下坡路。30岁左右应该是生命的鼎盛时期，但与此同时很多身体上的疾病如果在小时候或者青年时没有注意保养，就很容易在这个时候逐渐爆发。随着骨密度的降低，牙齿松动脱落就成为一个自然现象，最主要的原因就是由于牙槽骨的不坚固，全身骨质疏松的情况严重，所以就会导致牙齿松动，这是身体的一个连锁反应。

防止牙齿松动的最好办法就是预防，例如服用钙片，同时进行跳跃、震动式的锻炼，而且要经常叩齿等，这些都能够有效地防止牙齿松动。

## 磨牙——暗示情绪紧张

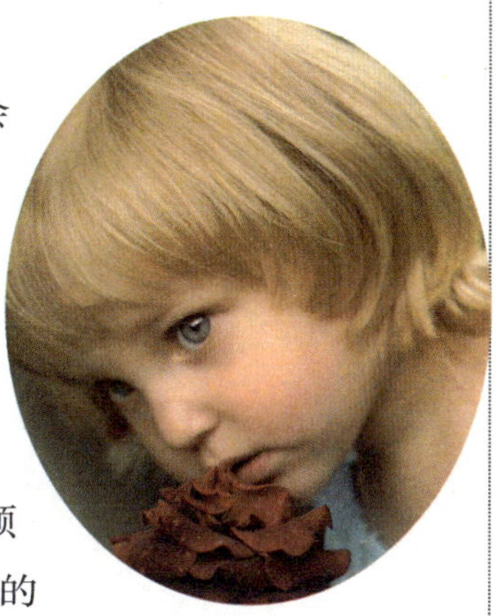

磨牙是肠道有寄生虫的典型症状，寄生虫的毒素会刺激神经，致使神经兴奋而导致磨牙。随着生活环境的改善，患肠道寄生虫的可能性减小，磨牙多是因情绪紧张所致。医学认为，磨牙与梦游、遗尿、噩梦一样，是种不由自主的下意识动作。出现了这种情况，你需要警惕你的精神状态。

缓解磨牙的方法是消除紧张情绪，解除不必要的顾虑，心胸开阔，合理安排工作。另外，最好能养成良好的生活习惯，作息有规律，晚饭不要吃太饱，睡觉前不做剧烈运动。

## 牙龈肿痛——暗示胃火

当牙齿出现肿痛的时候，就内脏的角度而言，往往反映出胃部的问题。因为胃热常常也是造成牙齿肿痛的原因，同时会伴有口渴、便秘、恶心、腹胀等。严重的时候，牙齿会从红肿继而发展为齿龈糜烂。

另外，拔罐、推拿按摩等对上火也有很好的作用。要注意劳逸结合，饮食上要注意多吃含维生素的蔬菜水果，多喝水，少喝酸甜饮料，少吃辛辣煎炸食品，少抽烟喝酒。上火和心理状态也有密不可分的关系，乐观积极的生活态度是较好的灭火剂之一。

**龙文小百科　国际爱牙日主题**

国际爱牙日为每年的9月20日。我国近几年的主题有:

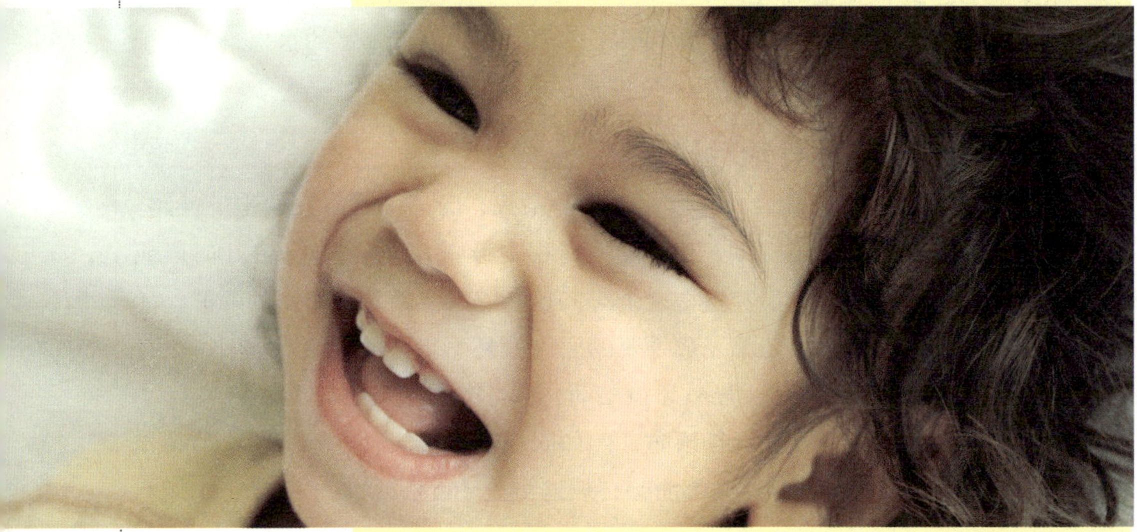

2011年：健康口腔，幸福家庭　呵护孩子，防止龋齿
2012年：健康口腔，幸福家庭　关爱自己，保护牙周
2013年：健康口腔，幸福家庭　关爱老人，修复失牙
2014年：健康每一天，从爱牙开始
2015年：定期口腔检查，远离口腔疾病
2016年：口腔健康，全身健康
2017年：口腔健康，全身健康
2018年：口腔健康，全身健康　关爱自己，保护牙周

# 不可忽视嘴唇的“预警信号”

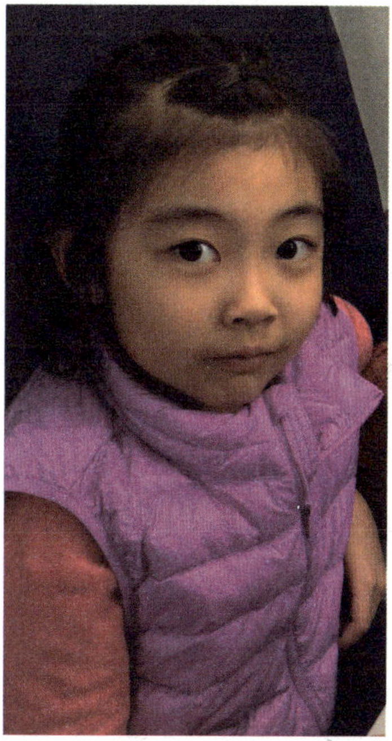

↑嘴唇的“预示”功能也不可小觑，当身体有什么“大病小灾”的时候，往往是它第一个发出“预警信号”。

嘴唇的皮肤很薄，可以透过嘴唇看出血液的颜色。它的“预示功能”也是不可小觑，身体有什么变化，往往都是嘴唇第一个发出信号。

◎**嘴唇过白：**嘴唇和下眼睑一样，属于黏膜，表皮很薄，因此能完全反映血液颜色，这就是嘴唇呈红色的原因。如果你的唇色变浅，可能是血红细胞不足，可以多吃动物肝脏和豆腐，从而减轻贫血症状。

◎**嘴唇过红：**唇红齿白也要有个限度！如果你的双唇过于鲜红，先别忙着欢呼，可能是你正被红色代表的“热症”困扰。多吃新鲜水果、喝大量的水，能帮助你化解体内过剩热量，让唇色恢复正常。

◎**嘴角破裂：**如果你感觉嘴角刺痛，甚至红肿破裂，很可能是早期胃炎的预警。当胃壁黏膜处于疲劳状态时，会引发内热，导致嘴角红肿。不要怕，80%的早期胃炎都能被治愈。建议吃饭时多咀嚼几下，给胃一点时间，充分吸收和消化食物。胃壁温度降低后，嘴角红肿很快就会消失。

◎**嘴唇干涩：**嘴唇虽是黏膜，但与皮肤最大的不同是没有汗腺。想让嘴唇分泌汗液并调节体温，绝对是“不可能完成的任务”。嘴唇还无法分泌油脂、保存水分，需要来自口腔的黏液滋润，黏液不足时，嘴唇容易变干，抵抗力也会随之减弱，细菌和病毒正好借机入侵。除了多喝水保持口腔黏液充足外，建议多用淡盐水漱口，因为盐分是促进口腔黏液生成的一大动力。

◎**“口气”大：**对着镜子大呼一口气，如果闻到重重的“口气”，可要注意了！六成以上“口气”由牙齿疾病引起。当细菌侵入牙根与牙龈间的缝隙，繁殖后将引发牙龈炎，生出讨厌的“口气”。另外，如果口腔清洁不彻底，食物残渣形成的齿垢，也将让你呼出难闻的气味。

# 如此独特的人类嘴唇

人类的嘴唇是外翻的，这一独特特征与动物王国里的其他物种完全不同。

很多人以为人类的嘴唇就应该是这个样子，如果我们仔细观察黑猩猩或者大猩猩的嘴后，就会清楚地发现，它们闭上嘴巴的时候，嘴唇的表面是看不见的，柔软、丰满并且有光泽的嘴唇只会出现在人类的脸上。

为什么人类会拥有这样的向外翻转的嘴唇呢？这一现象与我们的进化之路有关，嘴唇外翻是“幼态持续”的又一个典型范例。成年人在解剖学以及行为模式上越来越婴儿化，他们身上保有的贴近婴儿的特征越来越多，外翻、丰满的嘴唇就是其中之一。在嘴唇的进化方面，女性比男性更为进步，换句话说，也就是更为“幼稚”。从外观上分析，女性的嘴唇通常比男性更“显著”，更为隆起，其必然的结果是，女性的嘴唇总会引起非常多的关注。

但是，我们这种在动物界里如此独特的嘴唇是从何而来的呢？它的起源又是在哪里？答案既不是人类的婴儿，也不是黑猩猩的婴儿，而是非常小的黑猩猩的胚胎。当这种猿类的胎儿只有16周大时，它的嘴唇具备着典型的人类嘴唇的特征，又大又丰满。等胎儿长到26周大时，这个特征已经消失不见，原本外翻的丰满的嘴唇自行缩了回去，当嘴巴闭上时，嘴唇完全是看不到的，像极了它们的父母亲，而且在它们的余生里，嘴唇一直都会保持这个样子。

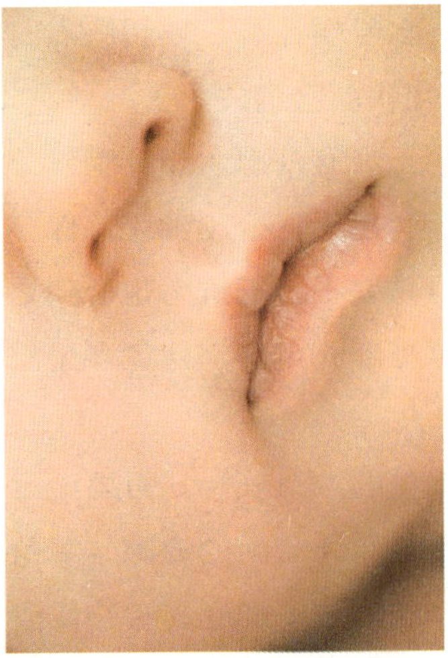
↑ 婴儿适合吮吸的可爱的嘴唇。

与黑猩猩的婴儿不同，人类的婴儿依然保持着胎儿时期的嘴唇设计，降生之后，他们很快就会用到那肥嘟嘟的嘴唇，正是靠这双嘴唇，他们满含快乐地叼住母亲短短的乳头，轻松而又称心快意地从母亲那鼓胀的乳房吸吮营养。小黑猩猩就不一样了，它们得用自己薄薄的、肌肉强健的嘴唇，夹紧母亲长长的乳头，它们吃奶的方式就像农夫挤牛奶一样。

所以说，人类独特的外翻嘴唇非常适合他们降生之后的第一项“工作”，这对外翻的嘴唇就是专门的取奶装备，用于从同样独特的人类女性的胸脯上吸取维持生命的养分。当碰到圆圆的乳房时，这对嘴唇就形成了一个无懈可击的密封结构。

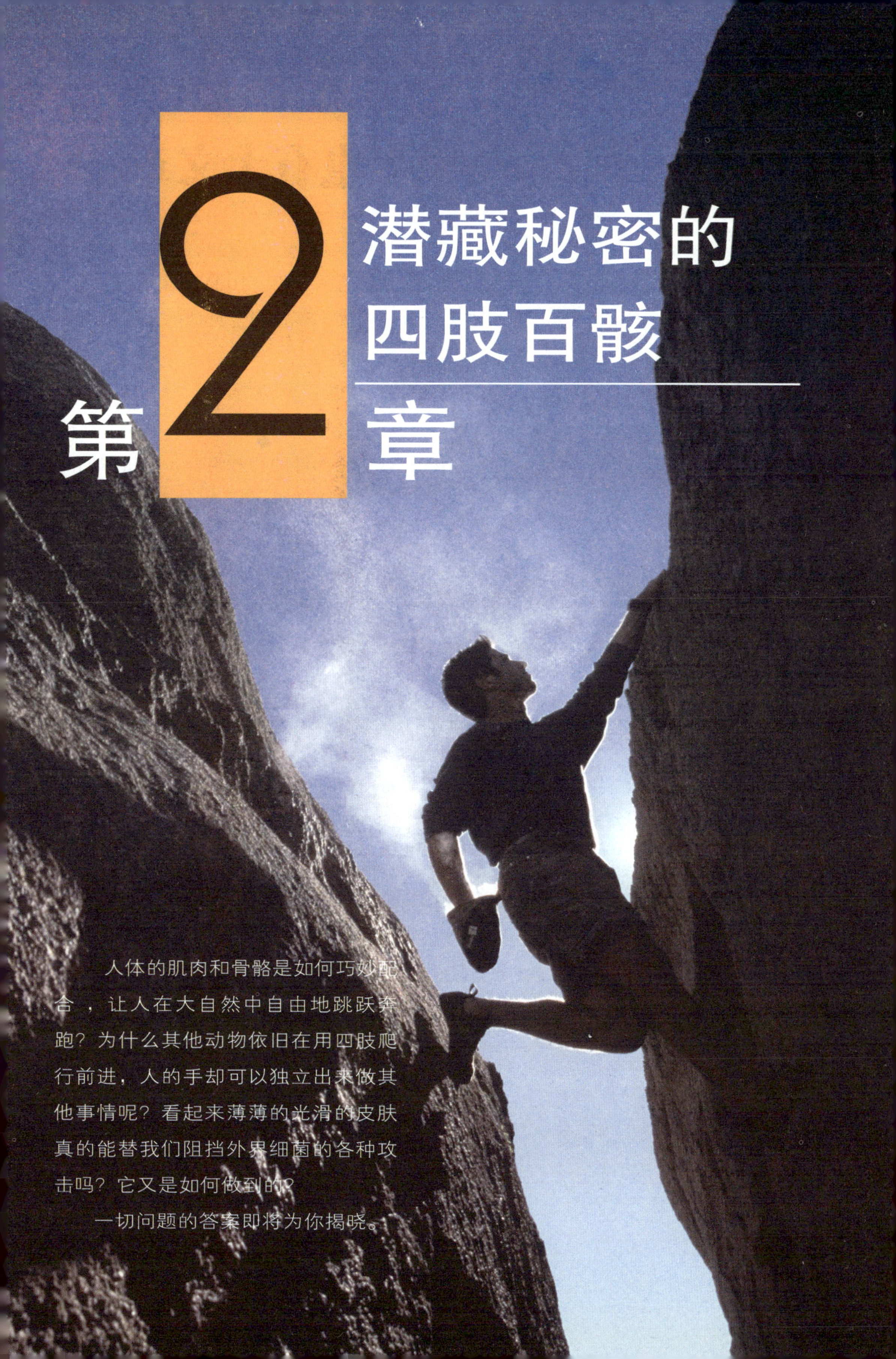

# 第2章 潜藏秘密的四肢百骸

人体的肌肉和骨骼是如何巧妙配合，让人在大自然中自由地跳跃奔跑？为什么其他动物依旧在用四肢爬行前进，人的手却可以独立出来做其他事情呢？看起来薄薄的光滑的皮肤真的能替我们阻挡外界细菌的各种攻击吗？它又是如何做到的？

一切问题的答案即将为你揭晓。

# 手上也有大文章

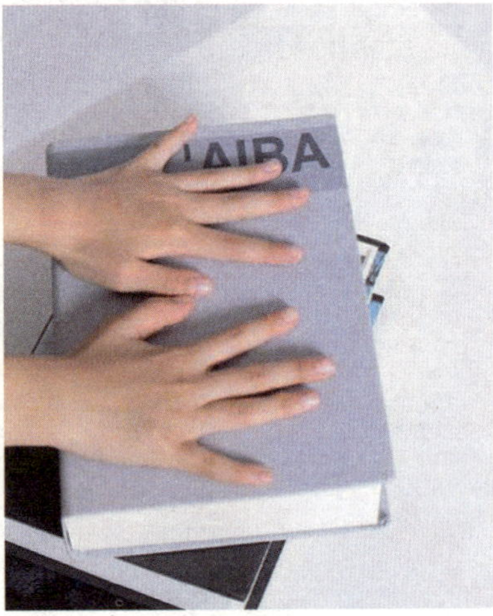


↑手的精致程度出乎我们的意料。

健全的人都有一双手，10根手指头。但是很少有人会好好观察一下这司空见惯的手，其实手上也是大有文章的。

一只手有8块腕骨、5块掌骨、14节指骨、59条肌肉和三大神经枝干，此外还拥有特别发达的血管系统。这些零部件的巧妙组合，使得我们的双手巧夺天工，灵活自如。

在人的一生中，双手几乎没有一刻是安静下来的。有人做过测算，除了睡觉以外，我们的双手一般屈伸指关节至少在2500万次以上。这真是一双闲不住的勤劳之手。

由于个人职业和使用手的习惯不同，每个人的手也是千差万别的。双手倒立的杂技演员的手掌特别宽厚，因为它要经常支撑全身的重量。据调查，通常我国成人女子的手的周长为182毫米左右，而著名排球运动员孙晋芳的手的周长却为280毫米，另一位排球运动员周晓兰的则为213毫米。

一般来说，男子的手粗壮有力，女人的手小巧玲珑；青年的手丰满结实，老人的手干枯起皱；体力劳动者的手比较粗短有力，音乐家的手比较纤细瘦长。细心的人在与别人握手的瞬间就能体验出对方的不同情况。

另外，我们的手部只有极少但是珍贵的油脂分泌腺，所以会比其他部分更易干燥。手上还有一个“部件”，那就是指甲。指甲每月平均长6毫米，年轻人和孕妇长得更快。经常使用的手，指甲也会比用得少的手长得更快。

**龙文小百科　手的生长**

当人的胚胎成长到5周左右时，手就已经出现了，但非常小，如同鱼的鳍一般。在随后的发育中，手指慢慢开始成长，手指之间的蹼渐渐退化。到了11周的时候，手的关节、肌肉甚至指甲都已经发育完全。所有的功能已经齐备。一个20周大的宝宝，在母亲的肚子里，已经会用幼嫩的手指给自己的耳朵挠痒了。

# 手可以有自己的思想

戴文·萨瓦1999年主演了一部电影叫《制造偶像的手》，这是一部喜剧惊悚片，它讲述了一名青少年的手脱离了自己大脑的控制被别人操控，成为一件杀人工具。

这部影片显然建立在一定的真实基础之上。《制造偶像的手》就跟“异己手综合征”一样，是一种非同寻常的神经紊乱疾病，这种患者的手好像不受主观意识支配，手像有了自己的思想，随着自己的意愿想干什么就干什么，有时候甚至会伤害到自己的主人。

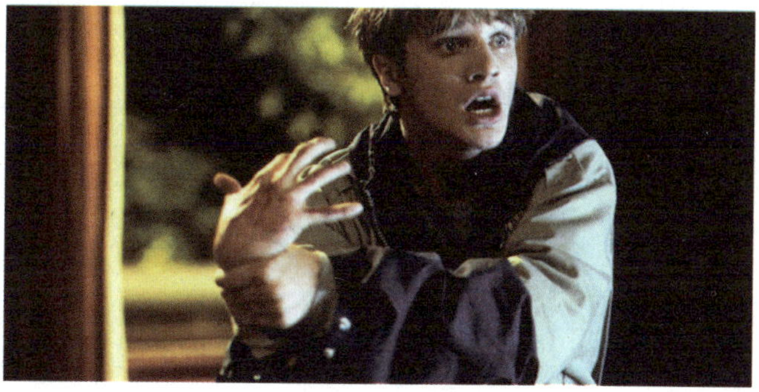

→《制造偶像的手》剧照

手可以有自己的思想？听起来很不可思议。

“异己手综合征”又称奇爱博士综合征，该病症表现为患者的手不受大脑意识指挥。这是一种怪异的神经系统疾病，困扰着数千人。该病是由于大脑内侧前区的运动神经受损造成的，通常在大脑手术、中风或大脑感染之后容易出现。它会导致人的一只手和另一只手不协调，并且不听主人指挥。比方说，那只不听指挥的手可能和正常的那只唱反调：如果一只手扣扣子，另一只接着就把扣子解掉。如果一只手提上裤子，另一只就脱下。有时那只手会变得很暴躁——对患者又掐、又掴、又打。不止一个病例中，它企图掐死主人。如果病人试图坐在那只手上，它最终也能逃脱，并再次开始作怪。

患者既不能控制“异己手”的运动，也不清楚自己的手将会做什么。存在这种症状的人经常感觉身体跟手没有连接在一起，感觉好像手不是身体的一部分。因此患者意识不到“异己手”有时产生的一些复杂动作，例如将衣扣解开，或利用工具将衣服撕成碎片。目前还没有治疗“异己手综合征 ”的方法，现在最好的解决办法是，给这只异己手提供一个可以把玩的东西，让它分神，避免做任何对患者有害的事情。

# 指甲上的半月痕

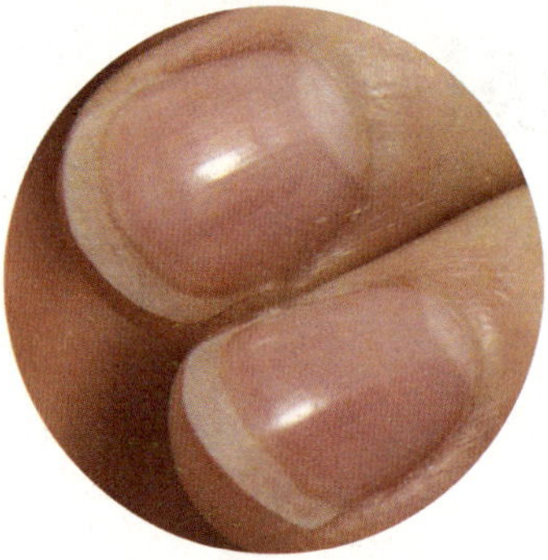
↑从指甲上的“小太阳”可以检测出一个人的健康状况。

在指甲下方1/5处，有一条白色弧形的痕迹，这就是半月痕，也有人称之为“小太阳”。指甲半月痕是阴阳经脉界线，是人体精气的代表，故也称为“健康圈”。半月痕的发育受营养、环境、身体素质的影响，半月痕的状况，显示出人体健康状况的信息。当消化吸收功能欠佳时，半月痕就会模糊、减少，甚至消失。

中医学说：爪为筋之华，血之余，气不耗归于肝为血，血不耗归于肾为精，精不耗归于骨为髓。这就是“精髓”二字的由来，精髓也是元气的所在。半月痕由于显示的信息正是精血气的状况，它的重要性也就显而易见了。

## 正常半月痕状况

1、数量：半月痕的数量，双手要有8~10个为好。

2、形态：半月痕的面积占指甲1/5为好。

3、颜色：半月痕以奶白色为好，越白越好，表示精力越壮。

## 半月痕与五指关系

1、拇指半月痕——关连肺脾

呈粉红色时，表示胰脏机能不良，容易感冒、反复感冒、疲劳，严重时易患糖尿病。

2、食指半月痕——关连肠胃

呈粉红色时，表示胃、大肠的循环不良，食欲自然减退。

3、中指半月痕——关连心包经、神志

呈粉红色时，表示精神过度紧张，易头晕、头痛、思路不清、失眠、多梦。

4、无名指半月痕——关连内分泌

呈粉红色时，表示运行于无名指的三焦经发生异常，易体质下降、阴阳失调，人容易有种说不出的不舒服感，女性会得月经不调等妇科病。

5、小指半月痕——关连心肾

小指一般很难长出半月痕，出现时，多为热症。呈红色时，可能患严重的心脏病。

# 手语的迷雾

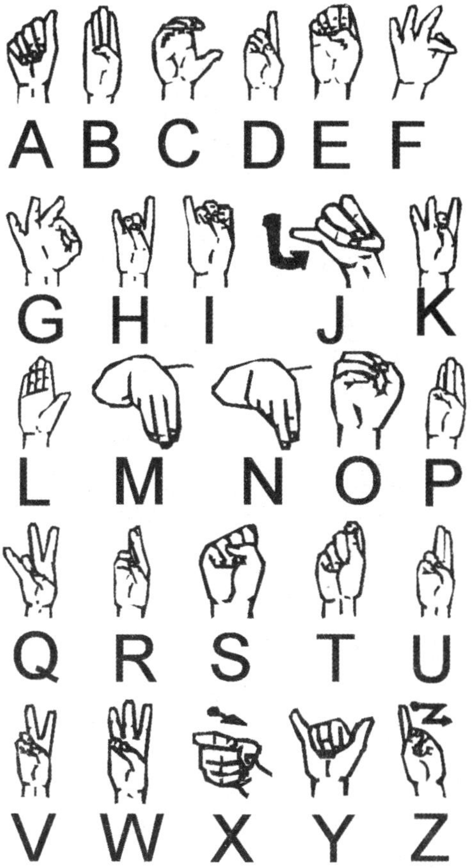


↑这是聋哑人所用的英文26个字母的手语方式，你能够参照图示学会它们吗？

手语是聋哑学校进行教学和聋哑人之间交流、传递思想的特殊的语言规范模式。因用手或手指的动作来表示，故命名为“手语”。

手语历史悠久，但是正式的聋哑教育却是400多年前才发展起来的，可考察到的是法国第一位伟大的聋哑教育家德雷佩神父，为了需要，他发明创造了手语以利管训工作。

许多人都见过聋哑人用手语，本不足为奇，可手语的内部规律却是非常奇怪的。手语语序和一般的语法规律有很大的出入，动宾句宾语在先，动词在后。如“洗衣服”，打出手势来则是“衣服洗”；偏正句总是名词、动词在先，如“不能说”，打出手势，就成了“说的不能”，“光明的中国”用手语来说就是“中国光明的”。

在书面语里，他们写出的句子总会出现特殊的语序颠倒。字序、词序都有这种现象，无一定规律，如出现“红西柿”“红五星旗”“我要上长大后大学”“在家里做饭帮助我的妈妈”等词句。老师分明是按照正确的语序来教的，可一经聋哑人之“手”，顺序便会出现紊乱，甚至出现预料不到的笑话。对其中的缘由，各种说法莫衷一是，但都苦于不能自圆其说。其实，这种“语言”一直是无声世界的谜中之谜，是发展聋哑人内在素质的百年未解的羁绊。

# 神奇的指纹

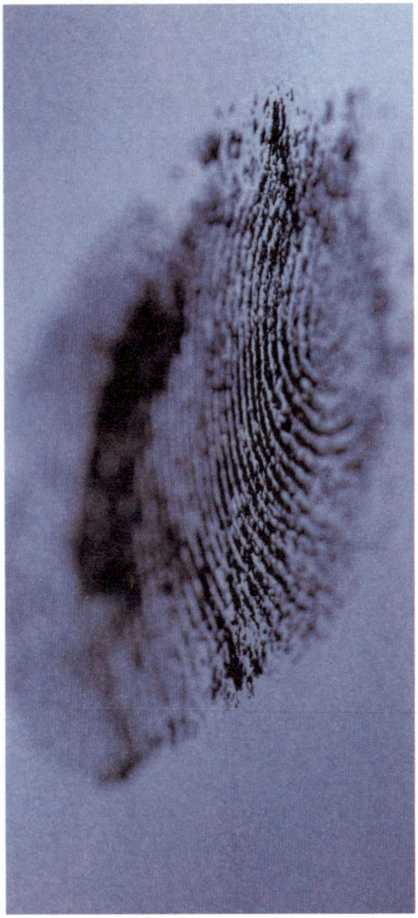

↑独一无二的指纹

中国古代，犯人如果犯了法或者借了别人的钱，都要“签字画押”，在一纸文书上按下自己的指纹印；发展到了现代，警察会通过指纹侦破各种案件，办公室里也有“指纹打卡机”，用来记录员工的出勤情况。看来，每个人的指纹都是独一无二的，但这是为什么呢？

指纹是人类手指末端指腹上由凹凸的皮肤所形成的纹路。指纹能使手在接触物品时增加摩擦力，从而更容易发力及抓紧物品。指纹由皮肤上许多小颗粒排列组成，这些小颗粒感觉非常敏锐，只要用手触摸物体，就会立即把感觉到的冷、热、软、硬等各种“情报”通报给大脑这个司令部，然后，大脑根据这些“情报”，发号施令，指挥动作。

指纹是人类进化过程中自然形成的，它受到遗传因素的影响，由于每个人的遗传基因均不同，所以每个人的指纹也不同。当胎儿在母体内发育到3~4个月时，指纹就已经形成，但儿童在成长期间指纹会略有改变，直到青春期14岁左右时才会定型，最终定型为至死不变的指纹。有人说骨髓移植后指纹会改变，那是不对的。除非是植皮或者深达基底层的损伤，否则指纹是不会变的。目前尚未发现有不同的人拥有相同的指纹。指纹成为每个人独有的标记。现今鉴别指纹的方法已经电脑化，使鉴别程序更快更准。

正因为指纹的不可改变，才成为了人们身份凭证的不二选择。

**龙文小百科　指纹识别技术**

指纹识别技术是把一个人同他的指纹对应起来，通过把他的指纹和预先保存的指纹进行比较，就可以验证他的真实身份。每个人（包括指纹在内）皮肤纹路在图案、断点和交叉点上各不相同，也就是说，是唯一的，并且终生不变。依靠这种唯一性和稳定性才创造了指纹识别技术。

# 人走路为何不同手同脚

你是否思考过人为什么走路时要摆臂，而且不是同手同脚这一问题？

摆臂看起来是一个“成本高昂”的习惯，它不仅需要肩部运动，而且浪费力气。但是一项最新研究成果显示，行走时摆臂可以让你更省力，也让行走更有效率。

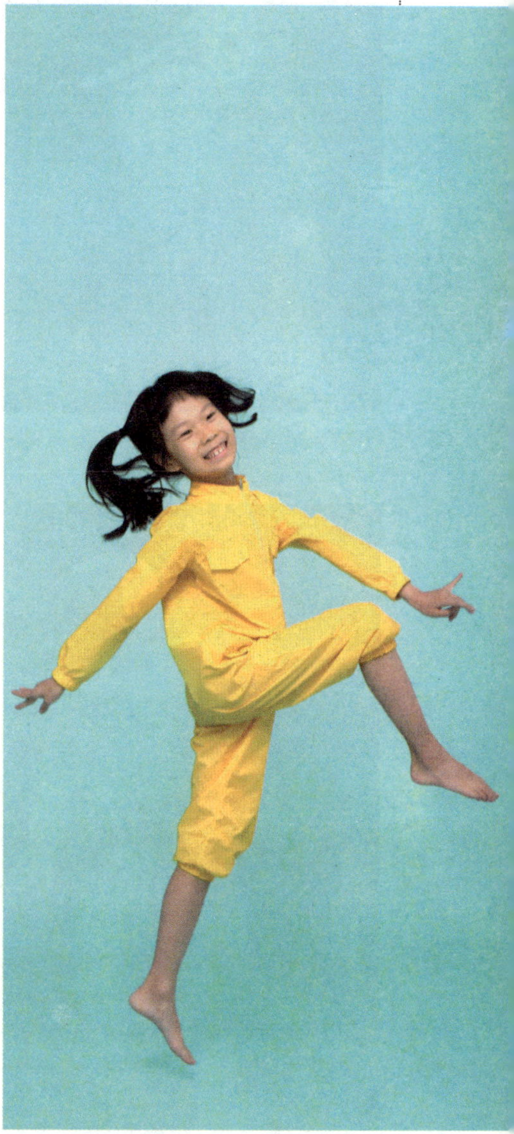

↑人走路或者跑步时都不是同手同脚的，摆手臂原来被认为是一项很“耗时费力”的行为。

## 轻松步行

为解开行走摆臂之谜，美国和荷兰的3名研究人员招募了10名志愿者，让他们在行走时使用不同的摆臂方式，如同手同脚、手臂静止不动和正常的摆臂方式。研究人员测量不同摆臂方式所需的能量，即新陈代谢率和肩部运动所需力量。结果显示，无论何种摆臂方式实质上只需少量肩部运动，但各自能量消耗差别却较大。

研究负责人、美国芝加哥大学生物力学专家史蒂文·柯林斯介绍说，保持手臂静止不动行走时比正常行走时的代谢率高12%，相当于其他条件相同时行走速度加快20%或行走时身背重10千克的背包。

他在接受《宇宙杂志》采访时说：“摆臂并非受肩膀运动驱使，而是受人们行走时身体的自然动力驱使。”

## 保持平衡

同样是摆臂，同手同脚的摆臂方式和“钟摆式”摆臂，即正常的摆臂方式对行走的影响大不相同。

研究人员发现，若以同手同脚的方式摆臂，步行者就得让脚花费两倍的力量防止身体旋转。

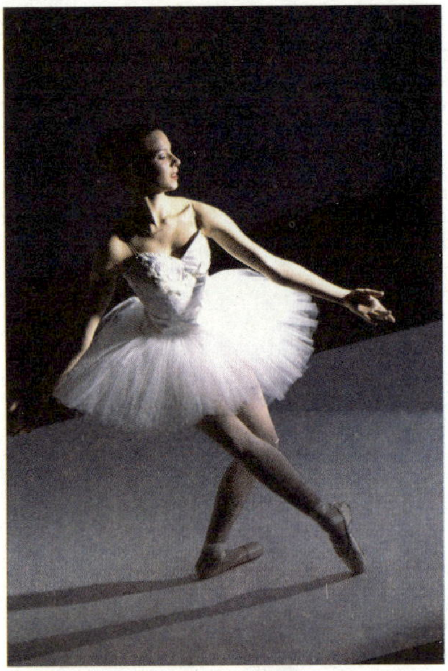

↑芭蕾舞又被称为“旋转和跳跃的艺术”。

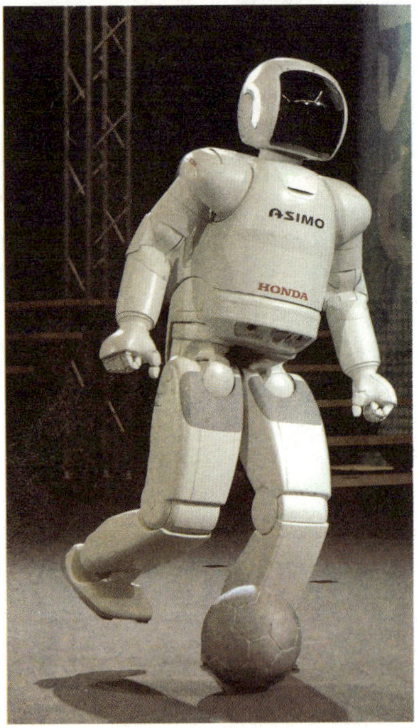


↑由日本本田公司研发的机器人ASIMO，它甚至可以和人类一起踢球、做游戏、送餐、做音乐指挥。对人类行走的研究可以帮助设计行走更有效率的机器人。

“当你跨出一步时，你的身体实际上正围绕一根竖轴旋转……就像芭蕾女演员跳舞那样。”柯林斯解释说。

研究发现，“钟摆式”摆臂可以抵消驱使身体旋转的力，帮助分担脚的一部分负担。而同手同脚走路时，驱使身体旋转的力量翻倍，意味着步行者的脚得花两倍的力量让身体保持平衡。在这个过程中，新陈代谢率随之上升25%。

## 借鉴意义

人们行走时的摆臂方式一直是一个谜。人们通常觉得摆臂浪费能量。较极端的理论甚至认为，摆臂是人类从四肢爬行进化后留下的“遗产”。

柯林斯在研制行走机器人时对摆臂方式产生兴趣。他最初研制的行走机械模型没有双臂，结果这个模型在模拟行走时经常倾斜或摔倒。他给第二个机械模型安装可自由移动的双臂，发现模型在模拟行走时摆臂方式与人类相似。

“这项研究成果证明摆臂不是人类进化过程的遗迹，”柯林斯说，“它是省力的行走方式的重要组成部分。”

这项研究成果也许可以帮助设计行走更有效率的机器人，或是运用到物理治疗中。而且这项研究成果或许可以帮助解释为什么脑神经失调症患者，如帕金森疾病患者和大脑性瘫痪患者行走不平衡且能量消耗高。脑神经失调会引起摆臂幅度变小甚至同手同脚。

# 直立行走是一个错误

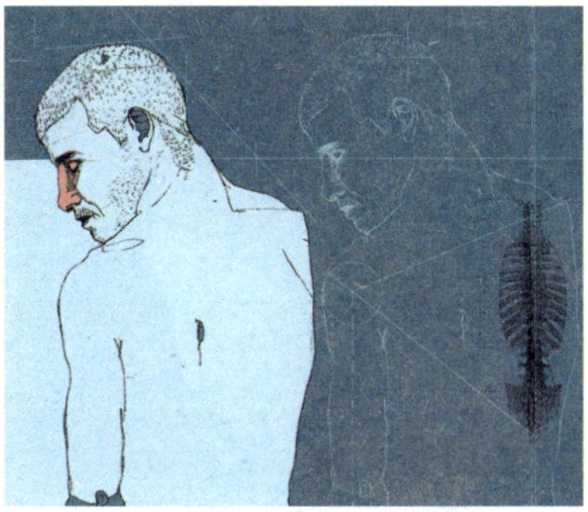

↑直立行走以后，人类的脊椎便承受着巨大的压力。

从爬行到直立行走，人类完成了一个重要的进化，为了“站起来”，我们的祖先可以说是“不惜代价”，以至今天我们还不得不为此买单——饱尝足痛膝伤之苦，忍受背痛的折磨。

人类的祖先在用四只脚走路的时候，是脊椎大、腰椎小。直立行走之后就恰恰相反，脊椎小、腰椎大。脊椎从原先的起拱顶作用，变成了今天充当承重的立柱了。这样脊椎从耗能的角度看，既经济又有效，维系着人体平衡和双足移动，但却承受了过度的压迫，脊椎因此吃了不少苦。椎骨在受到长期挤压时，椎间盘就可能会凸出，压迫脊椎神经，引起疼痛。除了人类，没有一种灵长类动物领教过这种背部不适。

除了脊椎，人类的膝盖也饱受“直立之苦”。在奔跑或快步行走时，我们的下肢承担的压力可能接近体重的好几倍，膝关节、踝关节、足部也承受了更多的压力，这也正是人类饱尝足痛膝伤之苦的原因所在。

直立行走还导致心脏负荷一下子加大。四肢动物患高血压病的现象十分罕见，比如爬行动物得心脏病的可能性就非常小。但是灵长类动物的人和猿中则很普遍，原因就是灵长类动物具有直立行走能力，这才是引起高血压的主要原因。

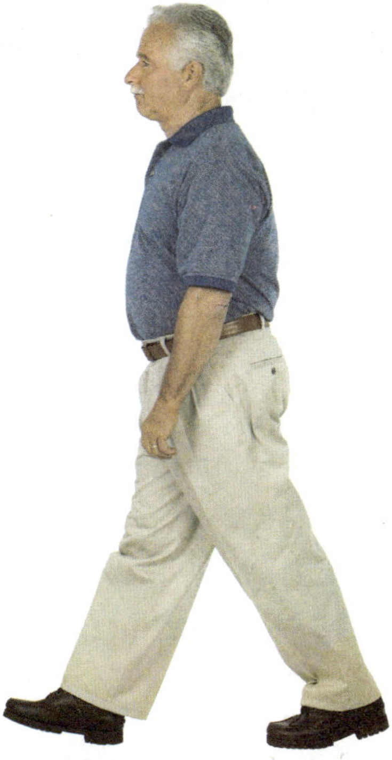

↑直立行走是一个错误？

不可否认，直立行走给人类带来了方便快捷的生活，但是同时也给人体带来了很多潜在的病痛。人类直立行走是个错误吗？也许，随着时间的发展，物种演化会给我们一个最好的答案。

# 跑步快慢取决于肚脐位置

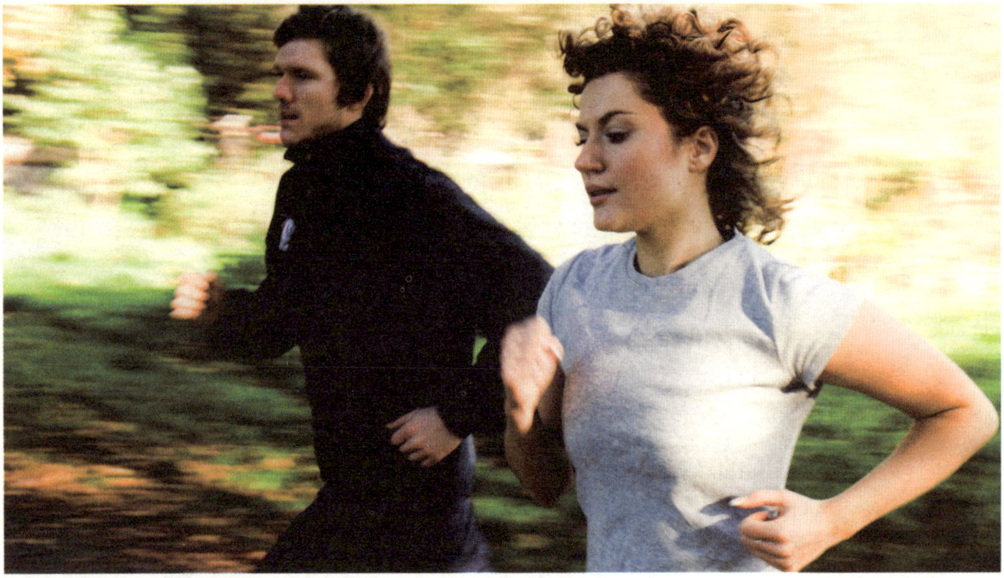

↑肚脐高低决定跑步快慢。

跑步和游泳的速度跟肚脐的位置有关，这个说法恐怕很多人难以置信。不过，科学家真找到了一些人擅长奔跑、另一些人擅长游泳的原因，所有这些都跟肚脐的相对位置有关。

研究人员表示，运动员成功的关键不是他或她长了个凸肚脐或者凹肚脐，而是他或她的肚脐与身体其他部位的相对位置。肚脐是身体的重心，拿两名高度相同的田径运动员或游泳运动员为例，一名是非洲血统，另一名是欧洲血统，身高不是他们获胜的关键，关键是肚脐（或称身体重心）的位置。从人体结构来看，西非血统的田径运动员的重心显然比欧洲血统的田径运动员的更高，这使前者更擅长短距离赛跑。

研究人员对近100年间创下世界纪录的男、女短跑和100米自由泳运动员进行了分析之后，发现西非血统的运动员的腿比欧洲血统的人更长，他们的肚脐比后者高3厘米。这意味着西非运动员的“隐高度”比欧洲运动员高3%，这使他们在跑道上更具优势。因为短跑运动是一个快速向前移动的不间断过程，重心不断从更高位置快速下降。

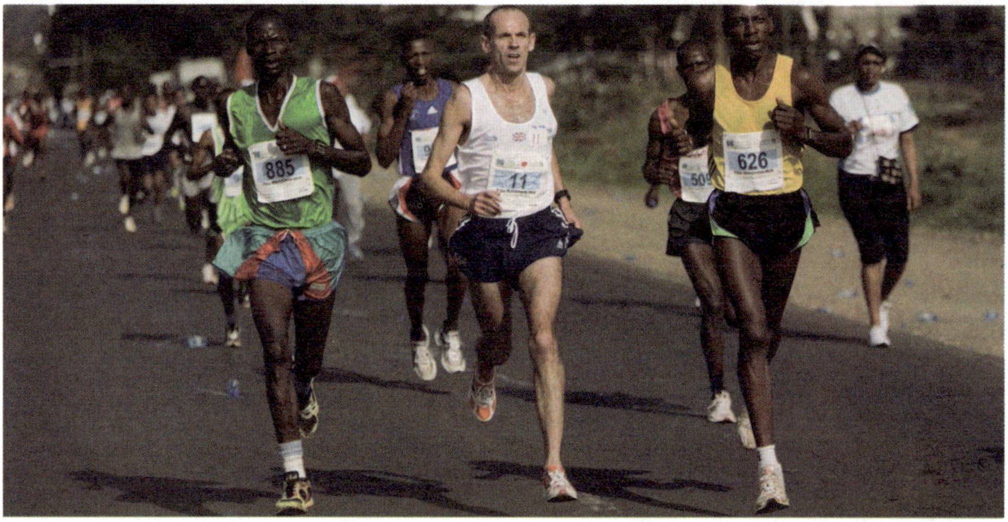

↑谁的肚脐更高一些？谁是最终的胜利者？

在游泳池里，则欧洲人更有优势，因为他们的躯干更长，因此从身体结构上来看，他们肚脐的相对位置更低一些。游泳是由游泳运动员创造的一门冲浪艺术。能激起更大浪花的游泳者，其速度更快，躯干更长就能满足这一要求。欧洲人的躯干长度比西非人长3%，这使他们在游泳池的速度比西非人快1.5%。

亚洲人的躯干长度跟欧洲人一样，因此他们在泳池里打破世界纪录的可能性跟欧洲人一样。但是亚洲人往往会输给欧洲人，因为他们的身高一般会比欧洲人矮一些。很多科学家一直不愿研究非洲人更擅长短跑和欧洲人更擅长游泳的原因，因为人们认为这种研究带有明显的种族倾向。

但很显然，了解人体的特点，有助于人们在运动方面发挥更多的潜力。

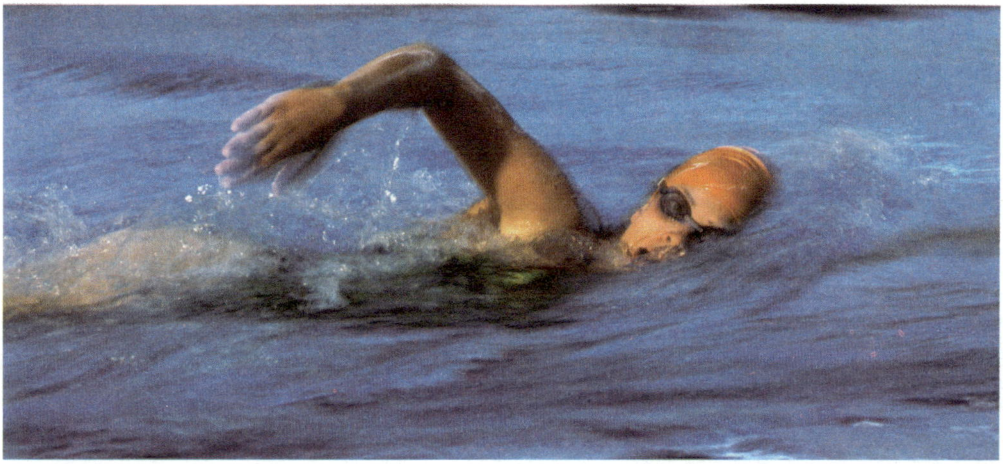

↑肚脐高低决定游泳速度快慢。

# 孩子春季长个快

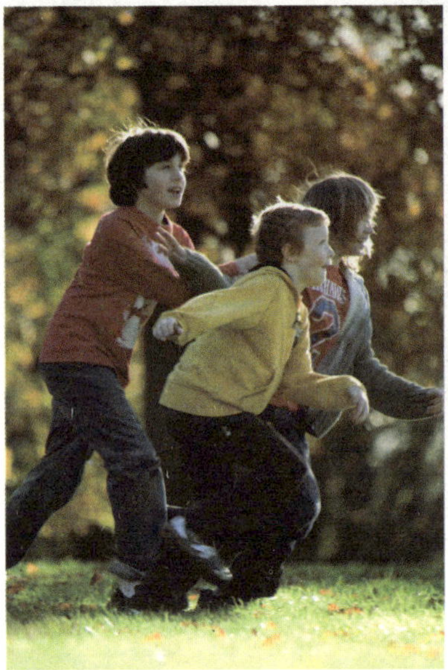

↑为孩子长个“加把油”。

说起个头儿，每位家长都希望自己的孩子“高高益善”，许多人还总是从遗传学的角度来推测后代的高度。遗传确实决定了孩子身高的大方向，但良好的后天环境也不容忽视。俗话说，“五月到，跳一跳”，在春季这个“黄金生长期”，家长更应该创造有利条件，为孩子长个儿加把油。

## 儿童春季增高最快

世界卫生组织的一项研究表明，少年儿童的生长速度在一年四季中并不相同，儿童在春季长得最快，尤其是5月份内可长高7.3毫米，长得最慢的是10月，只有3.3毫米。

## 新陈代谢旺盛

传统医学理论强调“春生夏长秋收冬藏”，春天是万物生长的季节，人体也不例外。春季人体新陈代谢旺盛，血液循环加快，呼吸消化功能加强，内分泌激素尤其是生长激素分泌增多，为正处于生长发育期的儿童创造了“黄金条件”。

## 紫外线含量高

另外，春季阳光中的紫外线含量是比较高的。紫外线对于骨骼的生长发育同样有益，因为无论是食物中的维生素D，还是人体皮肤组织中的维生素D，只有经过紫外线的照射转化成维生素$D_3$，才能被人体吸收，进而在肝肾内转化成具有生物活性的羟化维生素D，后者能促进胃肠道

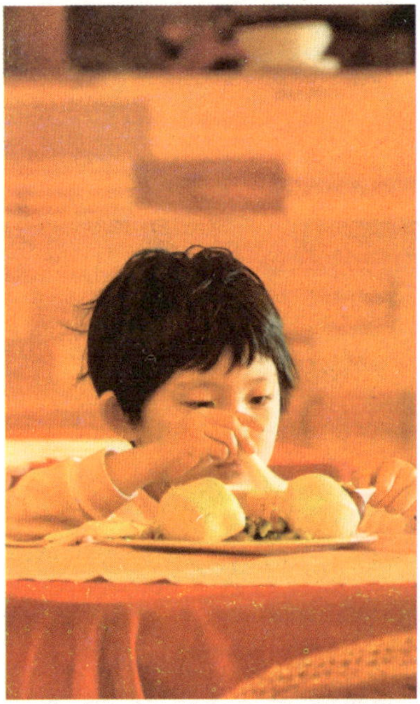

↑合理的营养可以让孩子的身体更高、更健康。

对钙、磷的吸收，减少它们经肾小管的排泄，为骨骼的生长发育提供充足的钙、磷。

因此，要想让孩子抓住生长的黄金季节，家长就应该从营养、睡眠、运动等方面加强护理。

春天给我们带来了丰富的食物，良好、合理的营养是保障孩子健康成长的必备条件，奶类、肉类、蛋类、豆类以及各种新鲜蔬菜、水果、芝麻、枣类、玉米、花生等都可以吃，力求品种多样，让孩子有好胃口。但不可盲目摄入各种补品和所谓的增高品，一些三无药品甚至会引起性早熟、骨骺早闭等严重不良后果。

充足的睡眠对长大个有益处，因为生长激素在夜间深睡眠时分泌达到高峰，深睡眠时间越长，生长激素分泌的量越多。如果因为各种原因影响了孩子的夜间睡眠，就会直接影响生长激素的分泌。“能睡的娃娃长大个”就是这个道理。一般说来，3~6 岁儿童每天睡 10~12 小时，小学生 10 小时，初中生 9~10 小时，高中生 8~9 小时，对保证正常生长十分有利。

适量运动能刺激长骨骨骺软骨细胞的分裂增殖，并刺激生长激素的分泌，从而促进长高。经常运动还有利于骨骼钙磷代谢，加速矿物质的骨骼沉积，使骨密度增加，促进生长发育。婴幼儿可做主动或被动体操，学龄儿童可做向上跳的运动，如跳跃、投篮球、引体向上等。注意不要长期过量超负荷运动，以免造成软骨损伤、肌肉劳损，不利于正常生长发育。

**龙文小百科　生长激素**

生长激素是腺垂体细胞分泌的蛋白质。生长激素主要生理作用是对人体各种组织尤其是蛋白质有促进合成作用，能刺激骨关节软骨和骨骺软骨生长，因而能增高。人体一旦缺乏生长激素就会导致生长停滞。

生长激素缺乏，需经过严格内分泌检查，如垂体刺激试验，经过多次抽血观察生长激素域值的变化，方可确诊。对垂体性侏儒、特发性矮小这些生长激素缺乏者用生长激素治疗后可获得令人振奋的生长速度。

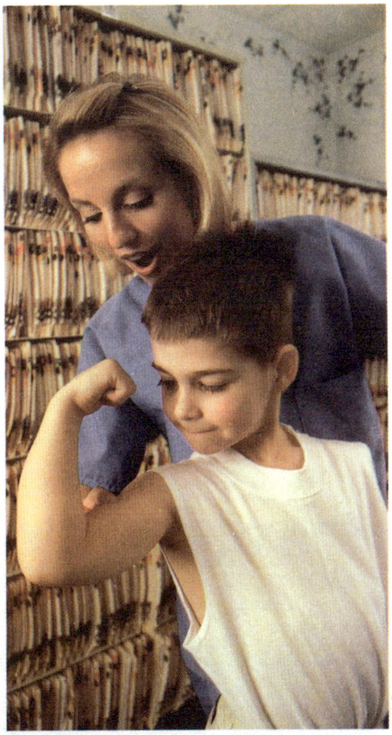

↑ 健康成长

# 看“足相”知健康

如果你厌倦了看手相，何不尝试看一下“足相”？

看起来不起眼的脚底板，实际上包含了整个内脏的缩影。而最新的科学研究发现，通过对脚的观察，可以得出人的健康和情绪状况。进行此项研究的美国专家简·史韩表示：“我们足部有26块骨骼和3000个神经。基本上，你的健康、情绪等很多情况会在那里表现出来。”

从你的脚上不仅能看出你的修脚习惯，而且能得知你是否幸福。史韩说，一个人心情不好的时候，走路时会把重心放在脚掌前，因此脚趾处皮肤颜色会加深。另一种检验方法，是把脚上的肤色跟这个人脚踝以上的皮肤肤色进行对比，如果脚的肤色显得更加苍白，说明血液循环有问题，而发黄则是一个人心情烦躁的象征。

除此以外，从你的脚上也能看到你的情绪。脚的现状可以告诉你一些情况，脚的外形也能透露你的一些秘密。利用一个“脚趾字母表”，可以在一个人把袜子脱下后的1分钟内，说出这个人的个性。如当你局促不安时，大脚趾部位会呈紫红色。右脚上的第二根脚趾显示出你正在想得到某个东西，如果你的愿望实现了，这根脚趾会接触地面；如果它不沾地，或者它跟第三根脚趾之间留有缝隙，说明你正在努力从坏心情中解脱出来。

你的第四根脚趾反映了你与他人的关系。如果有人谈论与你关系密切的人的事情，他感到不愉快的时候，第四根脚趾就会自然而然地轻轻颤动。但是，目前还不清楚为什么会这样，这可能与肌腱本能的收缩有关。最后，如果小脚趾肚上起老茧，则说明这个人肩负的责任太重。

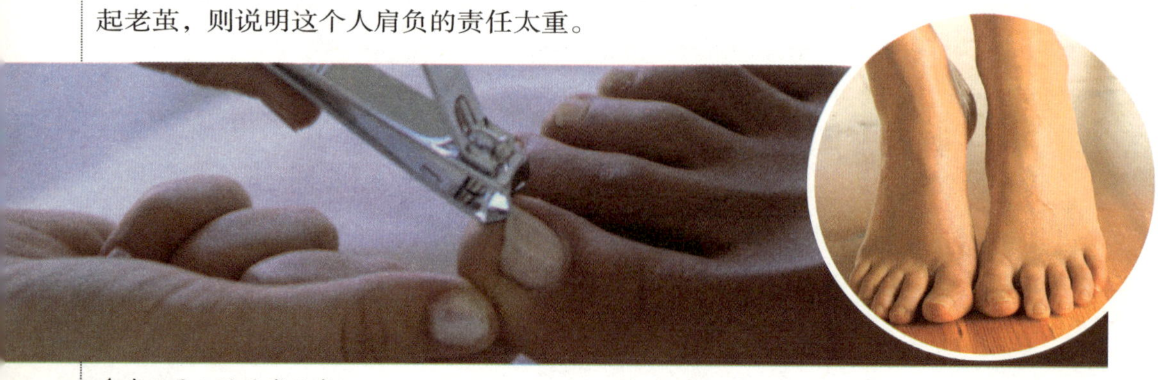

↑脚泄露人的健康秘密？

# 常穿高跟鞋后患无穷

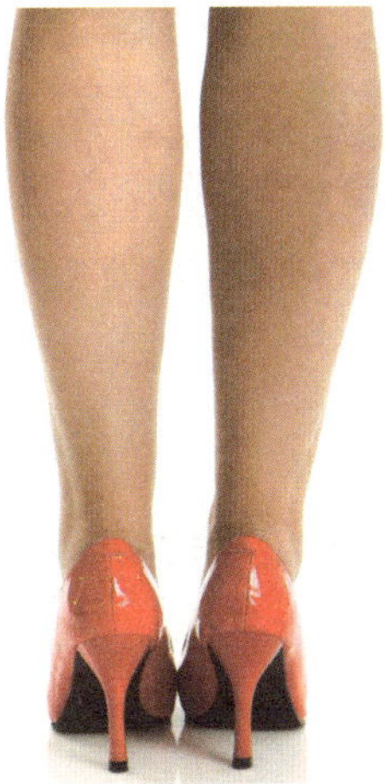

↑经常穿高跟鞋有可能损害足部健康。

越来越多的女性喜欢穿高跟鞋，高跟鞋的鞋跟也设计得越来越高。虽然高跟鞋穿起来可以显示女性的曲线美，不过经常穿高跟鞋，对女性来讲，有可能损害她们的足部健康。

长期穿高跟鞋的女性经常饱受健康困扰，她们可能患锤状趾、拇外翻及跟腱损坏等症。

女性穿上高跟鞋后，身体前倾使全身重量落于脚掌，鞋跟越高，脚掌所受压力越大。同时，膝部及背部也可能受影响，由此产生病症。

很多女性一周至少3天穿高跟鞋。一项最新调查发现，1/3的女性穿高跟鞋走路时曾摔倒。

高跟鞋使身体重心向前倾斜，人不得不弯腰以适应这一变化。这样脊骨位置发生改变，使背部神经承受压力。长时间下去可能发展成坐骨神经痛，即背部神经受影响使患者从背部到脚部疼痛及麻痹。另一种常穿高跟鞋可能出现的症状是跟腱永久受损。跟腱连接小腿和足部骨头，当人行走时，它帮助脚向上或向下摆动。穿高跟鞋会减少足跟部与地面接触，使跟腱长时间处于紧张状态。时间一长，跟腱变紧，脚伸直时会感到疼痛。

穿高跟鞋还可能引发拇外翻，使大脚趾关节处肿胀发炎。许多女性还因此患上锤状趾，即脚趾头中间关节因脚趾经常弯曲而变形。

如今，越来越多青春期少女在身体尚未发育成熟时便穿起高跟鞋，穿高跟鞋使脊骨承受压力，可能导致她们成年后臀部和背部疼痛。

**龙文小百科　如何健康地穿高跟鞋**

为减少穿高跟鞋给身体造成的问题，我们应该注意以下4个问题。

首先，为避免跟腱受损，鞋跟高度最好不要超过3.8厘米；选购鞋跟比较宽大的高跟鞋，使压力尽量平均分布。

其次，穿高跟鞋时可在脚前掌或脚跟等重要受压点放置软鞋垫，减少脚底所受压力。应确保鞋合脚，否则行走时脚底滑动将使脚趾承受更多压力。

第三，出门前穿高跟鞋先试走一段时间，使脚能适应高鞋跟。

第四，高跟鞋，尤其是鞋跟超过7.6厘米的高跟鞋不宜每天穿，一周一次至两次即可。

# 揭秘人体的“左右法则”

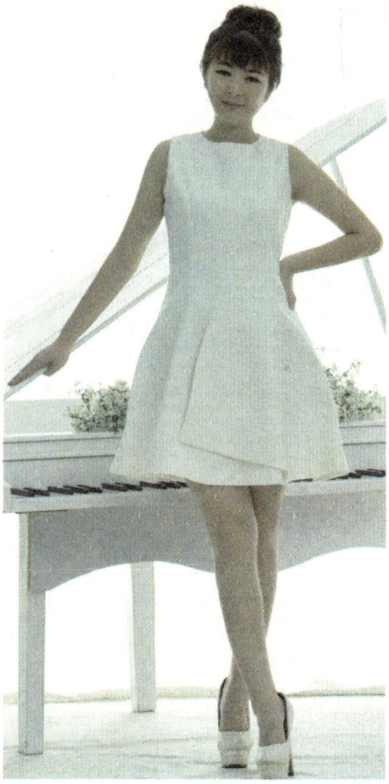

↑人体的对称美

我们的手、脚、眼睛、耳朵都是左右对称分布的，那么它们的使用也是完全相同的吗？ 不管是手、脚、眼睛、耳朵，左右使用的频率其实都有差异。

## 男性用左手的多

世上没有一个人的左右手使用时间、频率完全相同。由此可见，人的左右手是有主次之分的。据观察发现，男性使用左手的概率比女性高出了3%。此外，一般左手的温度比右手高，右手的力量比左手大。

## 关于手，还有一些你不知道的趣闻

第一，手泡在水里不仅起皱还不会出汗。第二，别看手掌不大，组成它的骨骼和血管却不可小觑，每只手不仅各有 29 块骨头，还被 30 多条动脉和众多小血管滋养着。第三，把手指绷紧，通常情况下，食指、无名指和小拇指只能向中指弯曲，而不能笔直地竖直向上。这是因为，手骨骼位于手掌外侧的面是直的，内侧的面是弯曲的。

## 刚出生时左脚没反应

研究发现，刺激新生儿的脚底，右脚大多会做出反应，左脚却无反应。到了20~50岁，无论男女，左脚接触地面的面积都比右脚大。而且，在站立和行动时，左脚主要起支撑地面的作用，右脚主要用来做各种动作。

## 左耳听力好，右耳记话牢

在任何音频下，左耳识别声音的能力都比右耳强。但是，右耳听到的话记得更牢，因为右耳听到的信息会转入左脑进行处理，左脑的记忆力比右脑好。

这些神奇的“左右法则”是你没想到的吧！其实，正是这种“左右法则”让我们的动作更加协调，如果左右两边使用频率、速度、功能都完全一样的话，我们的身体怕是吃不消了。

# 奇妙的人体比例

达·芬奇是欧洲文艺复兴时期意大利的著名画家。在长期的绘画实践和研究中，他发现并提出了一些重要的人体绘画规律：标准人体的比例头是身高的1/8，肩宽是身高的1/4，平伸两臂的宽度等于身长，两腋的宽度与臀部宽度相等，乳房与肩胛下角在同一水平上，大腿正面厚度等于脸的厚度，跪下后高度减少1/4。达·芬奇认为，人体若符合上述比例，就是美的。这一人体比例规律在今天仍被认为是十分有价值的。

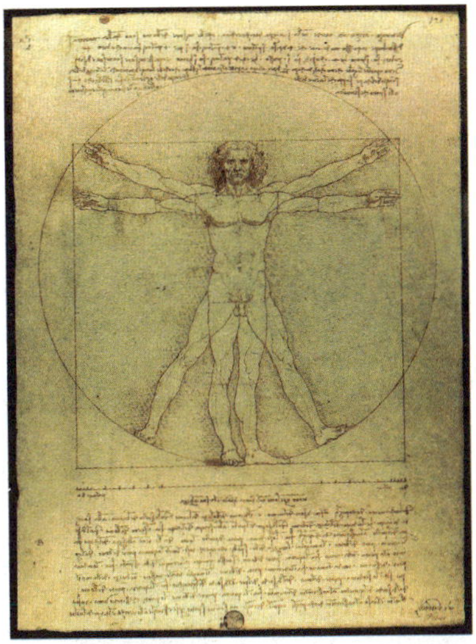

→达·芬奇研究人体比例的珍贵手稿。

↓达·芬奇名作——《最后的晚餐》，里面人物众多，但身体比例无不是匀称、完美。

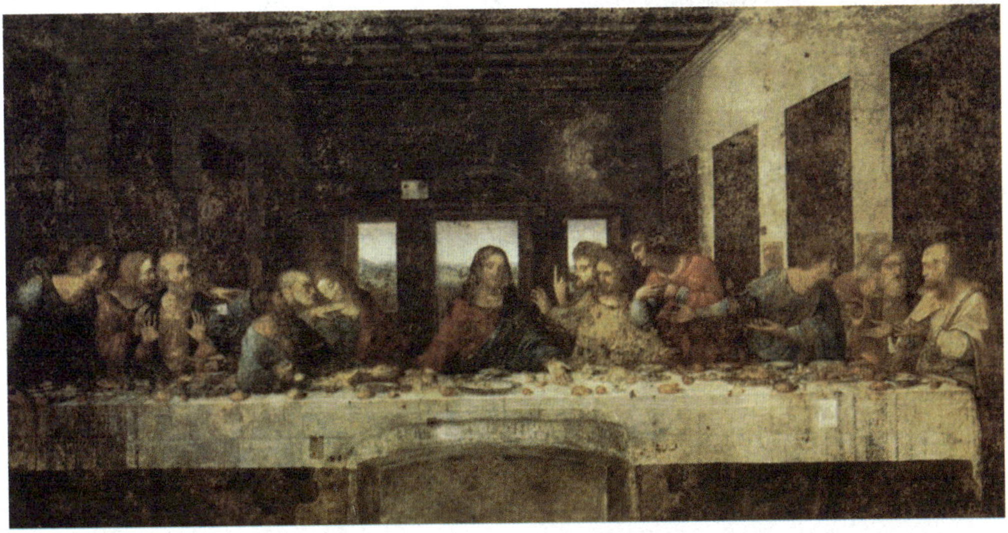

关于人体美规律的最伟大发现，是“黄金分割定律”的发现。所谓黄金分割定律，是指把一定长度的线条或物体分为两部分，使其中一部分对于全体之比等于其余一部分对这部分之比。这个比值是0.618 ： 1。据研究，就人体结构的整体而言，每个部位的分割无一不是遵循黄金分割定律的。如肚脐，这是身体上下部位的黄金分割点：肚脐以上的身体长度与肚脐以下的比值是0.618 ： 1。人体的

↓芭蕾舞者完美的人体比例给人以美好的视觉感受。

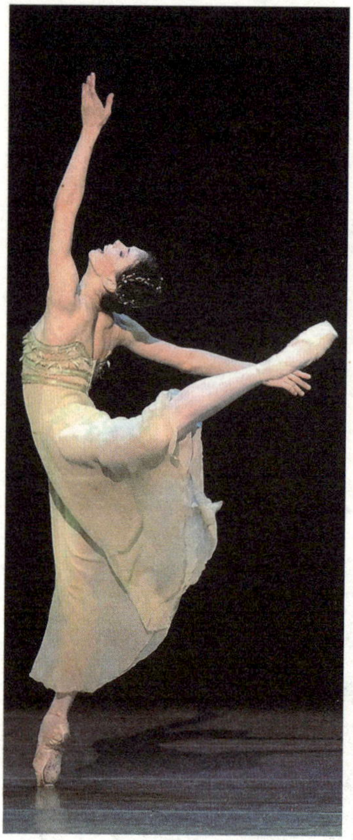

局部也有 3 个黄金分割点：一是喉结，它所分割的咽喉至头顶与咽喉至肚脐的距离比也为 0.618 ∶ 1；二是肘关节，它到中指尖与它到肩关节之比还是 0.618 ∶ 1；此外，手的中指长度与手掌长度之比，手掌的宽度与手掌的长度之比，也是 0.618 ∶ 1。另外，牙齿的冠长与冠宽的比值也与黄金分割的比值十分接近。

因此，有人提出，如人体符合以上比值，就算得上一个标准的美男子或美女。造型艺术按照黄金分割定律来安排各个部位，确实能给人以和谐的美感。更为有趣的是，人们发现，按照黄金分割定律来安排作息时间，即每天活动15小时，睡眠9小时，是最科学的生活方式。

9小时的睡眠既有利于机体细胞、组织、器官的活动，又有利于机体各系统的协调，从而有利于机体的新陈代谢，恢复体力和精力。而这样的时间比例（15∶24或9∶15）大约是0.618。

正因为黄金分割如此神奇，并在人体中表现得如此充分，因此有人把它视为人的内在审美尺度。按这种观点，任何东西只要符合黄金分割，就一定是美的。例如，我们的各种家具肯定不能都做成正方形，而几乎都要做成有一定长度比的形状，而这个比值一定与 0.618 接近。电视机的荧屏、电冰箱的开门、门窗的设计等，无一不是有意或无意地遵循着黄金分割定律。就连舞台上报幕员所出现的位置，也大体上是在舞台全宽的 0.618 处，观众视觉形象最为美好。在舞台正中出现的效果肯定是不如那种位置的。

黄金分割经过数学家华罗庚的研究，发现了其中深奥的科学道理。前些年由他推广的“优选法”（又叫0.618法）在科学实验和解决人们现实生活中许多难题方面，都做出过伟大贡献。而这种科学的奥妙竟然能在人体中得到最完美的表现，这不能不说是神奇大自然的造化。

# 你不了解的人体三角区

在书报上和日常生活中，人们常可看到、听到以“三角”命名的地域，像金三角、银三角、泛三角、长三角等，这种名称让人一下就能想象出其地域形态。其实，在人的身体上也有大大小小的解剖、生理三角区。解剖学将人体的某些部位称为“三角区”，是根据其生理功能、组织结构、血管神经行走方向、疾病好发程度以及与整个机体的密切关系而命名的。

脸部三角区指从两眼之间的鼻根部的中点与双嘴角的基点的连线，构成一隐形的等腰三角形，包括鼻、眼和脸的一部分。此区域常被称为“危险三角区”。因为你若随意挤压此区的疖肿、青春痘等感染病灶，细菌便会沿着皮下的面静脉、眼静脉长驱直入进入脑内海绵窦，进而蔓延至全脑，引发海绵窦血栓性静脉炎、化脓性脑膜炎等病症。故此区若长有疖、痤疮等，千万别动手挤压，甚至连胡须也勿用手指拔除，以免因小失大。

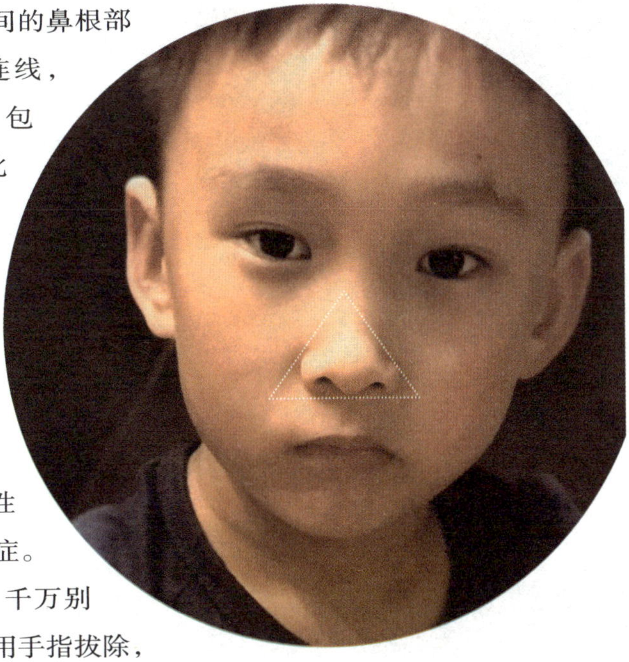

↑当孩子的青春期来临，面部的“危险三角区”就会变得非常重要，因为在这个区域或许会有“青春痘”萌出，如果用不洁净的手去挤压等，就有可能出现各种形式的感染，甚至引发严重的疾病。

桥小脑角三角区实际上是一锥形立体三角，它在后颅窝的前外侧。由前内侧的脑桥外缘、外后方的岩骨内缘及后下方的小脑半球外侧构成一个锥形窄小的空间，而锥尖则止于岩骨尖。这一区域的重要性在于，这里集中了听神经、面神经、三叉神经及岩静脉、小脑前上动脉等。此区若出现听神经瘤或脑膜瘤等，便会逐渐损害上列组织而产生桥小脑角区综合征。

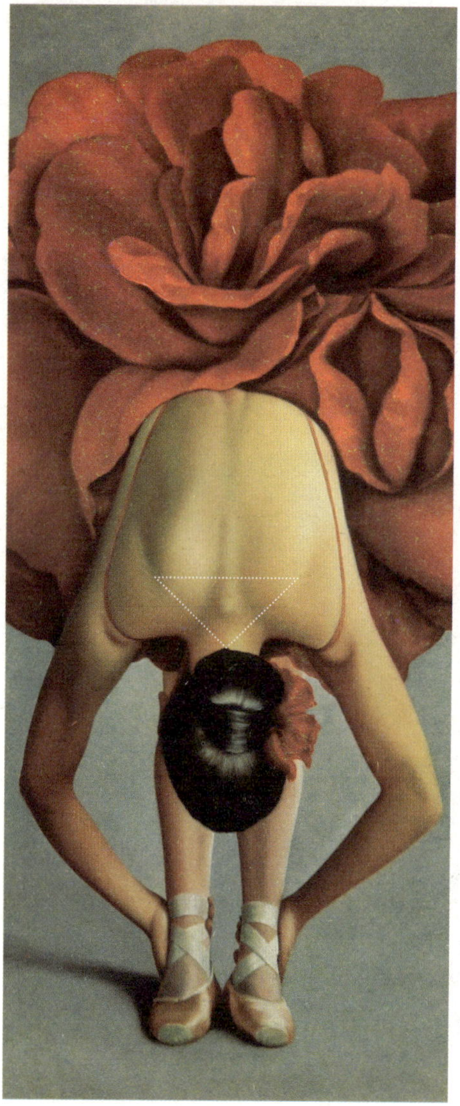

↑人体的各个三角区，都与我们的健康紧密相关，上图中白色虚线标示出来的即是肩三角区。

肩三角区相当于上臂肩关节的三角肌的位置。肌肉发达的人在用臂劲时，很易显出健壮的三角肌。这个上大下小的肌形，即为肩三角区。三角区的中央，即为医护人员首选的肌肉和皮下注射药物的最佳部位。

膀胱三角区，空虚的膀胱实际上呈三棱锥体形。在膀胱底的内面，位于两输尿管口与尿道口三者连线之间形成一个三角形区，此即膀胱三角区。此区为肿瘤与膀胱结核的好发部位，是膀胱镜检查的重点区域。

股三角区位于大腿上端内侧腹股沟缘。上界为腹股沟韧带，内为长收肌内缘，外为缝匠肌内缘，前为阔筋膜，底为髂腰肌、耻骨肌等。三角区内股神经、股动脉、股静脉、淋巴管由此经过。此区易发生股疝。这个区域也是股动脉穿刺插管造影、治疗的常用部位。

腹股沟三角区在下腹部两侧，由腹外斜肌肌腱、腹横筋膜等组成，为腹壁最薄弱的部位。此处最易发生直疝，尤其是老年人。

尿生殖三角区由会阴深横肌、尿道膜括约肌及两肌下方的三层筋膜组成，可紧缩尿道及阴道。女性分娩时，此处易撕裂，因此妇科医生在孕妇分娩时，常对此区采取保护性措施，以免破裂损伤。

肛门三角区位于中线肛管及两侧坐骨直肠窝内。其窝内充满脂肪组织，是脓肿易发部位。常见的肛门脓肿、肛周脓肿及晚期形成的肛门漏管，祸根正源于此。

# 人体的一些小奥秘

## 为什么碰伤的皮肤处会有乌青块

碰伤的皮肤出现乌青块，是皮肤血管破裂引起皮下溢血的结果。皮肤里血管非常多，血管的特点是管腔细小而管壁薄。这些小血管是经不起外界压力的。如果跌一跤只是臀部着地，一般不会发生乌青块，因为臀部皮下脂肪多，缓冲作用大。如果小腿前面或者手臂外侧等皮下脂肪少、骨头与皮肤紧贴的地方受到碰击的话，那就必然会出现乌青块。因为皮肤受到外力的突然袭击，它后面又是硬邦邦的骨头，缺少厚软的皮下脂肪作缓冲，皮下组织内的血管就会破裂，从血管中流出血来。这些血液因为受到皮肤的阻挡而无法流到体外，只能聚集在破碎血管的周围。虽然它们刚流出时是鲜红色的，但外面有一层皮肤遮盖，再加上血液中的血红素在体内发生变化，所以看上去便成为青黑色了。这就是乌青块形成的原因。

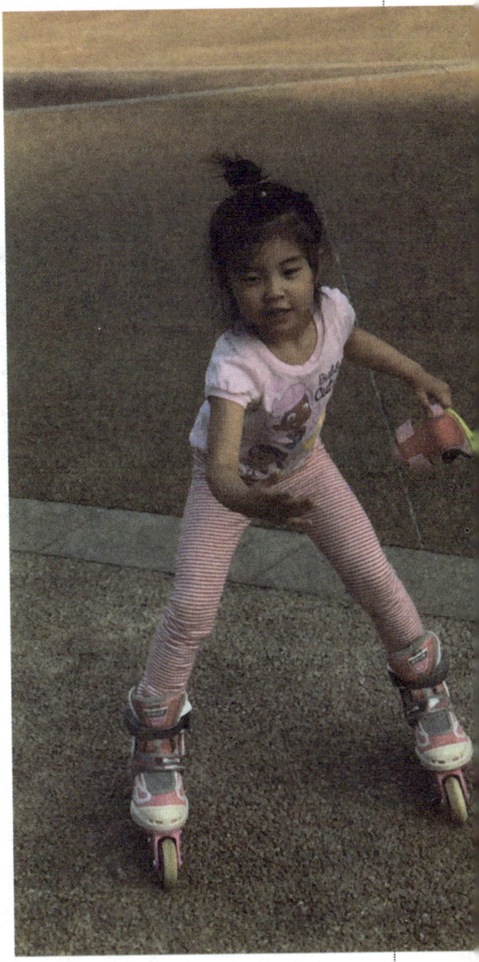

↑运动时是最容易发生磕磕碰碰的，尤其是滑板、滑旱冰等，一定要注意保护好你的膝盖、手肘等。

## 人体为什么会产生麻木感

感觉异常和麻木是由于流向神经的血流受阻所致。如果你的坐姿不舒服，这样坐了很长时间，或者你只是双腿交叉坐了很长时间，这时你的一个神经可能因受压过大，与大脑的联系被打乱，导致足部麻木。这种情况跟身体局部区域因受伤或其他原因发炎，长期压迫神经产生的情况不同。

手足和踝部等末端经常会出现麻木的感觉。令人不适的刺痛感是神经在重新取回大脑发出的疼痛信号。要使这些受压迫的神经重新恢复通畅，只要稍微改变一下身体姿势往往就能达到目的。不过刺痛感有可能是糖尿病、狼疮和多发性硬化症的征兆，不过这种情况非常罕见。如果改变身体姿势后麻木感不会很快消失，最好去看医生。

## 人为什么会起鸡皮疙瘩

人的毛发都是由毛干和毛根组成的。毛干是露出皮肤表面的部分，毛根是埋在皮肤内的部分，毛根外面包有毛囊，在毛囊与皮肤之间有一束平滑肌，连接毛囊和真皮，称为立毛肌。立毛肌活动受肾上腺素和交感神经支配，当发生恐惧、害怕等精神情绪变化时，交感神经兴奋，肾上腺素水平增高，立毛肌收缩，毛发直立，即发生所谓的毛骨悚然、起鸡皮疙瘩现象。

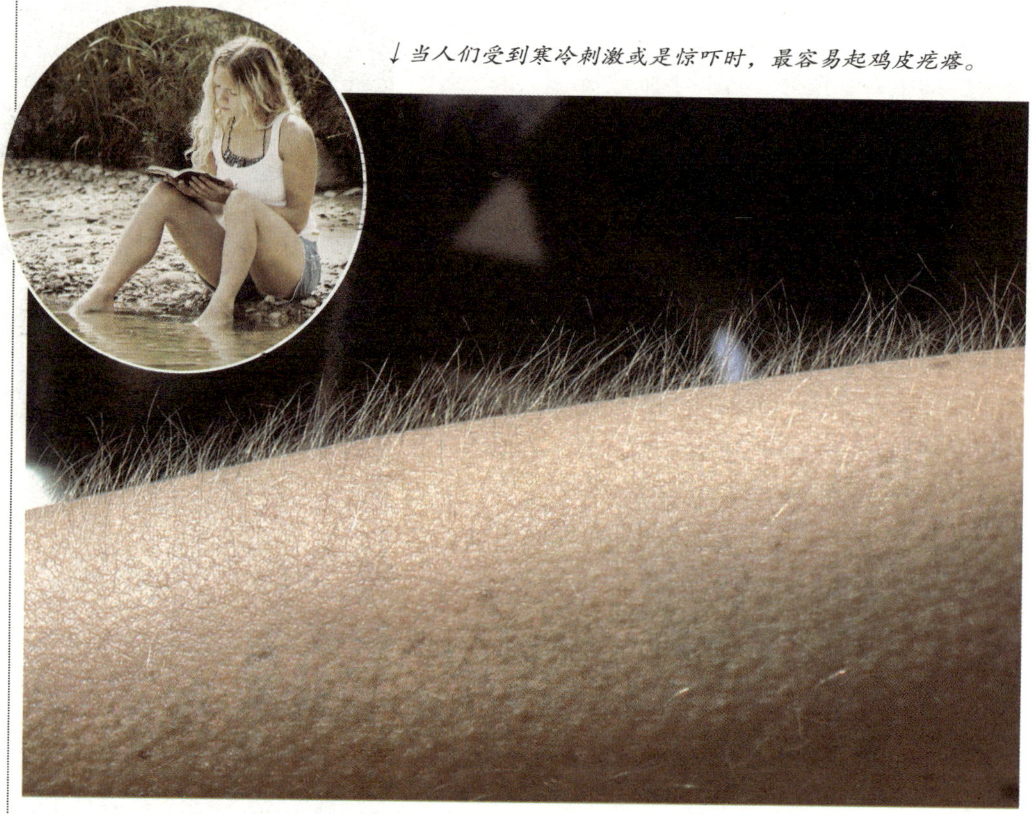

↓当人们受到寒冷刺激或是惊吓时，最容易起鸡皮疙瘩。

其实，所有的哺乳类动物在遇冷或遇险时都有毛发竖立的反应。不同的是，人类的毛发很短，不足以达到保护身体不受侵害的实质作用。当裸露的皮肤受到汗毛的牵动纠结在一起时，表面就会形成一个个小疙瘩，看起来就像去了毛的鸡皮。鸡皮疙瘩也就由此得名。

# 人体腋下隐藏的奥秘

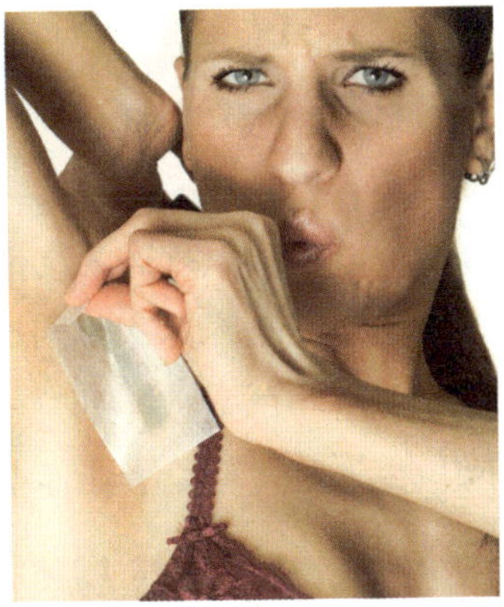

↑年轻女孩子经常去除腋毛，其实对身体健康并不好。

在我们上肢与肩膀相连之处，靠里面有一凹陷部分，叫作腋，又称腋窝、胳肢窝。腋窝内有丰富的脂肪组织，并有支配上肢的重要神经和血管通过。腋窝内还有淋巴结群，上肢、胸壁和背部浅层的淋巴汇集于此。如果这些部位有炎症或发生癌肿时，腋窝的淋巴结常会肿大起来。因此，平时检查一下腋窝淋巴结的状况对及早发现病变以便及早治疗有重要意义。

## 按捏腋窝利健康

研究者认为，经常自我按捏腋窝，可起到舒筋活血、调和气血、强身健体的作用。方法是：左右臂交叉于胸前，左手按右腋窝，右手按左腋窝，用力不宜重，每次按捏约3分钟即可。最好早晚各按捏1次。

腋窝顶端动脉搏动处有一穴位叫“极泉”，中医学认为，针灸或按摩极泉穴，有防治心脏病、肩周炎、乳腺病等的作用。

## 善待腋毛

人到了青春期，无论男女，都会在腋窝部长出腋毛来。腋毛属第二性征，能使异性起到视觉刺激作用。从生理上说，它有一定的保护皮肤的功能：腋毛的“隔离效应”，可减轻上臂和肩关节运动时腋下皮肤的摩擦。有些演员除去腋毛，那是舞台上演出的需要，属特殊情况，一般人则不必这样做。有些年轻女子认为腋毛很不雅观，总是想方设法“拔”掉它们，是极不妥当的。

## 有腋臭不用烦

杨贵妃是中国古代四大美女之一，有关她的故事与传说非常多，曾有一说，杨贵妃喜欢香汤沐浴，是由于其有腋臭的缘故。此说固然尚待查证，但腋臭确实令人闻之不快。由于女性的腋部大汗腺比较发达，所以患腋臭的多于男性。若在经期、孕期，难闻之气更甚。另外，腋臭还有遗传性。父母一方有腋臭的，其子女 30%~50% 也有腋臭。腋臭是可治的，如外科手术切除、激光烧灼等，但这些方案都存在一定风险，所以注意个人卫生、保持皮肤的清洁与干燥应属首选。而且，随着年龄的增长，腋臭会逐渐减轻直至消失。因此，有腋臭不用过于烦恼。

# 人体缺陷带来的优势

## 脚大者更健康

你知道吗？一个人的脚板大小也与其健康相关。据研究人员对500余人的研究分析，最终得出这样的结论：毫无疑问，有一双大脚板的人会有较长的寿命。

至于女性，这个“身高、尺码或寿命”的定律同样适用。为此，科研人员建议那些脚小的人，不妨穿一些较宽松的鞋袜，让双脚脚趾生长得容易些，使你的脚板更大些，可能会让你增加5~6年的寿命。

## 臀部肥大更优越

生活中不难发现，人的臀部有肥有瘦，各不相同。孰优孰劣呢？从目前获得的信息来看，臀部较肥大者更有优势。

美国专家观察到，臀部大的男子智商较高。一组资料显示，臀部肥大的男子比臀部较小者的同龄人，其平均智商要高出5~10分之多。至于女性，已有医学专家认为，臀部大是女性健康的证明。瑞士研究人员早在1968年就测量了1400名少女的臀围，追踪观察达24年之久。结果表明，臀围较大的女性很少罹患心脏病、糖尿病等疾病，且寿命也更长。另外，臀部大的女性生育力也更强。

## 长痘男子心脏好

也许你正在为一脸的青春痘感到烦恼，但千万不要悲观，没准坏事会变好事。研究人员发现，青春期的男孩如果脸上长痘痘，到老年时得冠心病的概率会很低。英国及新西兰的医学专家研究了1万余名男学生的健康资料，其中18%曾长过青春痘，他们到了老年时因冠心病死亡的概率仅为不长青春痘男生的33%。科学研究认为，青春痘是由于男性荷尔蒙分泌过多引起的，而男性荷尔蒙对心脏有一定保护作用，可降低血液中的脂质含量，使动脉斑块不会轻易形成，发生动脉硬化的危险大大降低，心脏自然就安全了。

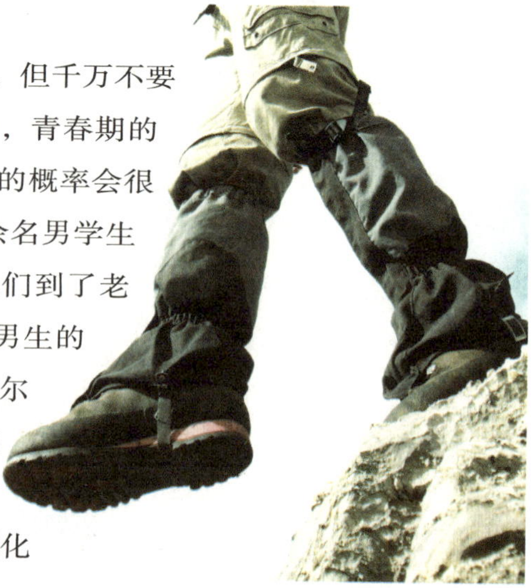

↑有一双大脚板没准是长寿的象征。

# 皮肤——人体的城墙

皮肤，把我们从头到脚包围起来，有人把它誉为“人体的万里长城”。

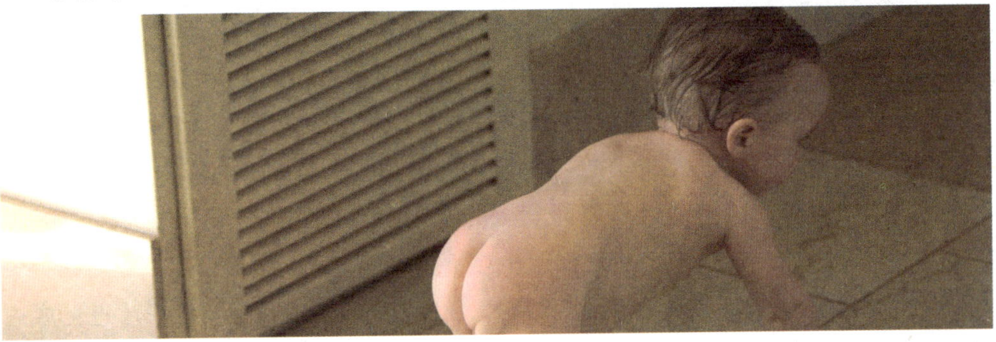

↑皮肤——人体的第一道城墙

皮肤是人体最大的器官，主要承担着保护身体、排汗、感觉冷热和压力的功能。皮肤覆盖全身，它使体内各种组织和器官免受物理性、机械性、化学性和病原微生物性的侵袭。

皮肤的最厚处是在我们的手掌和脚底，最薄处是我们的眼皮，只有半毫米。别看皮肤只是那么薄薄的一层，我们还可以把它分出层来。

最外面的，我们给它取名叫表皮。表皮的最表面成了角质层。在这里常有表层细胞像落叶一样到了一定的时候就自然掉下来，这就是白花花的皮屑。手掌和脚底经常被磨着，外面的这层皮越磨越厚，就成了老茧。手掌和脚在水里泡久了，皮肤会发皱发白，那就是表皮外面那层里面的水分增加了在抗议。而到了冬天特别干的时候，那一层里的水分减少了，皮肤就会裂开口。所以冬天擦一些油脂，可以减少水分蒸发，皮肤就不会开裂了。

表皮的下面一层，有弹性和韧性，经得起一些摩擦和挤压的考验，保护内部时很尽职。这里埋伏着血管和感觉的器官，如果被划伤会出血，觉得疼。这儿被称作真皮。

为保险起见，人体还安排了许多像棉花一样的脂肪组织垫在真皮下面，既保温又可缓冲挤压。皮肤上还有一些非正式产品——毛发、指甲，它们在皮肤上安居乐业。

怎么样，人体的这一道城墙是不是建得很好？

# 人类为什么没有皮毛

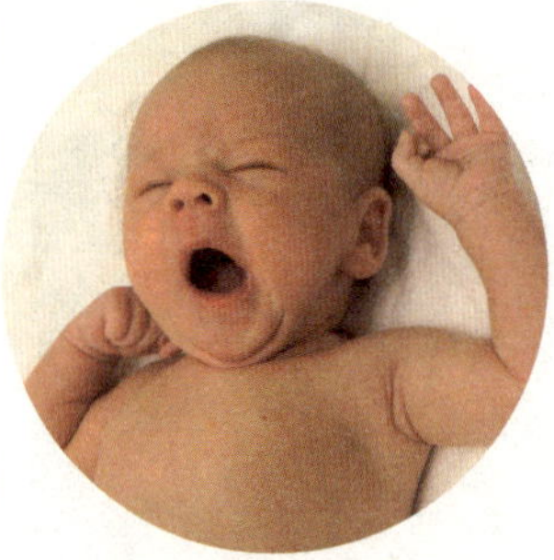
↑刚出生的婴儿皮肤光滑。

如果让现存的猴子、猩猩和人一字排开，其差异便一目了然了：人的腿太长，胳膊太短，脚也古里古怪，而最为突出的是，人的皮肤总的来说是光洁裸露的，而不像其他灵长类动物那样，总是有一件毛茸茸的外衣。人与猿的这种差别，显然是长期进化的结果，然而这种结果是如何发生的？走出森林的古猿，在没有皮毛的保护下又是如何生存下来的？

对毛发脱落的原因所做的最常见的解释，也许莫过于认为是图凉快才进化成这副模样的。猿走出了浓荫遮蔽的森林，把自己暴露在从未经历过的高温之下，为防止中暑，它脱去了这身“皮袄”。但为什么旷野中的其他动物都没有采取这个措施呢？我们知道，皮肤裸露在外虽然增加了散热机会，但同时也增加了受热的机会，反而会导致因阳光辐射而造成皮肤损伤，在真正高温的情况下，流行于阿拉伯国家的厚实宽敞的衣服，比薄料衣服更能起到保护作用，就是这个道理。

由于发育中的人类胎儿和典型的哺乳动物一样，会长出毛发，6~8个月之间的胎儿周身覆盖着一层细细的茸毛（胎毛），直至出生前才褪去，因此，一些科学家们针对这一问题，提出了著名的幼态延续理论：人的发育成长期比别的动物长，即所谓幼态延续的过程相对较长。

尽管如此，成年人仍有着大量的体毛，比我们的亲戚黑猩猩还要多。与其说我们失去了全部毛发，不如说是只生长短毛（这句话并不适用于所有种族——黑人确实会经历一次毛发脱落)。但从功能上来看，我们的皮肤确实完全裸露在外，幼态延续的解释只是为毛发消退的原因提供了一条线索，它没有就赤身裸体的价值告诉我们任何情况。那么，什么是裸露皮肤的生存价值呢？

一个解释是，当狩猎时代的猿人放弃了漫游式的生活方式，定居下来时，窝里挤满了皮肤寄生虫，毛发为它们提供了大量繁殖滋生的机会，增加了感染疾病的危险。去掉这件毛茸茸的“外套”之后，这个问题就迎刃而解了。但是，为什么其他好几百种穴居的哺乳动物中，没几种采取这一措施呢？

人类真正的没有厚茸茸的皮毛的原因究竟是什么，也许短时期内还会被争论不休。

# 人体肤色的奥秘

肤色是人种分类的重要标志之一，肤色最浅的是北欧居民，其肤色呈粉色，主要是微血管颜色透过皮肤的缘故；肤色最深的要算巴布亚人、美拉尼西亚人，特别是非洲的黑人。

对于肤色的知识，一般人可能都知道，肤色越深，越能保护我们免受阳光灼伤，因为皮肤中决定肤色深浅的是黑色素，黑色素越多，越能起到保护作用。所以住得离赤道最近的人肤色是最黑的。

既然天然的黑色有这么多好处，那么自然选择为什么不把所有人都武装成暗色或黑色呢？这个问题多少年来都得不到科学的解释。当然，除了审美的影响，比如男性喜欢女性肤色白嫩可以影响人们的肤色的趋势外，很多情况不能得到圆满解释。比如，高纬度地区的人阳光照射较少，于是他们的皮肤就变得很白。但是，肤色白是皮肤中黑色素减少的结果，而太阳照得少是否就能引起皮肤中的黑色素变少呢？

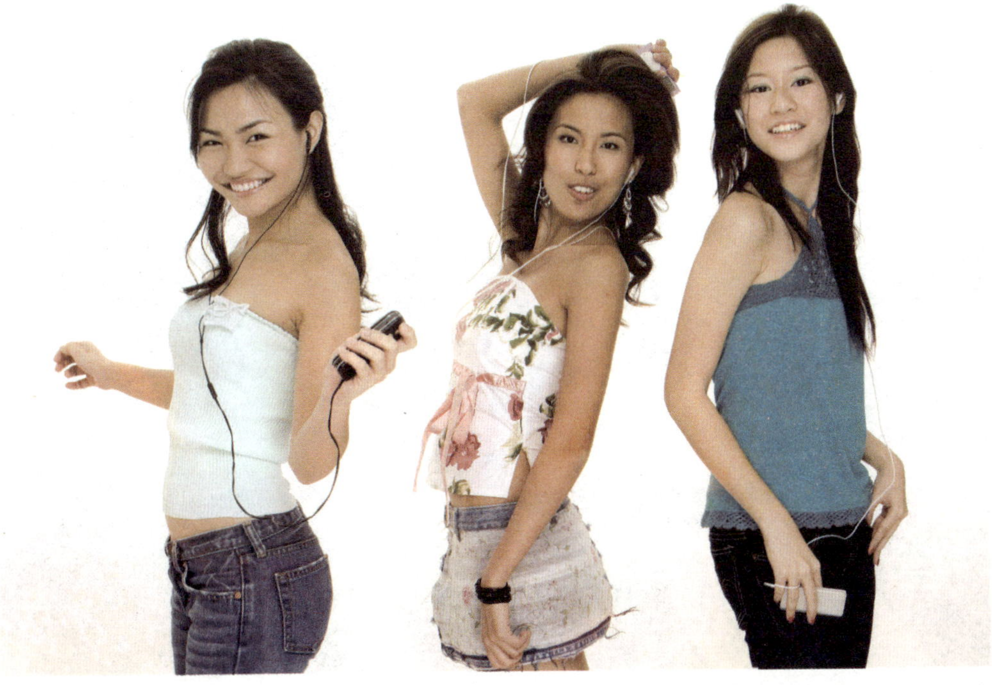

↑黄色人种的皮肤呈黄色或黄褐色，头发大多黑色且直而硬，部分人有轻微的卷发，少数为浅色发。

对这个问题研究人员做了不少研究，有研究人员认为肤色的深浅并非是过去所认同的单一因素，即紫外线与黑色素的相互关系造成的。还可能有一些其他原因，比如人的毛发脱落、人体合成维生素的需要等。

人类的肤色可能要追溯到几百万年前人类进化到直立行走之时。在非洲撒哈拉沙漠直立行走的人类当然会奇热难耐，于是需要有一种方法来散热，出汗就是一种最有效的散热方法，于是人类发展成了有250多万个汗腺孔，比其他哺乳动物的汗腺更为均衡、也更多。

不过，出汗的冷却作用取决于汗水的蒸发。伴随这一要求，人身上的毛发就不能太多，否则就会阻止汗水的蒸发排热。于是，人身上的毛发就慢慢消失。这可能就是人类在进化过程中有别于其他浑身长毛动物的原因之一。当然人体毛发的脱落可能还有其他的原因，比如，让触觉、感觉更灵敏、更舒服。

人类的祖先在毛发脱掉后就会产生肤色的进化选择，要么使光溜溜的皮肤有一些颜色，使其变暗或变黑，要么让其保持浅色或白色。从进化的过程看，早期的人类失去了保护性的毛皮后，就会对黑皮肤有强大的选择性。因为肤色较暗的个体既能出汗排热，又不会被太阳灼伤，更可能存活，并把黑色素基因传递下去。究竟是什么样的原因造成人体毛发的脱落，又是什么在影响人类的肤色？相信不久的将来科学会给我们一个答案。

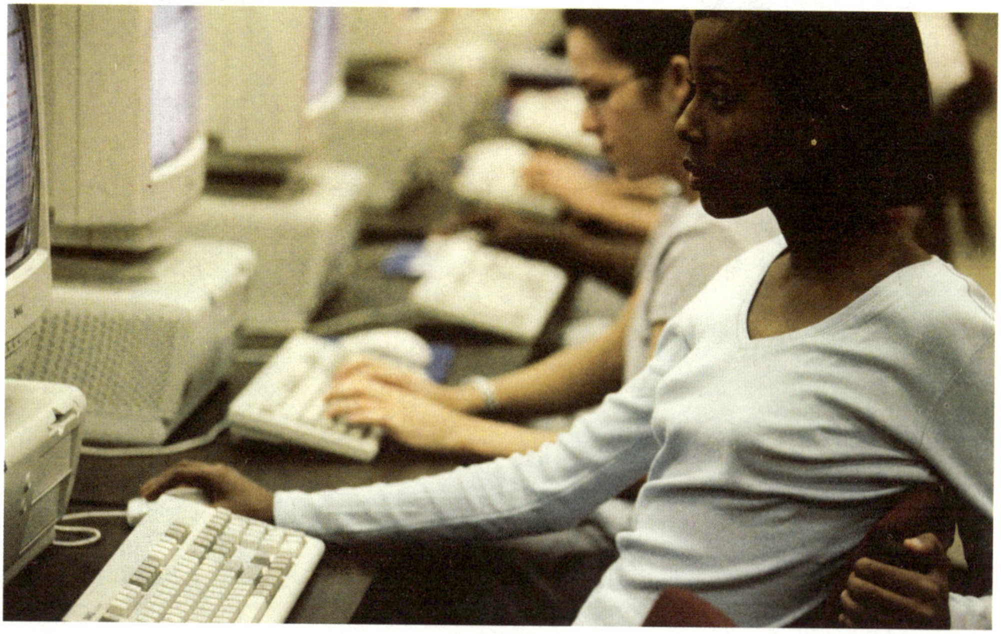

↑各种肤色的人

# 肌肉家族之最

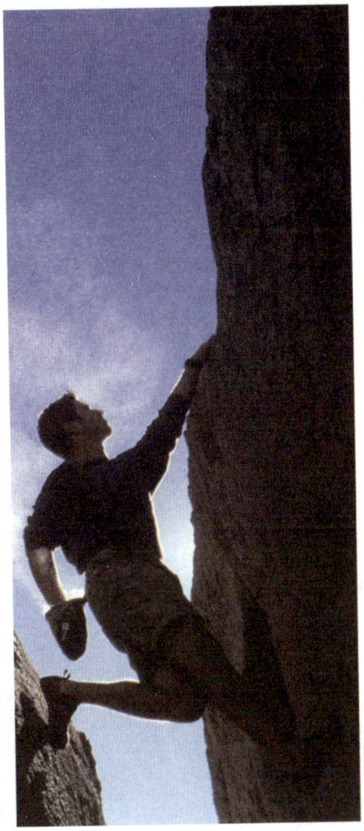
↑力量出众的小腿肌肉

人身体上大大小小的肌肉有600多块。皮肤下的肌肉是部神奇的引擎，它让我们能走路、蹦跳，甚至爬上陡峭的岩石。如果给这些肌肉开个“冠军会”的话，还能评出不少的“最”呢。

最特殊的肌肉是眼轮匝肌，它像照相机的光圈般能张能合，我们眨眼睛主要就是眼轮匝肌在起作用。

心肌是人体中最勤劳的肌肉。它在24小时之中，带动心脏有节奏地跳动，永不停顿。

最有趣的肌肉是耳肌，它本身能发声。只要用大拇指堵住耳孔，就可以听到一阵阵轰轰声，压得越紧，声音越响。

从力量的角度看，最出类拔萃的要数小腿肌。凡是进行爬坡、登楼、骑车、跑步……都少不了小腿肌这个重要角色。

所有肌肉中，最善于表达感情的是脸部的表情肌。表情肌收缩时，改变口和眼的形状，并使面部出现各种皱纹，产生种种表情。科学家们发现，脸部复杂的表情肌肉可以组合成7000多种不同的表情。怪不得人类的表情是那么丰富多彩。

如果说到最忍辱负重，屁股上的臀大肌当之无愧。我们知道，人的一生中，大量的时间都处在坐的状态，这必须依靠臀大肌完成。由于它的忍辱负重，才为身体的其他部分提供了轻松和舒适。臀大肌还有伸大腿的作用。它的外上部在治疗疾病的时候，是进行肌肉注射的常用部位。

通过一定时间的锻炼，我们就可以拥有发达的肌肉。但大块的肌肉一定好吗？答案是否定的。毛细血管负责携带红细胞流经肌肉。肌肉剧烈收缩的时候，毛细血管遭到挤压，肌肉会开始缺氧，废物开始堆积。但在压力极大的情形下，肌肉无法做出快速的反应，疲劳感于是不断袭来。以攀岩为例，肌肉发达的强壮男性攀登者可能会以为一直向上爬就好，因此他攀爬的速度会很快。但他的前臂肌肉很快就会缺氧，迫使他放弃。在某些体力挑战面前，女性也会比男性更具有优势。可见，拥有特别发达的肌肉并非都是优势。

# 脊椎病越来越年轻化

脊椎病如今呈现越来越年轻化的趋势，而长期坐姿不良是中学生患脊椎病的重要原因之一。

你的脚后跟是否经常被磨得高低不平？你的颈部、背部或更多的关节是否经常发出爆裂的声音？你行走的时候脚尖是否向外展开？如果你有这些现象出现，要小心了，很可能你的颈椎在向你发出疾病的信号。

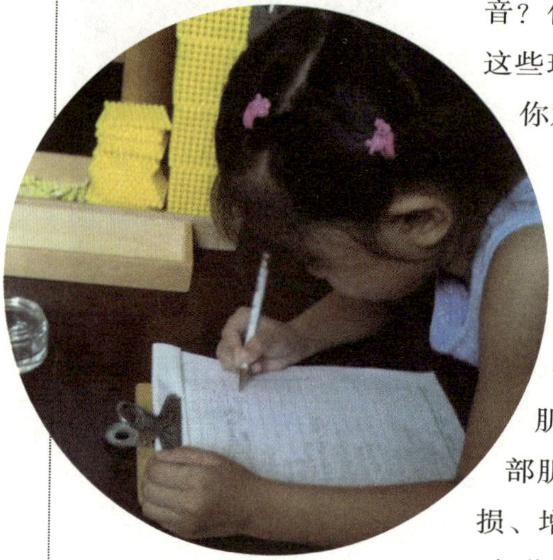

↑孩子坐姿不端正容易引发颈椎病。

据调查，中小学生中伏案学习姿势不正确的约占总数的70%~80%。不良姿势容易使脊椎长时间处于屈曲位或某些特定体位，使颈、胸、腰椎前伸、前屈或侧弯，不仅使脊椎椎间盘内的压力增高，而且使脊椎部的肌肉韧带长期处于非协调受力状态，如颈后部肌肉和韧带易受牵拉劳损，椎体前缘相互磨损、增生，加上扭转、侧屈过度，更进一步导致损伤，脊椎因长时间姿势不良而发生侧弯。

中小学生预防颈腰椎病必须养成良好的坐姿和卧姿。坐着的时候，臀部要充分接触椅面，双肩后展，脊柱正直，两足着地。写字时头部略微前倾，两肩之间的连线与桌缘平行，前胸不受压迫，使头、颈、肩、胸保持微微绷紧的正常生理曲线。将桌椅高度调到与自己身高比例合适的最佳状态，避免头颈部过度后仰或过度前屈，以减轻长时间端坐引起的疲劳。睡觉时，要选好枕头，以中间低、两端高的元宝枕为佳，有利于保持颈椎前凸的生理体位。以右侧卧为宜，侧卧时自耳到同侧的肩外缘的高度，以保持颈部的固有位置。

# 选好枕头防落枕

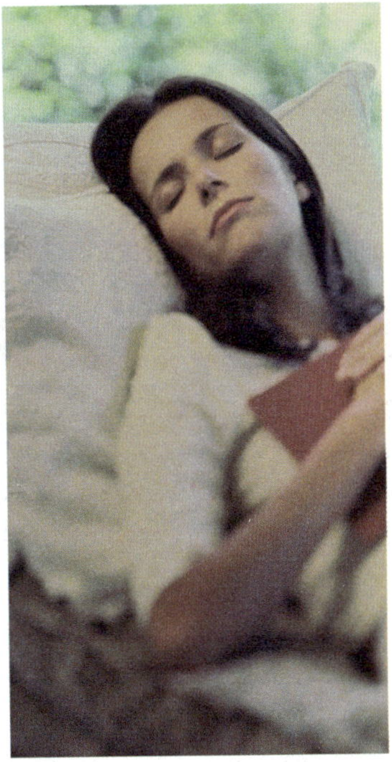

↑选择一个好枕头，可以有效避免落枕的发生。

落枕又称“失枕”，是一种常见病，青壮年发病率较高，冬天和春天易发。

落枕的常见发病经过是睡前并无任何症状，晨起后却感到颈背部明显酸痛，颈部活动受限。这就说明病起于睡眠之后，与睡枕及睡眠姿势有密切关系。

落枕主要有两个原因：一是肌肉扭伤，如夜间睡眠姿势不良，头颈长时间处于过度偏转的位置；或因睡眠时枕头不合适，过高、过低或过硬，使头颈处于过伸或过屈状态，均可引起颈部一侧肌肉紧张，使颈椎小关节扭错，时间较长即可能发生静力性损伤，使伤处肌筋强硬不和，气血运行不畅，局部疼痛不适，动作明显受限等。二是感受风寒，如睡眠时受寒，盛夏贪凉，使颈背部气血凝滞，经络痹阻，以致僵硬疼痛，动作不利。

这些习惯可能会导致落枕的发生：

睡眠时头颈姿势不当；枕头垫得过高、软硬不当或高低不平；颈部外伤；颈部受风着凉；如为颈椎病引起，可能会反复“落枕”。

**龙文小百科　枕头多高合适**

人的一生中，有1/3的时间在睡眠中度过。只有正确的睡眠方式才能使我们缓解疲劳，以饱满的精力迎接每一个朝阳。为了达到良好的睡眠效果，对枕头这位亲密朋友的“身材”，我们就应该挑剔一些了。

每个人的胖瘦、肩的宽窄、脖子的长短、颈椎的生理曲度都不尽相同，选择枕头的高度自然就有差异。那么我们的枕头多高才合适呢？虽然每个人的身高、体型不同，但人体本身各部分比例是成正比的，所以我们自己测量出枕头的高度才最合适。

这里向大家介绍一个测量枕头高度的简便方法：仰卧时，枕头的高度是自己的一拳；侧卧时，枕高是一拳的高度再加一掌的厚度。

# “坐出来”的病

因为久坐，有人感到颈椎酸疼，有人出现肥胖问题，还有人患上肩周炎。其实，久坐的危害远不止于此。早在2003年，世界卫生组织就指出，全球每年有200多万人因久坐而死亡，久坐也因此被列为十大致死、致病杀手之一。

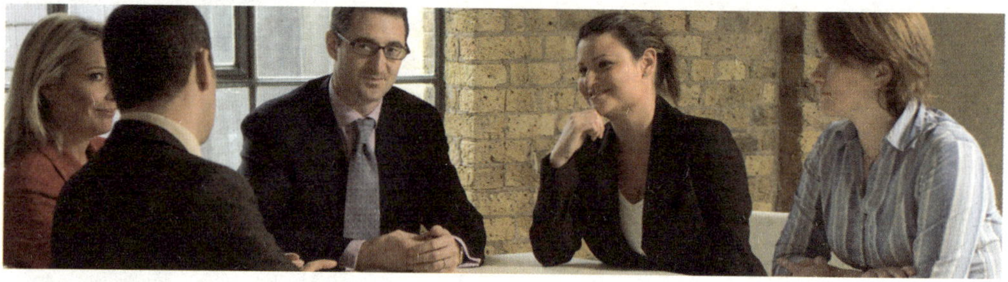

↑长时间坐着也很容易“坐”出病来。

久坐的危害远比大家能想到的多，会导致以下疾病：

◎**椎间盘突出**　久坐时，背部不管向前弓还是向后仰，都会让脊柱上的肌肉和韧带发生劳损，导致椎间盘老化。到一定程度后，就可能引发椎间盘突出。

◎**高血压、冠心病、糖尿病**　久坐会影响心脏血液循环，坐久了，心脏血液输出量就会减少，所以人老觉得浑身没劲儿。久坐导致的体重增加，会让心脏负担加重，这些都会间接引发高血压，加重冠心病。此外，久坐导致胰岛素抵抗，容易引发糖尿病。对于老年人来说，久坐诱发这些疾病的风险会比年轻人更高。

◎**肺栓塞**　久坐最大的危害就是导致下肢静脉血栓。每天坐8小时，其中连续3小时不动，就很危险。连续坐12小时以上，患肺栓塞的风险会大大增加，尤其身体不好的老人最易中招。

◎**便秘、痔疮、大肠癌**　肛门的血液非常丰富，久坐时受压迫，很容易导致痔疮。尤其是中老年人，坐时间长了，肠道运动受影响，会引发便秘。久坐还会压迫肠道，增加患大肠癌的概率。

◎**脾胃不和**　中医里有“久坐伤肉”的说法，坐着不动，会影响人的脾胃消化功能，脾胃主四肢和肌肉，时间久了会导致肌肉退化。

久坐的危害如此之大，看来经常坐着的人们真的要当心了。

# 骨头是怎么生长的

骨头主要由骨质、骨髓和骨膜三部分构成，里面含有丰富的血管和神经组织。可是你知道骨头是怎么样生长的吗？

人的骨头，早在胎龄2月时就开始形成。此后不断生长，女孩到16岁左右骨头才停止生长，男孩则长到18岁左右。胸骨到15岁左右就不再硬化，但其他骨头的强度和钙量仍不断增加，直到35岁左右才停止生长。在人的大半生中，骨头不断改造，骨组织不断耗损和补充。

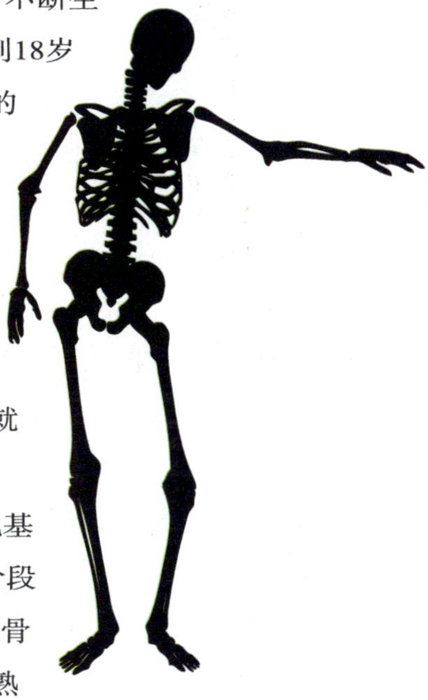
↑骨架也有年龄。

人的生长发育可用两个“年龄”来表示，即生活年龄（日历年龄）和生物年龄（骨龄）。当生活年龄和生物年龄也即骨龄不相符合的时候，就会出现生长发育的异常。

骨龄是骨骼年龄的简称，人类骨骼发育的变化基本相似，每一根骨头的发育过程都具有连续性和阶段性。不同阶段的骨头具有不同的形态特点，因此，骨龄评估能较准确地反映个体的生长发育水平和成熟程度。

在了解人的骨龄情况时，通常要拍摄人左手手腕部的X光片，医生通过X光片观察左手掌指骨、腕骨及桡尺骨下端的骨化中心的发育程度，来确定骨龄。

生物年龄（骨龄）－生活年龄的差值在±1岁以内的称为发育正常。

生物年龄（骨龄）－生活年龄的差值>1岁的称为发育提前（简称：早熟）。

生物年龄（骨龄）－生活年龄的差值<–1岁的称为发育落后（简称：晚熟）。

骨龄的异常，常常是儿科某些内分泌疾病所表现的一个方面。许多疾病将影响骨骼发育，或使其提前或使其落后，如肾上腺皮质增生症或肿瘤、Alrebert综合征、性早熟、甲亢、卵巢颗粒细胞瘤等将导致骨龄提前；而卵巢发育不全、软骨发育不全、甲状腺功能低下等将导致骨龄明显落后。

# 给骨骼一个好“胃口”

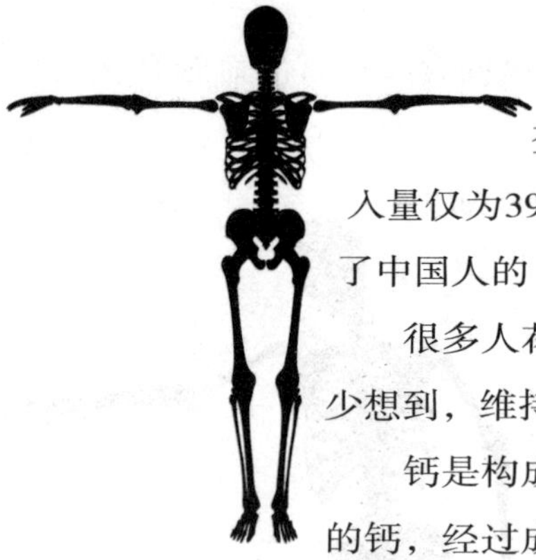

↑骨骼的强健与否直接关系到我们生活的质量。

根据2004年的“中国居民营养与健康现状”调查报告，中国人钙缺乏的程度非常严重，居民钙摄入量仅为391毫克，相当于推荐摄入量的41%。什么原因造成了中国人的“钙荒”呢？

很多人花大量的时间和金钱呵护自己的皮肤和头发，却很少想到，维持我们身体结构的基石——骨骼，同样需要呵护。

钙是构成骨骼最重要的物质，人体从膳食和营养品中吸收的钙，经过成骨细胞的作用，沉积在骨骼上，以保证骨骼强壮有力。但是，骨骼并非一旦形成就再也不会改变的。随着年龄的增加，人体的消化吸收水平下降，激素水平发生变化，骨骼中的钙会慢慢地流失，导致骨骼变得松软、脆弱，骨质疏松也接踵而至。

中国人传统的膳食结构虽有很多优点，但缺少含钙高的食物。2004年的“中国居民营养与健康现状”调查报告显示，中国人乳制品摄入量远远不够，这种被世界公认的最佳补钙方式还没有在我国普及。

除了饮食习惯的限制，乳糖不耐受也是中国人“不喜欢”牛奶的主要理由。其实，我们稍加留意就会发现，商场里、超市里，乳制品的种类越来越丰富了，除了我们熟悉的牛奶、酸奶、奶酪，配方奶粉也多了起来，它们都是补钙的好帮手。特别是一些专为中老年人设计的配方奶粉，还会额外添加更多容易被人体吸收的乳钙，为骨骼提供更全面的营养。

许多人并不了解什么是正确、有效的补钙方式。有人说，钙片里都是钙，补钙效果肯定最好。其实不尽然。钙片中的钙多为无机钙（碳酸钙）或有机钙（葡萄糖酸钙）等，这些人工合成钙制剂的吸收率并不如乳钙理想。乳钙的吸收率可高达40%，而一些有机钙的吸收率只有20%左右。无机钙的吸收率虽说和乳钙相差无几，但对肠胃刺激较大，尤其不适合肠胃功能本来就比较虚弱的中老年人。因此，通过食用含钙量高的食物，如富含乳钙的配方奶粉等，是补钙最好的选择。

很多中老年人可能都有走路缓慢、关节咔咔响、蹲下站不起、晨僵、身高变

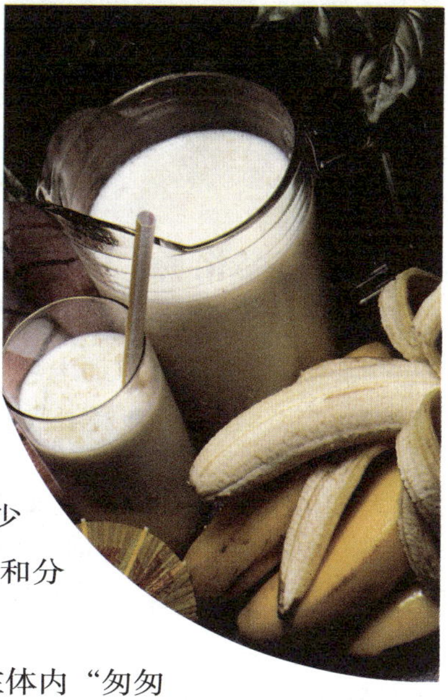

矮、驼背等症状，这些都是中老年人骨骼系统病变、衰老的征兆，主要是由于骨骼系统中的结缔组织营养缺乏所致。胶原蛋白是结缔组织中的重要成分，以不溶纤维的形式存在，具有高度抗张能力，是决定骨骼、软骨、肌腱、韧带以及皮肤角质、血管等组织柔韧度和弹性强度的重要成分。在骨骼有机物中，胶原蛋白占90%，身体吸收的钙必须依附在胶原蛋白上才有可能大量沉积于骨骼中。同时，它还存在于关节中，决定着关节的润滑性、防震性；存在于软骨中，使软骨减少摩擦；存在于基底层中，使其具有良好的变形性和分隔性。

钙的吸收需要维生素$D_3$的帮忙，否则钙只会在体内“匆匆地来，匆匆地走”。而维生素$D_3$有利于钙在骨骼上的沉积，并减少流失。因此，强化了维生素$D_3$的牛奶或奶粉补钙的效果会更胜一筹。

↑牛奶是补钙佳品。

呵护骨骼，就选择骨骼喜欢的食物吧，优质的牛奶、豆类、配方合理的奶粉都会让骨骼有更好的“胃口”。

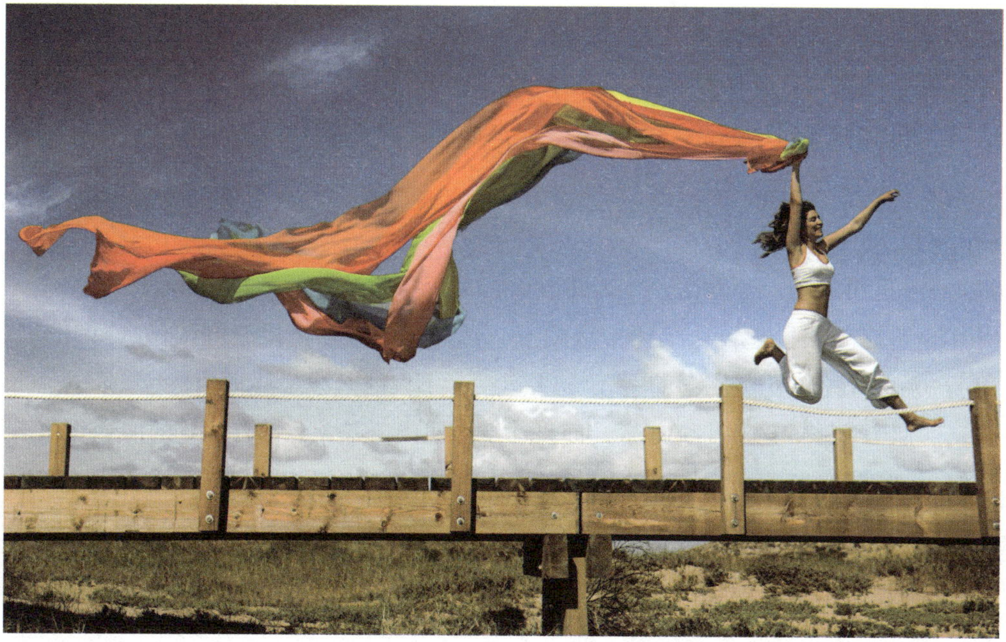

# 抽筋是怎么回事

## 肌肉痉挛俗称“抽筋”

高热、癫痫、破伤风、狂犬病、缺钙等都可引起抽筋，这属全身性的，还有局部性的如腓肠肌（俗称小腿肚子）痉挛，常由于急剧运动或工作疲劳或胫部剧烈扭拧引起，经常会在躺下或睡觉时出现。

## 引起腿脚抽筋的常见原因

睡眠姿势不好，如长时间仰卧，使被子压在脚面上，或长时间俯卧，使脚面抵在床铺上，迫使小腿某些肌肉长时间处于绝对放松状态，引起肌肉“被动挛缩”。

疲劳、休息不足或休息过多导致局部酸性代谢产物堆积，也可引起肌肉痉挛。如走路或运动时间过长，使下肢过度疲劳或睡眠不足，都可使乳酸堆积；睡眠过多过长，血液循环减慢，使二氧化碳堆积等。

外界环境的寒冷刺激，如冬季夜里室温较低，睡眠时盖的被子过薄或腿脚露到被外。

腿常抽筋大多是缺钙、受凉、局部神经血管受压引起。平时可适量补钙，多晒太阳，注意局部保暖，也要注意体位的变化，如坐姿、睡姿，避免神经血管受压，也可做局部肌肉的热敷、按摩，加强局部的血液循环，如果还无改善，抽筋严重者就应到医院检查治疗。

## 腿抽筋自救方法

1、足尖运动。脱鞋站立（为防跌倒，可手扶桌椅或其他固定物），脚尖着地并尽量将脚后跟抬起，持续10秒后放下，然后休息数秒再接着继续做，如此反复进行10~15分钟，早晚各1次。常做足尖运动，不仅能刺激足部末梢穴位，促进血液循环，肌力增强，解除小腿痉挛，而且对下肢肌肉、膝关节都有很好的锻炼作用。

2、睡前泡脚。每天临睡前用40摄氏度左右的热水浸泡双脚（浸泡至踝关节为宜），等到水冷了，再倒进热水以保持水温。浸泡时间15~20分钟。睡前用热水浸泡双脚，可起到促进末梢血液循环，舒筋活血，解除痉挛的作用。

此外，睡前饮水，也能起到放松神经，松弛肌肉，减少抽筋的作用。

# 人类天生会跳舞

最近研究发现，婴儿会随着音乐节拍和旋律舞动，这一发现说明也许人类具有跳舞天分。

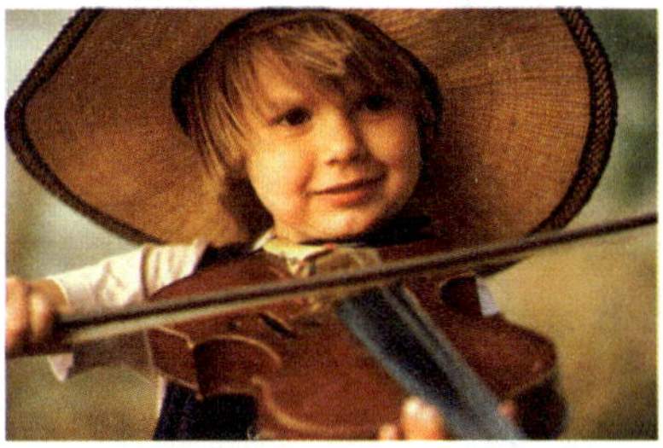

↑对孩子来讲，也许旋律就是信息。

英国科学家选择了120名5个月至2岁大的婴幼儿，分别给他们播放古典音乐、韵律节拍和演讲片段，同时拍摄他们的反应。研究人员还聘请专业芭蕾舞演员分析宝宝的“舞蹈”动作，对比与音乐的契合度。

测试期间，宝宝各自坐在父母膝上。研究人员让父母戴上耳机，确保无法听见音乐，并要求他们不要移动。

通过研究发现，宝宝不时舞动胳膊、手、腿、脚、身体躯干和头部，而听到音乐时的肢体语言比听演讲片段时丰富得多。

## 天生才艺

研究人员由此认为，人类可能天生具有舞蹈才能，会跟随音乐节奏舞动。

研究显示，婴幼儿对节拍比旋律等其他音乐特征的反应更多。研究人员还发现，孩子的舞动与音乐越合拍，他们的笑容越多。虽然舞蹈才能似乎与生俱来，但目前尚不清楚具体原因。

## 分辨曲调

人类不仅具有舞蹈天分，美国研究人员2008年研究发现，婴儿还能辨别曲调欢快或悲伤。

杨百翰大学研究人员向一名5个月大的婴儿展示一张没有表情的面孔，同时播放曲调悲伤的音乐。当婴儿注意力转移，把目光从面孔上移开后，研究人员换一首乐曲。

最后研究发现，当贝多芬第九交响曲第四乐章《欢乐颂》响起，婴儿目光在面孔上停留时间比其他乐曲长3~4秒，说明宝宝意识到了乐曲基调发生转变。9个月大的婴儿则能从一组乐曲中辨别出贝多芬第七交响曲的悲怆旋律。

婴儿最早理解的事情之一就是情感，对他们而言，旋律即信息。研究表明，婴儿9个月大时就能像学龄前儿童甚至成年人那样，区分悲伤和欢乐的乐曲。

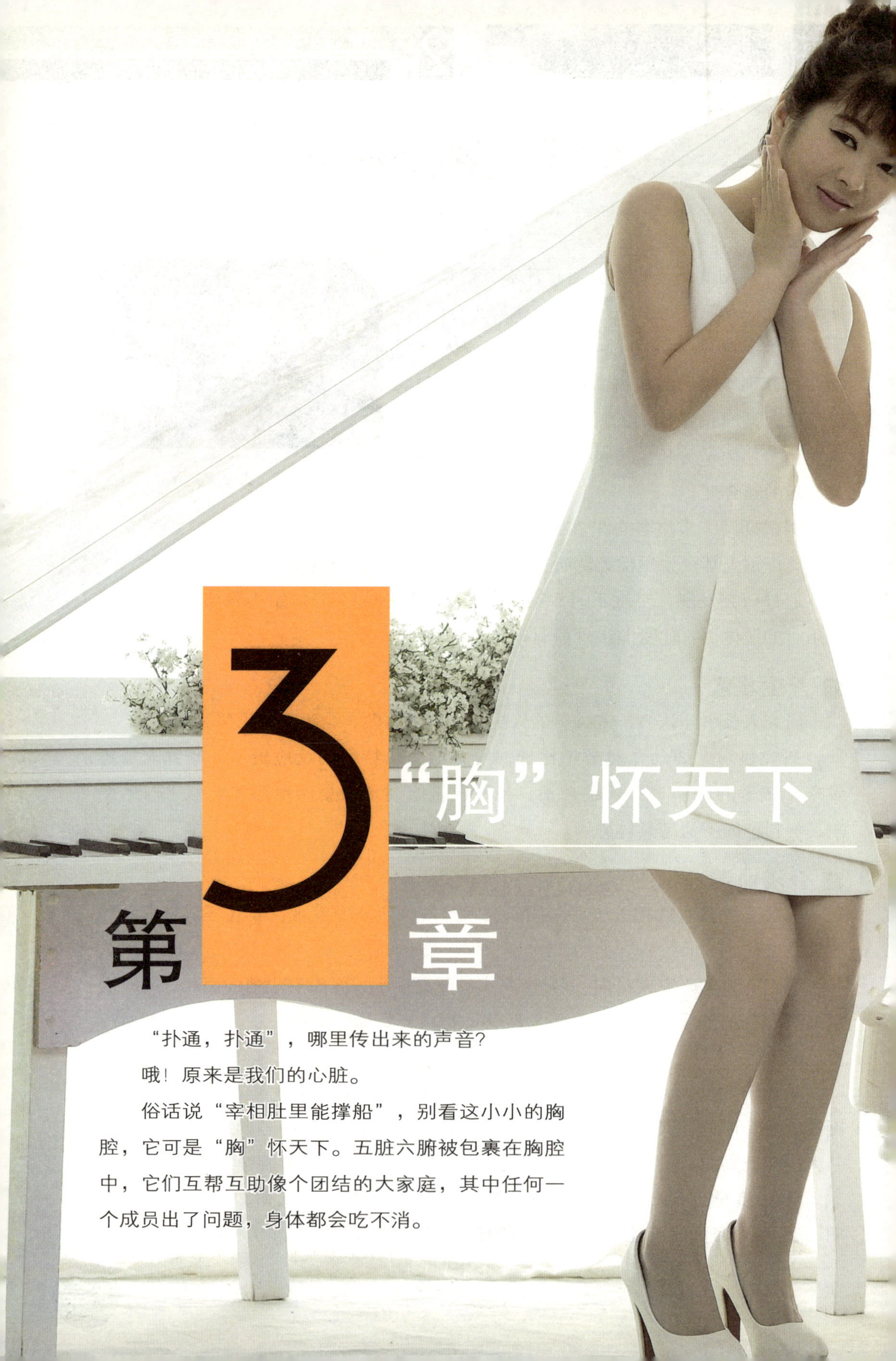

# 第3章 “胸”怀天下

“扑通，扑通”，哪里传出来的声音？

哦！原来是我们的心脏。

俗话说“宰相肚里能撑船”，别看这小小的胸腔，它可是“胸”怀天下。五脏六腑被包裹在胸腔中，它们互帮互助像个团结的大家庭，其中任何一个成员出了问题，身体都会吃不消。

# 人一生心跳多少次

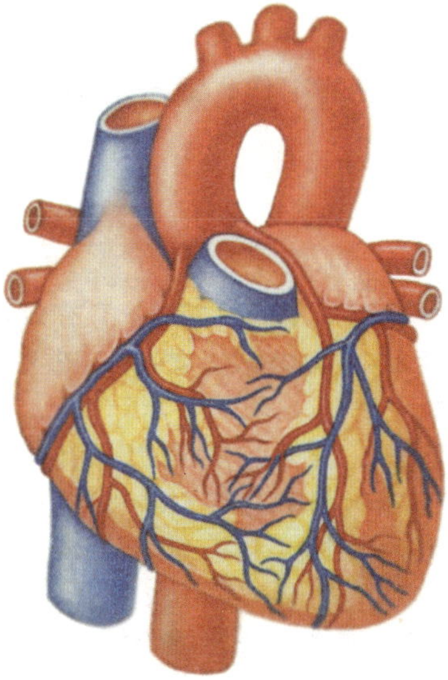

↑心脏中的冠状动脉及静脉

心脏大概是人体唯一不偷懒的器官，就连懒汉的心脏也不例外。人还在母亲肚子里，准确地说是怀孕第18天时，心脏便开始有规律地跳动起来。只要还健康，它就能轻松地完成它的任务。

心脏跳动主要是因为构成心脏的心肌在收缩。其实心肌经常在休息，只不过休息的周期非常非常的短。

人体处于休息状态的时候，心脏每次收缩要0.49秒，之后有0.31秒间歇。

心动周期是这样的：心房收缩，心室就休息；心室收缩，心房就休息。它们就这样轮班休息。一天24小时，心房工作不到4小时，休息约20小时；心室工作不到11小时，休息约13小时。

## 一生心跳25亿至30亿次

科学家发现，乌龟寿命可长达177年，因为它每分钟的心跳只有6次，一生心脏跳动约5.6亿次。令人惊奇的是，除了人类，所有哺乳动物一生的心跳次数基本是一样的，大约是7.3亿次，而人一生的总心跳次数约为25亿～30亿次。

## 血液循环一周只需20秒

人体心脏每天跳动产生的能量，足以把9千克重的物体升高1米。科学家推算，人从出生到50岁的时候，心脏跳动所产生的能量可以把100颗重量级的人造卫星送入地球轨道。

心脏送出来的血液，经过大动脉、中动脉、小动脉，流到全身的毛细血管，然后又经过小静脉、中静脉和大静脉，再返回心脏。血液按这个顺序“旅行”，速度非常快，在体内循环一圈只需要 20 秒。依此速度算，血液在 1 小时内可循环 180 圈，1 年是 157.68 万圈。如果一个人活到 80 岁，血液会在体内循环 12614.4 万圈，这些数字真是令人不可思议。

## 血管长度可绕地球两周半

人体布满了密密麻麻的血管，说出来也许你不相信，人体大大小小的血管加起来有1000多亿条。如果将人体的所有血管接成一条线，科学家估计，成人的血管总长度约为96000千米。地球一周是40000千米，也就是说，人体血管接成一条线之后，长度可以绕地球两周半。

经常进行体育锻炼，可以增强心脏健康，改善心脏的工作，延长心脏休息期，使心脏不容易疲劳。

### 龙文小百科 保护心脏的六大“秘密武器”

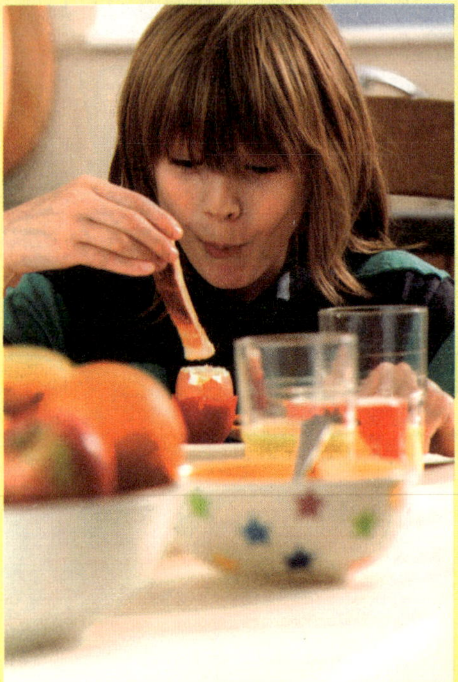

↑ 药补不如食补，保护心脏除了有效的锻炼、稳定情绪、戒烟少酒之外，还要注意健康的饮食方法。

药补不如食补，保护心脏除了有效的锻炼、稳定情绪、戒烟少酒之外，还要注意健康的饮食方法。

秘密武器一：黄豆，黄豆中含有丰富的亚麻酸及亚麻油烯酸等不饱和脂肪酸，有降低胆固醇的作用，从而可在一定程度上保护心脏。

秘密武器二：鱼类，鱼类脂肪中含有一种特殊的成分，有保护心脏的功能。金枪鱼、虹鳟鱼、鳝鱼、鳗鱼等都是很好的选择。

秘密武器三：鸡蛋，蛋黄虽含脂肪较多，但蛋黄中的脂肪主要为卵磷脂，能使血液中的胆固醇和脂肪颗粒变小，并保持悬浮状态，不在血管壁上沉积。因此每天吃1～2个鸡蛋，对心脏非常有益。

秘密武器四：禽类，与猪肉等相比较，鹅、鸭所含的脂肪更接近于橄榄油，因此具有保护心脏之功能。

秘密武器五：茶叶，绿茶中含有丰富的黄烷醇，能改善血液中胆固醇与磷脂的比例，减少冠状动脉壁硬化斑块的形成。其所含的咖啡因可使血管壁松弛，使之保持弹性，增加血管腔径，从而保障血液向心脏的流动畅通。

秘密武器六：牛肝，含铜元素极其丰富。铜是人体胶原酶的主要成分，胶原酶是促进胶原蛋白、弹性蛋白合成的必需物质。而胶原蛋白的作用则是让血管壁细胞牢固地连接起来，保持血管弹性。所以常吃一些牛肝，对心脏有益。

# 脏与脏之间的关系

◎**心与肺**：心主血，肺主气。人体脏器组织机能活动的维持，有赖于气血循环来输送养料。血的正常运行虽然是心所主，但必须借助于肺气的推动，而积存于肺内的宗气，要灌注到心脉，才能畅达全身。

◎**心与肝**：心为血液循环的动力，肝是贮藏血液的一个重要脏器，所以心血旺盛，肝血贮藏也就充盈，既可营养筋脉，又能促进人体四肢百骸的正常活动。如果心血亏虚，引起肝血不足，则可导致血不养筋，出现筋骨酸痛、手足拘挛、抽搐等症。又如肝郁化火，可能扰及于心，出现心烦失眠等症。

> **龙文小百科　宗气**
>
> 中医学名词。积于人体胸中的气。由饮食水谷所化生的精气与吸入自然界的大气结合而成。主要上行于呼吸道。有推动肺脏呼吸、贯通心脉、促进血液运行的作用。

◎**心与脾**：脾所运化的精微，需要借助血液的运行，才能输布于全身。而心血又必须依赖于脾所吸收和转输的水谷精微所生成。另一方面，心主血，脾统血，脾的功能正常，才能统摄血液。若脾气虚弱，可导致“血不循经”。

◎**心与肾**：心肾两脏，互相作用，互相制约，以维持生理功能的相对平衡。在生理状态下，心阳不断下降，肾阴不断上升，上下相交，阴阳相济，称为“心肾相交”。在病理情况下，若肾阴不足，不能上济于心，会引起心阳偏亢，两者失调，称“心肾不交”。

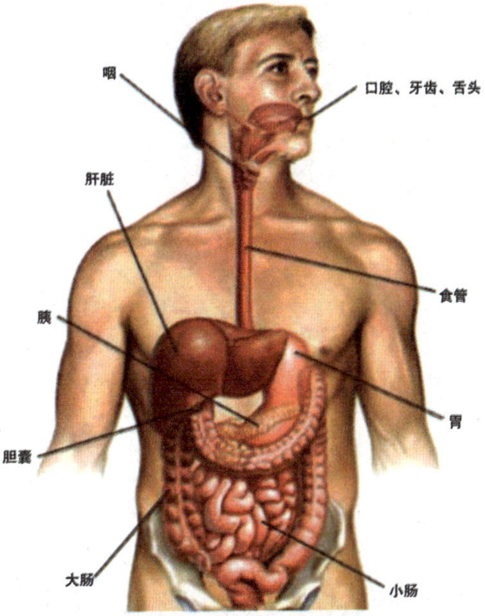


↑消化系统示意图

◎**肝与脾**：肝藏血，脾主运化水谷精微而生血。如脾虚影响血的生成，可导致肝血不足，出现头晕、目眩、视物不清等。肝喜条达而恶抑郁，若肝气郁结，横逆犯脾，可出现腹痛、腹泻等。

◎**肝与肺：**肝之经脉贯脂而上注于肺，二者有一定联系，肝气升发，肺气肃降，关系到人体气机的升降运行。若肝气上逆，肺失肃降，可见胸闷喘促。肝火犯肺，又可见胸胁痛、干咳或痰中带血等症。

◎**肝与肾：**肾藏精，肝藏血，肝血需要依赖肾精的滋养，肾精又需肝血不断的补充，两者互相依存，互相滋生。肾精不足，可导致肝血亏虚；反之，肝血亏虚，又可影响肾精的生成。若肾阴不足，肝失滋养，可引起肝阴不足，导致肝阳偏亢或肝风内动的症候，如眩晕、耳鸣、震颤、麻木、抽搐等。

◎**肺与脾：**脾将水谷的精气上输于肺，与肺吸入的精气相结合而成宗气(又称肺气)。宗气的强弱与脾的运化精微有关，故脾气旺则肺气充。由脾虚影响到肺时，可见食少、懒言、便溏、咳嗽等症。医生常用“补脾益肺”的方法去治疗。又如患慢性咳嗽，痰多稀白，容易咳出，体倦食少等症，病症虽然在肺，而病本则在于脾，必须用“健脾燥湿化痰”的方法，才能有效。所谓“肺为贮痰之器，脾为生痰之源”，这些都是体现脾与肺的关系。

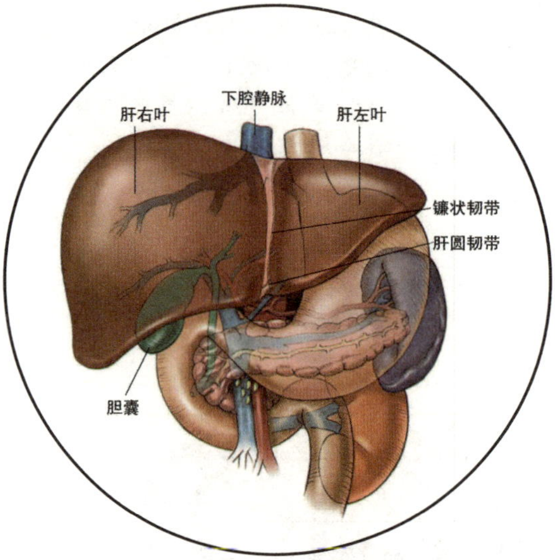

↑ *肝的膈面示意图*

◎**脾与肾：**脾阳依靠肾阳的温养，才能发挥运化作用。肾阳不足，可使脾阳虚弱，运化失常，则出现黎明泄泻，食谷不化等症。反之，若脾阳虚衰，亦可导致肾阳不足，出现腰膝冷痛、水肿等。

◎**肺与肾：**肺主肃降，通调水道，使水液下归于肾。肾主水液，经肾阳的蒸化，使清中之清上归于肺，依靠脾阳的运化，共同完成水液代谢的功能。肺、脾、肾三脏，一脏功能失调，均可引起水液潴留而发生水肿。肺主呼吸，肾主纳气，两脏有协同维持人身气机出入升降的功能。

# 五脏六腑之肺

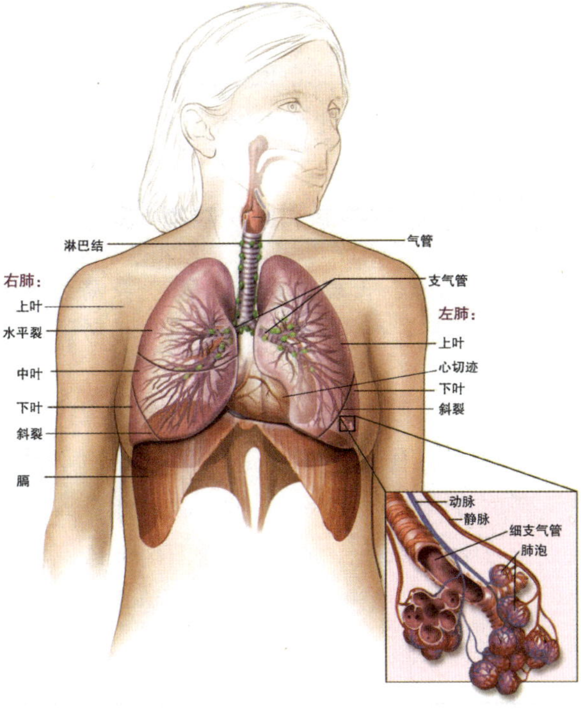

↑肺的末端肺泡示意图

肺是人体中的一个重要器官，最关键的功能是主气，司呼吸。

《黄帝内经》里说"肺司呼吸"。肺的一个主要功能就是主管呼吸。呼吸是利用胸膈上下的运动来升降气机，中医非常强调如何调理全身气机的问题。

药王殿里医圣孙思邈的塑像是坐在老虎身上，手里擒着一条龙，叫做降龙伏虎，道理何在？人体的气机当中最难以掌控的就是主条达的肝与主肃降的肺，这一升一降之间的掌控与平衡在治疗里非常重要。如果能将肝和肺的功能调节好，使其各司其职、各尽其力，就叫降龙伏虎。

肺还有一个重要的功能叫作"治节出焉"，这是什么意思呢？我们知道，有天下大乱，也有天下大治，治和乱是反义词，治就是安定、稳定、正常的意思。节在这里就是指节气，比如说，有些老人在节气转换的时候会出现骨节疼痛，或皮肤湿疹容易长在关节处，这种疾病就和节气有关，因为人体的气跟季节密切相关。"治节出焉"就是说如果肺气正常，人体内的正常治理和调节都可以靠肺的肃降功能来完成。

肺经是从中府、云门出来，沿着手臂内侧最上缘走过来的，一直走到大拇指的内缘。一般来讲，肺经出现问题会导致身体出现以下病症：手臂疼痛，手掌心灼热，肩背疼痛。

肺气虚的人还有一个现象也很明显，中医里叫“小便数而欠”，“数”的意思是一次次的，“欠”的意思是少。就是说，去小便的次数很多，但每次尿得又很少。这种情况日常很多见，比如开会的时候，经常会看到有人一趟趟地往外跑。他们跑到厕所里尿一点点就又回来了，这就是典型的肺气虚的现象。治疗这种病应该从肺出发。

肺气虚还会导致尿色发生变化，因为在肺主肃降的过程中，营养物会出现一些变化，尿色也会因此而变化。

**龙文小百科　外感咳嗽和内伤咳嗽**

外感咳嗽是风寒、暑湿、燥火等一些外部节气的变化或者邪气横行所造成的，外感患者会出现发热、头痛、身痛、咳嗽等症状。内伤咳嗽大多久治不愈，总是咳嗽，人的身体慢慢地就会虚弱下去。

肺病之中最普遍的一个就是咳嗽。现代人有一个误区，认为凡是咳嗽都是肺出了毛病，所以治咳嗽全从肺治。这是有问题的。

《黄帝内经》认为“五脏六腑皆能令人咳，非独肺也”，就是五脏六腑都可以成为咳嗽的诱因。中医中有专门的闻诊，就是根据咳嗽的声音来判定病出于哪里。比如，如果咳嗽是“嘭嘭”而喘咳，咳嗽声很嘹亮的话，是肺咳；一会儿咳一声，声音很虚弱的话，有可能是大肠咳或肾咳。

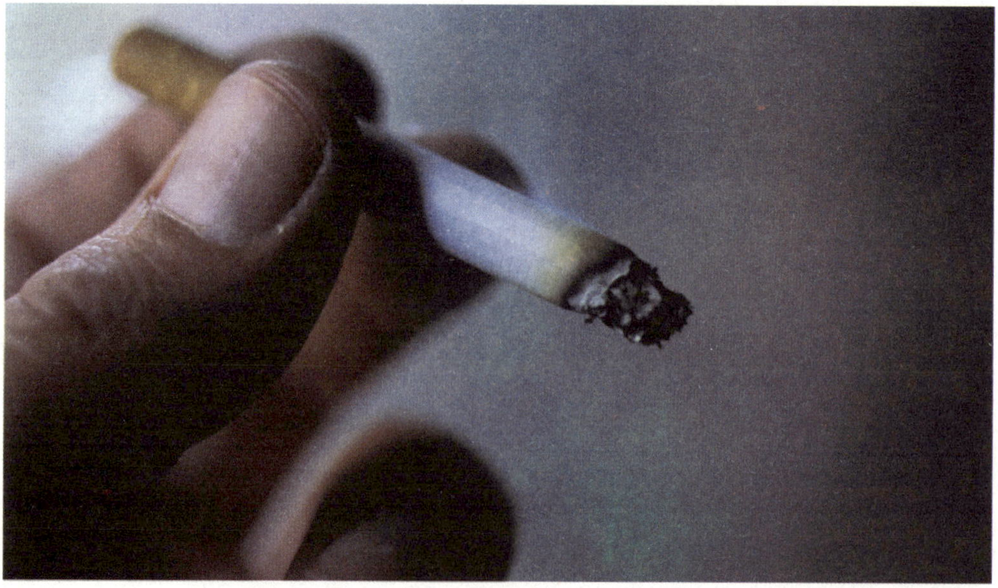

↑烟草极大地损害着肺的健康。

# 解除岔气有妙招

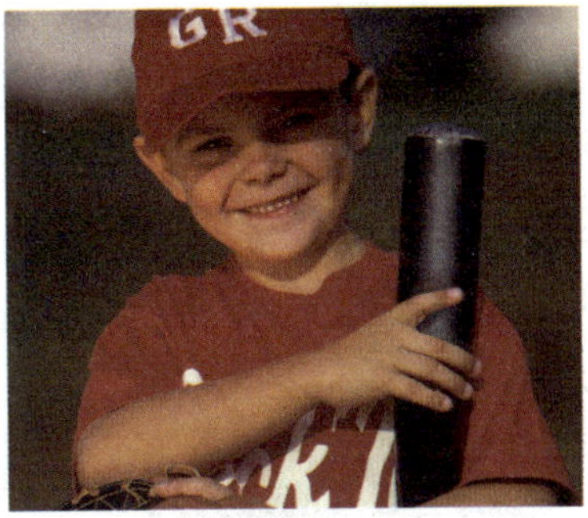

↑每次剧烈活动之前做充分的准备可以预防岔气。

许多人都有过岔气的经历，那种“气流”在肋下窜来窜去的感觉难受万分，岔气真的是肚子里有气吗？如何尽快摆脱这种不适？

岔气指的是突发性的侧胸刺痛，它来去匆匆、无形无色、不留踪迹，好像胸中气流误入歧途。然而现代医学证明，岔气其实是一部分帮助呼吸活动的肌肉出现痉挛性收缩造成的。

不过，岔气也不是跟“气”没有一点关系，它和肌肉纤维缺乏“氧气”有着千丝万缕的联系。肋间肌和膈肌能帮助肺脏实现呼吸运动，而它们就需要足够的氧气。

## 解读岔气全过程

人在不活动时，血液基本上分布在大脑、肝、脾、胃肠道、肾脏等内脏器官。一旦开始运动，血液就会从这些内脏器官中向周围肌肉组织转移，不过，调动血液不像指挥肌肉收缩那么容易。当因运动而呼吸急促，肌肉运动量增加得太快时，肌肉对氧气的需求加大。缺乏氧气，肌肉不得不在“饥饿”的情况下，进行超负荷的工作。个别“挺不下去”的肌肉群就会用它们特有的方式提醒你：“悠着点儿”，而所谓“特有的方式”就是痉挛性收缩，俗称岔气。

## 岔气自救法则

了解了岔气的发作原理后，解除岔气就不难了。既然岔气和身体其他部位的肌肉抽筋没有多大差别，那么就可借鉴缓解肌肉抽筋的方法：

停止正在进行的活动，出现岔气的时候，千万不要继续坚持、硬挺。

试着向上伸展疼痛一侧的胳膊，可能的话，尽量将胳膊举过头顶。

用另外那只手按摩、按压与疼痛部位最接近的局部表面。

适当向前弯腰，这可以帮助膈肌放松。

如果所有努力都不见效，别泄气，试着憋一口气。然后逐渐调整呼吸节律，做深呼吸，让吸气、呼气的过程从短、浅、快，过渡到长、深、慢。

如果经常出现岔气或者每次发作时间过长，都应该及时进行医疗咨询，找到潜在病因。

# 每时每刻都在进行的呼吸

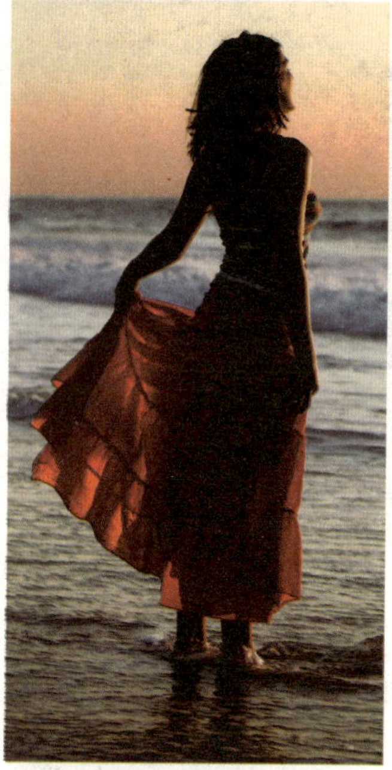

↑呼吸——我们每时每刻都在进行的动作

一个人从出生到死亡，在长达数十年甚至上百年的时间里，都要片刻不停地呼吸。人和动物都要呼吸。但是，呼吸是怎样进行的？它的功用有哪些呢？

科学家揭示了呼吸维持生命的奥秘。如果不吸进氧气，人就没有了生命。人们通过呼吸，吸进空气中的氧气，呼出二氧化碳，维持生命的继续。

成年人在安静的状态下，每分钟呼吸约16～18次。每次的换气量约为500毫升。在呼出的气体中，氧气大约占16.5%，这跟吸进的空气（氧气约占21%）相比，下降了4.5%。而在呼出的气体中，二氧化碳的含量也大约占4.5%。吸进的空气中二氧化碳极少，仅占空气体积的0.03%左右。这就是说，二氧化碳的含量跟空气相比，上升了约4.5%。空气中的氮气和其他气体仅仅充当了呼吸过程的“陪客”，其含量没有改变。由此可见，人呼吸时并未把吸进的空气中的氧气全部消耗掉，只是把少部分氧气变成了二氧化碳。

呼吸过程分为两部分：外呼吸和内呼吸。然而，每当我们提到呼吸时脑子里想的往往是外呼吸。当然，外呼吸必不可少，它包括吸气和呼气。吸气是通过嘴巴和鼻子把空气吸入体内，呼气又通过同样的通道把气体排出体外。大约同等量的氧气和二氧化碳的交换在人体的肺部进行。

内呼吸恰恰与外呼吸相反，空气中的氧气在肺部吸收，由流淌在人体血液中的红细胞带到人体各组织中。在组织内，氧气使某些食物分解燃烧，变成对人体有用的东西。血液又把代谢产生的废物，诸如二氧化碳和水，从人体各组织中运走，以呼气的方式排出体外。

氧气和二氧化碳的交换发生在肺部和人体各组织中，所以需要很大的表面积才能完成交换过程。一般来说，成年人肺的内表面积是3.3平方米。在正常情况下，人体大部分区域处于待命状态，在劳动或激烈运动时所需氧气的量，是人处于休息状态时的8~10倍，这时的呼吸便明显加深加快。

# “肝胆相照”

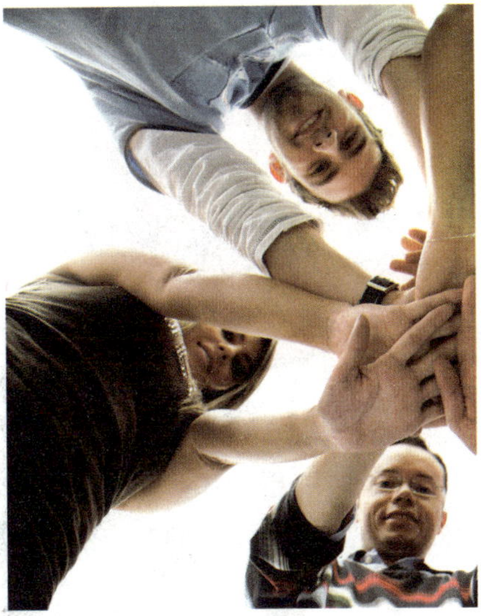
↑肝胆相照在现代汉语里的意思是朋友间真心相待。

朋友之间要彼此忠诚，真心相待。通俗的说法是“铁哥们儿”。文雅说辞是“肝胆相照”。历史上传为美谈的桃园三结义，刘备、关羽、张飞三兄弟是非常有代表性的。

打开人体生理解剖图，你会发现：肝与胆真是一对铁哥们儿、好兄弟，胆紧紧地贴在肝的后面，只露出一点来。它们同为人体消化系统，肝脏是一位大哥哥，处处呵护着胆这个小兄弟。每天我们身体消化所需的胆汁，是肝脏供给的。古人早就认识了这对患难兄弟，称它们互为表里。肝的定位为“大将军”，保家卫国、威风八面。胆看上去为绿色小鸭梨状，个头不大，作用不可小视，中医称之为“十一脏皆取决于胆”，因此它的定位是“中正之官”，协调其他十一脏器。

但是，现代人因缺乏养生保健常识，有意无意地伤害着这哥俩，大口抽烟，大口喝酒，大块吃肉，通宵畅饮。许多人年纪轻轻就患上脂肪肝，被摘除了胆囊。铁哥们儿一个病一个死，相互不能关照了。外矢侵略，“大将军”病榻之上心有余而力不足

两条生活规范要从年轻时做起：

第一，预防脂肪肝，从建立良好的生活方式开始，一日三餐定时定量，七八分饱即可。戒除嗜甜食、吃夜宵的坏习惯。

第二，预防胆结石。当代胆结石发病20~25岁为高发人群，而且“重女轻男”，女性胆结石发病率是男性2~4倍。不吃早餐是长石头的最大诱因。少吃生冷、油腻、高蛋白、刺激性食物及烈酒，它们容易使胆汁淤积成石。

一句话，你的肝胆相照了，彼此更真诚，更关爱对方了，你收获的将是一个从内到外全新的你、健康的你。

# 胃为什么没有把自己消化掉

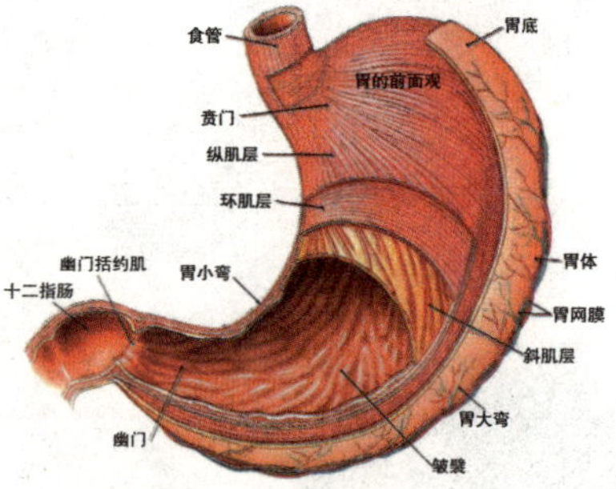


↑ *胃的结构及肌层示意图*

食物进入到胃里后，很快就被胃液消化掉了。胃液酸性很强，可胃为什么从来没有把自己消化掉呢，其中奥秘何在？

事实上，胃液在消化食物的同时，也对胃壁有一定的损害作用，会造成一些细胞的死亡。但是由于胃有很强的再生能力，因此这种损害仅仅是暂时的，胃很快就能恢复如初。每分钟胃的表面能够产生约50万个新细胞，也就是说只需3天，就可以再生出一个新胃来。然而，由于胃液能在几小时内把胃的组织溶化掉，只靠产生的新细胞，还来不及完全弥补所造成的损失。因此，还得另有本领才行。

胃的第二个本领，是胃壁覆盖着一层厚厚的、被称为胃黏膜的上皮细胞。它与胃液直接接触，使带有腐蚀性的胃液不能渗入到胃的内壁。我们知道，如果胃内产生过多的酸液，就会导致胃溃疡。由于胃黏膜具有特殊的保护作用，所以可免遭或只受到轻度的酸液侵蚀。

胃液主要由胃蛋白酶和盐酸组成。胃蛋白酶是一种蛋白质，它是一种无害的消化酶。但盐酸却不同，它具有很强的腐蚀性，能轻而易举地毁坏胃的组织细胞。因此，只靠胃的再生能力和胃黏膜的保护作用还不够。在胃壁上皮细胞上面还覆盖着薄薄的一层碳水化合物，即所谓的糖体层，它可以进一步加强对胃的保护。另外，在胃壁里层，还覆盖了一层由脂肪物质组成的、称为类脂体的物质。此类物质对盐酸的氢离子和氯离子具有很强的阻碍作用，这是胃保护自己的第三个绝活。

近年来，科学家发现胃黏膜上皮细胞能不断合成和释放内源性前列腺素，它对胃肠道黏膜有明显的保护作用。此外，还有人证明胃肠道是人体内最大的内分泌器官，能分泌新的激素（都是肽类物质）。

# 九大习惯伤胃至深

作为人体重要的消化器官，胃是很“娇弱”的，必须小心呵护。但是由于现在生活节奏的提高，很多人并不能好好呵护这个器官，比如：

◎“不守时”

“废寝忘食”似乎成了不少上班族的习惯，然而这无意间的饥一顿、饱一顿，会慢慢侵蚀胃的健康。近年来，功能性消化不良、胃炎、胃溃疡的发病率在工作忙碌的白领人群中正日趋升高。

胃是一个严格遵守“时间表”的器官，胃液的分泌在一天中存在生理性的高峰和低谷，以便及时消化食物。胃酸和胃蛋白酶如果没有食物中和，就会消化胃黏膜本身，对胃黏膜造成损害。

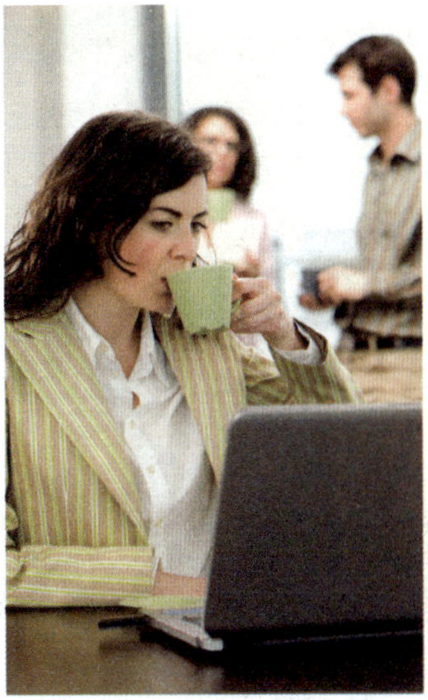
↑很多上班族不规律的饮食令胃不堪重负。

◎晚餐过饱

早饭遗忘在匆忙间，午饭简单对付，晚上“大吃大喝”，睡前来点夜宵，健康的消化系统往往就会在这样的饮食习惯中被破坏。

晚饭过饱或临睡前吃夜宵，不仅会影响睡眠、导致肥胖，而且会迫使胃肠道处在超负荷的“紧张工作”中，胃液分泌过量会腐蚀胃黏膜，长期如此，就会导致胃糜烂、胃溃 等疾病。

◎狼吞虎咽

食物进入胃后，需要经过贮纳、研磨、消化，将食物变成乳糜状后，才到达肠道。养成细嚼慢咽的好习惯，能增加唾液的分泌，有利于食物被更好地消化吸收。如果咀嚼不细、狼吞虎咽，粗糙的食物就会直接磨损胃黏膜，并增加胃的负担，使食物在胃内的停留时间延长，从而造成胃部肌肉疲劳、胃动力下降。

◎受寒

胃是一个对外界气候和温度很敏感的器官，人体受到冷空气刺激后，胃部容易发生痉挛性收缩，从而引发胃痛、消化不良、呕吐、腹泻等症状。

一般人都会在秋冬季节注意防寒保暖，殊不知在夏天，贪吃冷饮、凉性的瓜果或长时间处在空调环境中，也会使胃部受寒，从而影响胃肠道功能。

◎**过度疲劳**

无论是从事体力劳动还是脑力劳动，长期超负荷的工作都会导致疲劳过度，这不但会使机体的抵抗力下降，而且会使胃黏膜的防御作用削弱。容易引起胃部供血不足，使分泌功能失调，而胃酸过多、黏液减少就会使胃黏膜受到损害。

◎**精神紧张**

不少胃病的发生与发展，都与人的情绪和心态密切相关。当一个人处在紧张、烦恼或愤怒情绪时，这些不良情绪就会影响胃的分泌、运动、消化等功能。因此，长期抑郁、焦虑或遭到精神创伤的病人，容易患胃溃疡。

◎**酗酒无度**

每天喝少量的红酒有利于身体健康。但如果酗酒无度，酒精不但会损伤肝脏、导致皮肤脱水、杀死脑细胞，还会直接损害胃黏膜，使胃黏膜出现炎症、糜烂、溃疡或出血。此外，饮酒还会延缓胃溃疡的愈合过程。因此，胃病患者尤其不可酗酒。

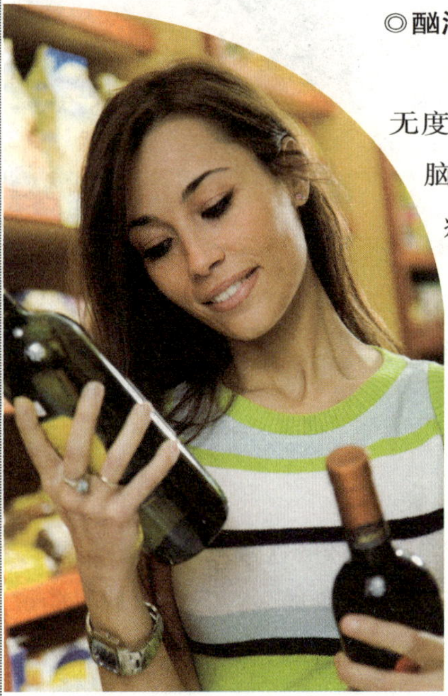

*←喝少量的红酒有利于身体健康。但如果酗酒无度，则会损害胃健康。*

◎**嗜烟成癖**

烟草不但会伤害人体的呼吸系统，而且对胃的损伤也不可小视。吸烟过多的人往往更容易患胃炎。这是因为，烟草中的尼古丁会从以下几个方面伤害胃黏膜：促进血管收缩，使胃黏膜的血液供应减少；抑制前列腺素的合成，而前列腺素是一种对胃黏膜有修复作用的保护因子；干扰胃的排空功能，容易造成胆汁反流到胃里，而胆汁中的胆盐等成分对胃黏膜有很强的损伤作用；促进胃酸和胃蛋白酶的分泌，直接腐蚀胃黏膜。

◎**滥用药物**

许多药物都会损伤胃黏膜，非甾体抗炎药物会通过抑制对胃黏膜有保护作用的前列腺素的合成起到止痛的作用。还有皮质类固醇等激素类药物，也常常会导致胃炎、胃溃疡或胃穿孔的发生。因此，服用这些药物应当遵循医嘱，最好在饭后服用，或者同时服用胃黏膜保护剂。

# 小小脾脏“脾气大”

脾脏是人体中最大的淋巴器官，位于左上腹部。脾的质地较脆且血运丰富，因此一旦受到强大外力打击，很容易破裂，脾破裂会导致严重的大出血，是能够致死的腹部急症之一，必须紧急抢救。

脾的主要功能是过滤和储存血液。除此外脾脏还具有许多特殊功能。

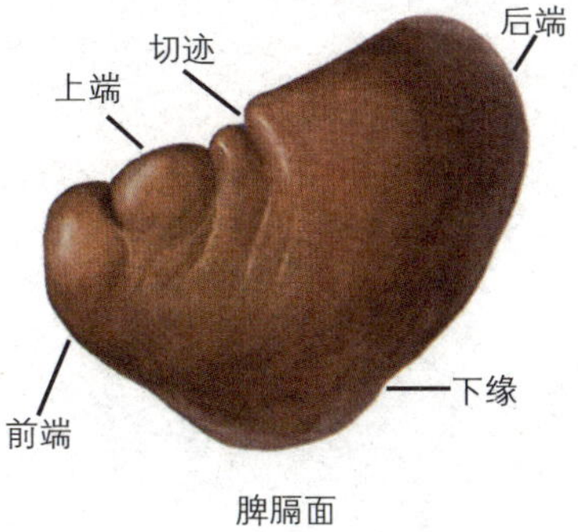


↑ *脾脏*

第一，应急造血功能。人体需要生产出新的血细胞以补充不断衰老死亡的旧血细胞。在机体应急状态下，如中毒、药物抑制或感染时，脾脏就重新制造各种类型的血细胞，以挽救危重的生命。

第二，小血库功能。脾脏内有许多血窦，就像一个个小小的血池子，充当小血库的作用。脾脏一般能存40～50毫升血。

第三，净化血液功能。体内的血液每天大约要从脾脏流过30～50次。脾脏血窦里的吞噬细胞就像严格的检查卫士一样，不断检查出衰老伤残的细胞及血小板，并将其吞噬消灭掉。同时将红细胞中的铁收集起来，输出至骨髓，重新用于造血。

第四，细胞免疫大军营。人体的许多免疫卫士——淋巴细胞、杀伤细胞和自然杀伤细胞大量驻守在脾脏，一旦人体的某个部位遭受病菌的侵犯，这些免疫卫士们就从这里开拔，奔向战场——感染部位。杀伤敌人，平息战事。

第五，体液免疫武器的兵工厂。多数的免疫球蛋白、补体、调理素、备解素等体液免疫武器都在脾脏生产。一旦体液里出现敌情，如毒素、细菌和有害抗原时，它们就及时出击并将其围歼。

脾脏是机体最大的免疫器官，占全身淋巴组织总量的25%。脾脏本身的疾病较少见，比如脾肿瘤，但是人体其他系统的疾病可以引发脾脏改变，会出现脾大现象。比如常见的有肝硬化、肝癌、特发性门脉高压症会出现脾大，还有一些血液病如血小板减少性紫癜、何杰金氏病、白血病等也会出现脾大。

# 小肠——消化和吸收营养的车间

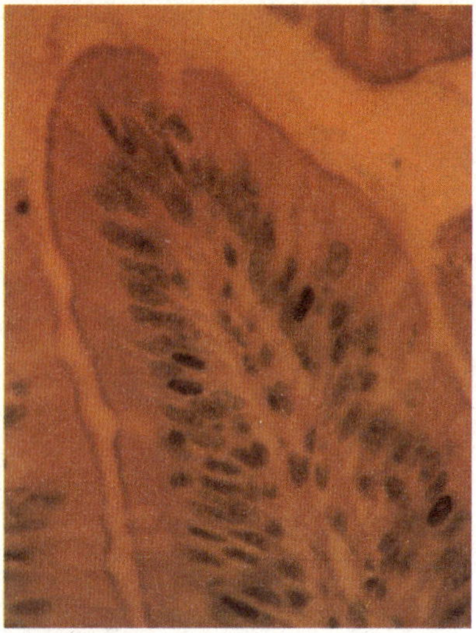

↑小肠绒毛切片

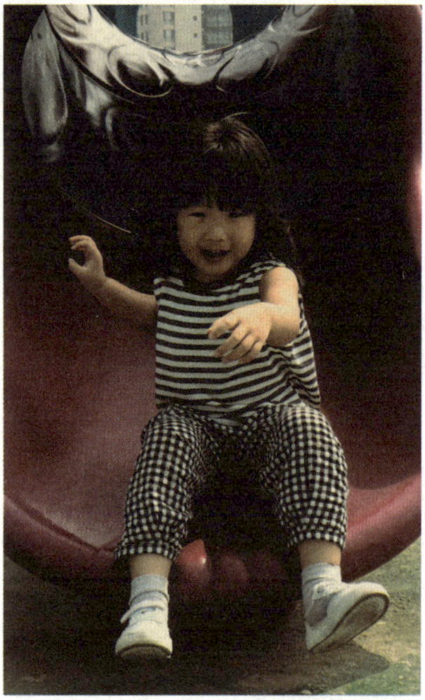

↑人体每日活动所需要的能量都靠小肠来吸收。

人的肠道由小肠和大肠组成。

小肠又细又长，是糖、脂肪与蛋白质三大营养物质进行彻底消化的场所，食糜（从胃进入十二指肠呈半流体的已部分消化的食物）经小肠的消化分解后由小肠黏膜吸收进入血液循环。未被消化的食物残渣由回盲瓣进入大肠。在大肠内没有重要的消化活动，食物残渣最终变成粪便，排出体外。

小肠迂曲细长，吸收面积却十分广阔。

小肠包括十二指肠、空肠与回肠三部分。全长 6~7 米，相当于身高的 3~4 倍，拉直了大约有二层楼那么高！十二指肠仅 25~30 厘米（相当于 12 个手指并排的宽度），它虽短，却十分重要。十二指肠整体呈“C”形弯曲包绕胰头，可分为上部、降部、水平部和升部四段。其上部紧接胃的幽门部，降部接胆总管与胰管的共同开口，肝胆汁与胰液由此排入十二指肠。碱性的胆汁、胰液和十二指肠腺分泌的黏液可中和由胃幽门排出的强酸性的食糜。这对调节胃排空速度和有效进行化学消化活动都至关重要。

一般人都误以为消化道只是吸收了每天吃进的食物和喝进的水，其实消化道的吸收过程的任务是相当繁重的。因为人平均每天要分泌唾液1.5升，胃液2.5升，胰液2升，肝胆汁1升，再加上小肠液3升，合计达10多升，相当于19瓶啤酒。这些分泌液必须全部吸收回去。

小肠黏膜上皮的代谢十分迅速，新近的科学研究发现，小肠黏膜上皮每2~4天内要全部更新一次。有趣的是脱落下来的上皮细胞其中的蛋白质营养，竟也被小肠消化后重新吸收到人体内。未被吸收的残渣则由粪便排出体外。正由于此，绝食者或停止进食的人，头几天照样天天有大便排出。

小肠的运动缓慢而有序，食糜渐渐向前移动。在神经和激素的调节下，食糜与消化液充分混合，并与肠壁紧密接触，缓缓地前行。就这样，食糜边消化边吸收，最后通过回盲瓣进入大肠的盲肠内。回盲瓣平时是关闭的，只有当其括约肌松弛时才打开，内容物方可进入盲肠，每次大约进入4毫升。回盲瓣一方面防止回肠内容物过快地进入大肠，从而延长在回肠内的时间，有益于充分地吸收其中的营养；另一方面回盲瓣具有活瓣作用，可阻止大肠中含有大量细菌的内容物向回肠倒流。

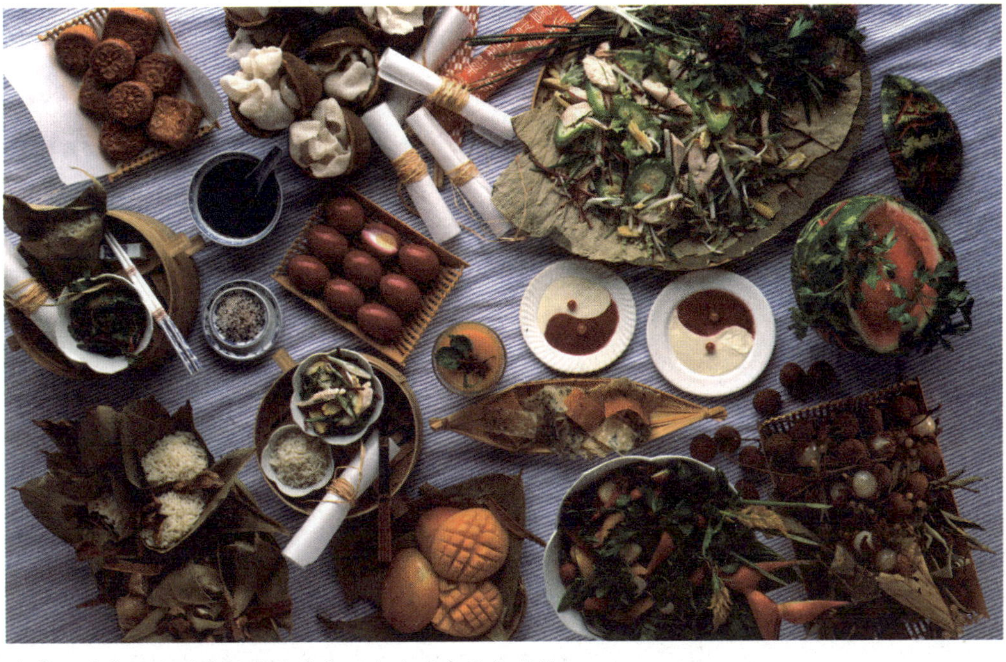

↑每天进食的大量食物都是靠大肠和小肠来消化吸收。

**龙文小百科　回肠、回盲瓣**

回肠是连接空肠和盲肠的一段小肠，形状弯曲。约占空、回肠的下3/5，主要位于脐区和右髂区，其特点是色淡红、管壁薄、管径小，黏膜面环形皱襞稀疏，除有孤立淋巴滤泡外，还可见集合淋巴滤泡。

回盲瓣在回盲口，由回肠末端突入盲肠而形成的上、下两个半月形的瓣称回盲肠，有阻止小肠内容物过快流入大肠和防止盲肠内容物逆流到回肠的作用。

# 大肠——体内微生物的大乐园

**龙文小百科 菌落**

菌落亦称“集落”。一般指单个菌体或孢子在固体培养基上生长繁殖后形成的肉眼可见的微生物集团。各种微生物形成的菌落具有一定的特征，包括菌落大小、形状、光泽、颜色、硬度、透明程度等，可供鉴定微生物时参考。

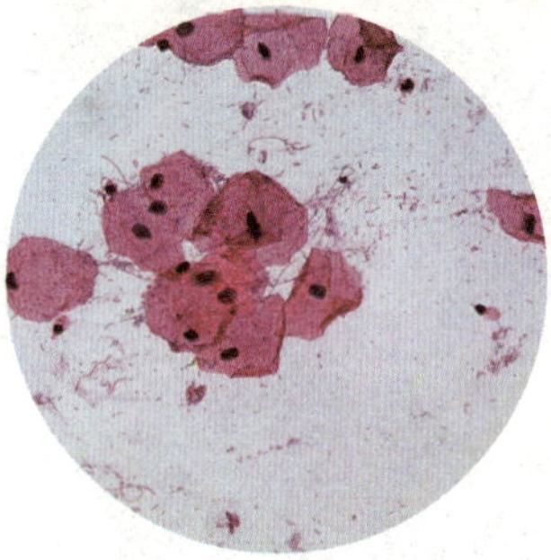

↑乳酸杆菌

大肠位于消化道的下段，是从盲肠到肛门之间的粗大的肠管，全长1.5米。

大肠围绕在小肠周围，全程形似方框，围绕在空肠周围，形成一个围墙样结构。

有趣的是，大肠是一个微生物的大乐园。据研究报道，胃肠道各部位的微生物数量大不相同，整个胃内细菌极少，因胃酸杀菌力极强，因此每克内容物中菌落总数低于1000，而小肠内的菌量从每毫升内容物的10000个逐渐增加，在回盲部达到百万至千万个。而大肠内是一个密集的微生态系统，通常存在几百种细菌，每克内容物含菌量达到千亿至万亿个之多。

微生态专家指出，结肠内的有些细菌，有益人体健康，称为益生菌；有些则是有害的，这些有害的致病菌可以通过产生毒素而引起腹泻，损伤肠道黏膜，激发肿瘤发生等。而且毒素吸收进入人体血液循环，还可使人早衰、产生老年斑、引起口臭等。

结肠内多数细菌为益生菌，目前已明确双歧杆菌和乳酸杆菌为益生菌类。双歧杆菌能增强免疫力，既防腹泻又能消除便秘，并对多种皮肤病和肝病有明显改善作用。

乳酸杆菌很早就被认为有调节胃肠的作用，也是治疗腹泻的有效辅助剂，而且又能改善大便性质，能抑制肠内腐败物产生，防御消化道感染，提高免疫功能，还能降低血液胆固醇水平。

因此，促进益生菌双歧杆菌及乳酸菌的生长，抑制致病菌的繁殖，保持大肠内微生态平衡十分重要。这对小孩与老人的健康特别重要。

## 大肠的运动和排便

大肠运动少而缓慢，对刺激的反应远不如胃与小肠，显得比较迟缓，这些特点有利于粪便在大肠内暂时储存。

大肠的运动平时有袋状往返运动，对其内容物有缓慢的搓揉作用，不能向前推进，只能原地“踏步”。这有助于促进水分吸收。

大肠还有一种快而行程远的蠕动，称为集团蠕动，起始于横结肠，可将其内容物一下子推到乙状结肠乃至直肠。这种反射活动多发生在餐后。

正常人的直肠内是没有粪便的。而且肛门内、外括约肌平时一直处于收缩状态，关得紧紧的，只有当排便时才松弛打开，否则就会大便失禁。

当大肠集团蠕动将粪便推入直肠时，扩张的刺激立刻兴奋了直肠感受器，产生神经冲动上传至脊髓的排便中枢，并上传到大脑皮层，质人产生“便意”。如条件不允许，成人立即可对便意进行意识控制，同时加紧肛门内外括约肌的收缩，可使大便不致像小孩那样失控。但是如果常常有意识地制止便意与排便，就会使直肠对粪便的压力的敏感性降低，加之粪便在大肠内滞留过久，水分吸收过多而干硬，就会引起排便困难，甚至产生便秘。

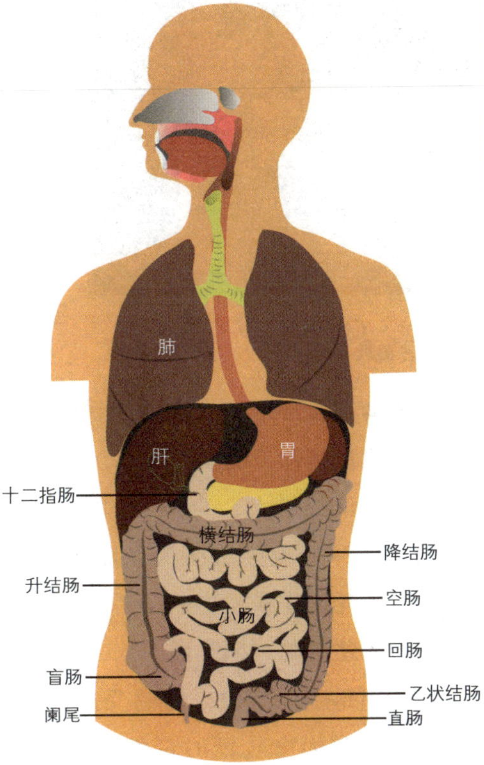


↑大肠及小肠结构、位置示意图

# 保护你的肚脐

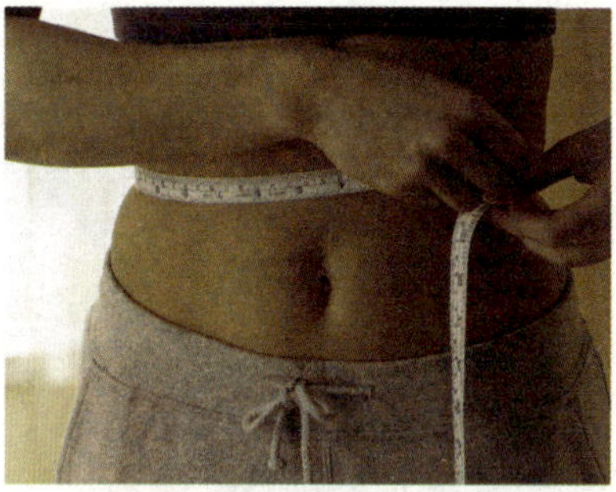

↑肚脐又名神阙穴，是人体的一个重要穴位。

肚脐在中医中被称为神阙穴。神阙穴是胎儿出生前从母体获取营养的通道，在胚胎发育过程中与腹壁直接相连。药物也易于通过脐部进入细胞间质迅速溶于血液中，被中医学家认为是治病要穴。

肚脐位于髂前上棘水平的腹部正中线上，直径约为 1~2 厘米。它通常可以是一个小凹陷或是一个小凸出。肚脐下面的腹部肌肉形成一个凹陷。肚脐的细小通常带来一定的组织弱化并使它易受脐疝气的影响。

**◎注意脐部卫生**

夏日汗流量大，身体上的污垢很容易随汗进入脐眼而沉积。每天用温热的清水加中性沐浴液擦洗脐周及脐眼，以清除污垢，防止病菌滋生。但不宜用力搓揉，以免弄伤皮肤发生感染。

**◎要注意防“风”脐**

脐周是肠胃部位，容易受凉，所以要防止脐部着凉。早、晚天气较凉爽时或者阴雨天气温度较低时最好不要穿露脐装；电扇、空调的凉风不要对着脐部猛吹；穿露脐装骑摩托车或自行车时车速不宜太快；睡眠时应在腹部盖上薄物或使用护脐带。

**◎防止脐部意外受损伤**

脐周部位因缺少衣着的保护而裸露，往往容易遭到意外损伤，如烫伤、擦伤、划伤等。因此，日常起居和工作中要小心。

**◎尽量不要进行纹饰**

有些女孩往往觉得穿露脐装还不够吸引眼球，喜欢在脐部贴饰图案，甚至纹上永久性图饰。殊不知，如此一来，会造成一定的健康隐患。因为贴饰会妨碍皮肤的排泄功能，有可能引起湿疹、汗疹等皮肤病；纹饰的颜料往往含有一些对身体有害的化学成分，如在营业场所纹饰，共用纹针还有可能罹患传染病。所以要慎重进行纹饰。

# 人体淋巴系统探秘

淋巴系统是人体的重要防卫体系，它与心血管系统密切相关。

淋巴系统能制造白细胞和抗体，滤出病原体，对于液体和养分在体内的分配也有重要作用。

像遍布全身的血液循环系统一样，淋巴系统也是一个网状的遍布全身的液体系统。淋巴系统里流通的淋巴液由血浆形成，但比血浆清，水分较多，能从微血管壁渗入组织空间。

淋巴系统有许多管道和淋巴结，毛细淋巴管遍布全身，收集多余的液体，输入两条总导管：一条是淋巴系统的主干胸导管，与脊柱互相平行，通向左边近心脏的一条大静脉；另一条是右淋巴导管，通向右边的静脉。

淋巴系统没有一个像心脏那样的泵来压送淋巴液。新的组织液流入细胞间的空隙中的液体挤入淋巴管。动脉和肌肉的张缩也对淋巴液施加向前的压力。呼吸作用则在胸导管内造成负压，使淋巴液向上流而回到血液中去。

人受伤以后组织会肿胀，要靠淋巴系统来排除积聚的液体，恢复正常的液体循环。

沿着毛细淋巴管有100多个淋巴结或淋巴腺，身体的颈部、腹股沟和腋窝特别密集。每个淋巴结里都有一连串纤维质的瓣膜，淋巴液就从此流过，滤出微生物和毒素，并加以消灭，以阻止感染蔓延。

当病毒侵入人体发生感染时，淋巴结会肿大疼痛。像喉咙发炎时，会在下巴颏下摸到两个肿块，那就是淋巴结。炎症消失后淋巴肿块也会自然缩小。因此，如果你发现淋巴结肿大说明你正患有某种感染。

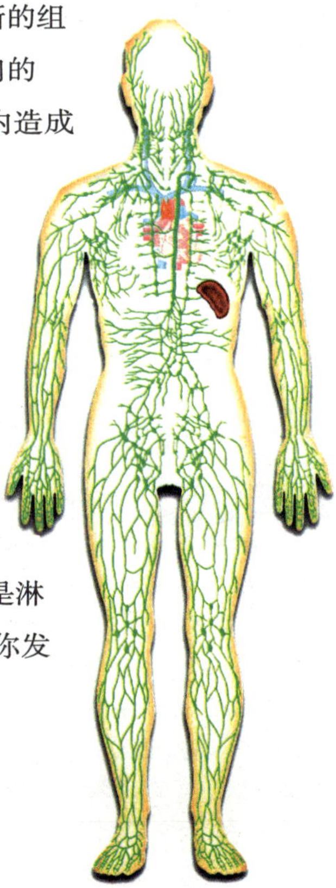

↑人体淋巴系统遍布全身。

# 人体免疫系统揭秘

人来到这个世界上的同时带来了一位好医生：人体自身的免疫系统。免疫系统主要有三大功能：抵抗、清除、修补。当病菌入侵人体时，免疫系统会调集免疫细胞奋力作战，歼灭“来犯的敌人”。免疫细胞还可清除人体垃圾、帮助修补受损细胞。如果缺少了免疫系统，也许一些灰尘就能致人死地。

人体免疫系统是人最重要的保卫系统。有了它，人体才能抵御病原菌的侵犯。它具有高度的辨识能力，通常能精确识别自身和异己物质，使机体处于相对平衡的状态，从而保障人体自愈力的发挥。

人体的免疫器官有淋巴结、扁桃体、小肠集合淋巴结、骨髓与白细胞、胸腺、脾脏、盲肠。正是靠着这些器官所组成的免疫系统，人体才有自愈的潜能，而人体自愈力的发挥很大程度上取决于免疫细胞的功能。

人体的免疫系统像守在门口的“警卫兵”一样，时刻处于警戒状态，它能使人体免于病毒、细菌、污染物质及疾病的攻击。免疫细胞可清除机体新陈代谢后产生的废物及免疫细胞与“敌人”战斗后遗留下来的病毒尸体和残骸。它还能修补受损的组织和器官，使其恢复原来的功能。

在防病、抗病上，任何外在疗法都无法和健康的免疫系统相媲美，但身体免疫系统的力量会随人的饮食、行为习惯等加强或减弱。比如，营养适当会加强免疫系统功能，营养失衡就会削弱免疫系统功能。因此，为增强防病、抗病毒能力，我们要做到合理饮食、适当运动、有效睡眠等，保证免疫系统处于最佳状态。

**龙文小百科　强化免疫力**

远离大鱼大肉，亲近植物。

营养在哪里？在植物中。研究发现，植物都含有一种叫“植物营养素”的东西，可有效提升人体免疫力。而且，植物中所含的蛋白质、矿物质、维生素更易被人体吸收利用。

全面地、完整地吸取。全面是指种类越多越好，尤其是不同颜色、品种，如果一个人每天能吃12种以上的蔬菜、水果的话，就可以保证人体每日所需；完整是指吃原始的植物，而不是吃用化学方式提炼制作的产品。如橘子里含有维生素C，吃橘子本身就很好，如果是吃从橘子中提炼出来的维生素C其作用就大打折扣了。因为一旦被单独提取出来，就失去了原有的生存环境，原有的元素平衡就被打破了，效果很难保证。

# 突发事件的“灵敏器”——应激系统

人在遇到突发事件时，都会本能地保护自己。人体内也确实存在着一套总是试图保护自身免受伤害的应激系统。

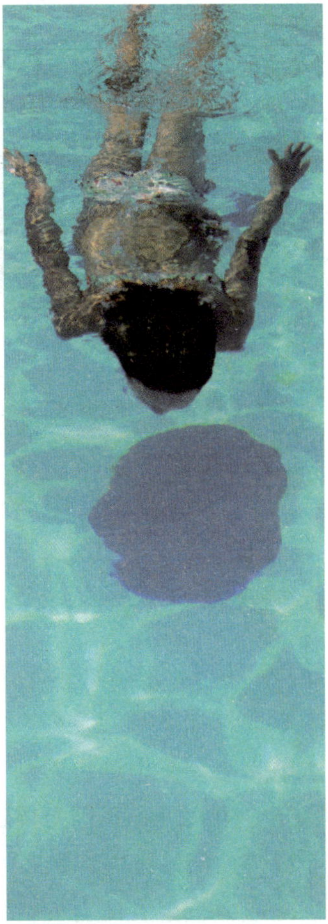

↑人在刚进入泳池时，通常会因为水温低于体温而起鸡皮疙瘩，这就是应激系统对低温做出的反应。如果长期处于低温环境中，就有可能导致感冒，这就是应激所引起的一种非特异的变化。

现实生活中，经常遇到和人体应激性有关的问题，比如人在进入水温比较高的浴池时，可能有想要马上出来的冲动，但如果不放冷水，咬牙坚持住，很快就会发现其实水温也没有刚进入时身体所感知的那样烫。这当然不是因为水温骤降，而是人的应激系统在面对水时做出的保护性反应和适应性反应。

机体受到各种有害刺激时，血中促肾上腺皮质激素和糖皮质激素增多，并引起一系列全身反应以抵抗有害刺激，称为应激反应。

在日常生活中，几乎每一个人都会遇到某些应激原的作用。只要这种作用不是过分强烈，作用的时间也不是过分的持久，那么所引起的应激将有利于机体身心，以更好地完成必须完成的任务，或者更好地避开可能要发生的危险。这种应激，显然对机体是有利的，因而有人称之为良性应激。

如果应激原的作用过于强烈或过于持久，那么所引起的应激就属于病理生理学的范畴。许多疾病或病理过程都伴有应激，这些疾病都有其本身的特异性的变化，又有应激所引起的一系列非特异的变化，因此应激也就是这些疾病的一个组成部分。创伤、烧伤、严重感染性疾病等的发生发展中，都有应激的参与，但这些还不能算是应激性疾病，只有以应激所引起的损害为主要表现的疾病中如应激性溃疡等，才可称为应激性疾病。由于应激在上述的情况下可以引起病理变化，故有人称之为劣性应激。

# 人体自带的“医生”——再生和愈合系统

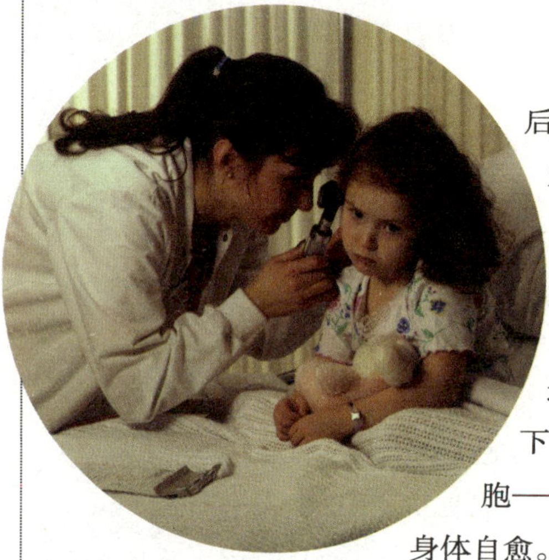

↑人体拥有强大的自愈和再生系统。

如果你不小心把手划破一个伤口，几天后，皮肤上的伤口就可以自动愈合。这看起来似乎是很平常的事，然而，一代代医学家们却为研究此现象付出了艰苦不懈的努力。

18世纪中叶，俄国生理学家梅契尼科夫为了弄清这个问题，曾把一根玫瑰刺扎进自己的肌肉中，几小时后，他在显微镜下发现那根刺周围已经聚满了各种各样的细胞——正是这些体内的“小医生”在帮助我们的身体自愈。

人体拥有天然的自我修复能力，这种自我修复的过程叫“再生”。有时候，我们的手因某种原因被磨出了水泡，如果把水泡弄破并揭开外面的“皮”，会看到粉红色的“新肉”，仔细观察就会发现这些“新肉”渐渐褪去了粉红色，和原来的皮肤长成一体，用不了几天就根本看不出这里曾磨出过水泡。这是人体自我修复中最常见也最直观的一个例子。事实上，我们身体表面的皮肤在不断地剥落，新的皮肤也在不断生长，整个肠道内层每天也都在不停地剥落和重生。

咳嗽也是人体自发排出体内垃圾的一种方式。身体内肺泡的薄膜就像纱窗一样，纱窗每隔一段时间就会布满灰尘、污物，如不及时清洗，灰尘和污物就会越积越多，从而影响通风效果。同理，我们体内的肺泡是气体交换的重要场所，当肺泡的薄膜布满灰尘或污物时，身体就会做出保护性反应，通过咳嗽来震动肺部，使停留在肺泡薄膜上的灰尘和污物脱离，脱落后的“垃圾”就会和体液结合成痰，然后通过咳嗽排出体外。

人体天然的愈合和再生能力是维持身体正常生理活动的需要，认识人体的愈合功能和再生功能，是我们有效使用人体自愈力的必修课。

# 遍布全身的血管

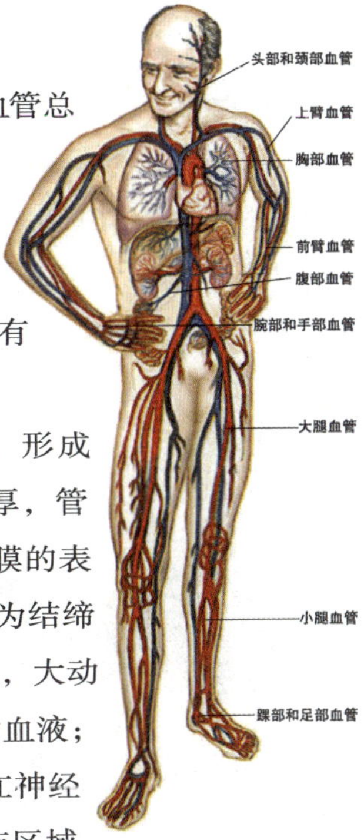

↑动脉和静脉示意图

血管是指血液流过的一系列管道，它遍布全身。人体血管总长近10万千米，如果全部首尾相接，可以绕地球2.5周。

血管按构造功能不同，分为动脉、静脉和毛细血管三种。由心室射出的血液，经动脉、毛细血管和静脉返回心房。血管在运输血液、分配血液和物质交换等方面有重要的作用。

动脉是由心室发出的血管，在行程中不断分支，形成大、中、小动脉。动脉由于承受较大的压力，管壁较厚，管腔断面呈圆形。动脉壁由内膜、中膜和外膜构成，内膜的表面，由单层扁平上皮（内皮）构成光滑的腔面，外膜为结缔组织。大动脉的中膜富含弹力纤维，当心脏收缩射血时，大动脉管壁扩张，当心室舒张时，管壁弹性回缩，继续推动血液；中、小动脉，特别是小动脉的中膜，平滑肌较发达，在神经支配下收缩和舒张，以维持和调节血压以及调节其分布区域的血流量。

静脉是把血液送回心脏的血管，小静脉起于毛细血管网，行程中逐渐汇成中静脉、大静脉，最后开口于心房。静脉因所承受压力小，故管壁薄、平滑肌和弹力纤维均较少，弹性和收缩性均较弱，管腔在断面上呈扁椭圆形。静脉的数目较动脉多，由于走行的部位不同，头颈、躯干、四肢的静脉有深、浅之分，深静脉与同名的动脉伴行，在肢体的中间段及远侧段，一条动脉有两条静脉与之伴行。

在各类血管中，毛细血管的口径最小，数量最多，总的横截面积最大，血流速度最慢，管壁最薄，仅由单层内皮细胞和基膜组成，通透性很好，有利于血液与组织进行物质交换，因此毛细血管被称为交换血管。毛细血管汇合成微静脉，管壁又逐渐出现平滑肌。到小静脉，管壁已有完整平滑肌层。微静脉和小静脉的平滑肌舒缩，同样可以改变血管的口径和血流的阻力，因此将它们称为毛细血管后阻力血管。静脉和相应的动脉相比，数量大，口径小，管壁薄，易扩张。通常安静时，静脉内可容纳60%~70%的循环血量，因此又叫容量血管。

# 神奇的“镜面人”

“镜面人”又称“镜子人”或“镜像人”，即心脏、肝脏、脾脏、胆等器官的位置与正常人相反，心脏、脾脏在右边，肝脏位于左边，心、肝、脾的位置好像是正常脏器的镜中像。目前，医学上对“镜面人”现象的成因还没科学定论。有医学专家认为，“镜面人”是在人体胚胎发育过程中，与父母体内基因的一个位点同时出现突变有关，只有两人的这种突变基因同时遗传给孩子，孩子才会成为“镜面人”。而且这种突变是隐性遗传，所以遗传概率很低。“镜面人”的出现概率仅为百万分之一。

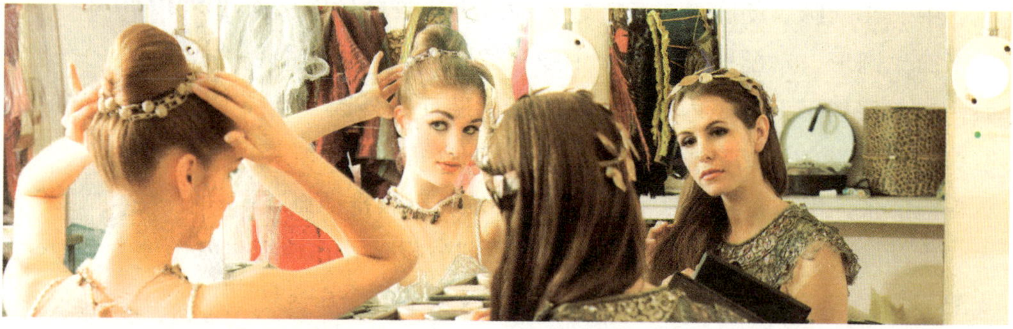

↑镜面人的内脏相对于正常人是相反的，就如镜子照出来的一样，所以称为“镜面人”。

胚胎在发育的过程中，不同内脏的发育时间是不一样的。在孕期 8 周之内，各个内脏原基就奠定了，这是质的变化，8 周之后，开始量的变化，内脏发育长大。毫无疑问，“镜面人”的内脏是在孕期 8 周之内就决定了。反位的内脏在 8 周之后是如何发育的呢？以肠子发育为例。正常情况下，原先只是一段呈直线形的肠子在发育的过程中不断长大，腹腔不能够再直线容纳，就需要旋转。肠子会首先向腹壁凸出，然后按逆时针方向旋转 180 度，之后再逆时针旋转 90 度。可原基反位的肠子不是逆时针旋转，而是顺时针旋转或者不旋转。如果肠子反位的话，极有可能带动其他内脏反位，比如心脏。因为，内脏是相连的，其中一部分内脏的反位必定会影响其他内脏的位置。

“镜面人”因手脚等是对称的，表现不出来，只有通过单体脏器才能看出来。“镜面人”的生理功能与正常人一样，如果各个脏器不产生疾病，将不会影响正常生活。但大部分“镜面人”会有多发性先天畸形，存活的概率较低。

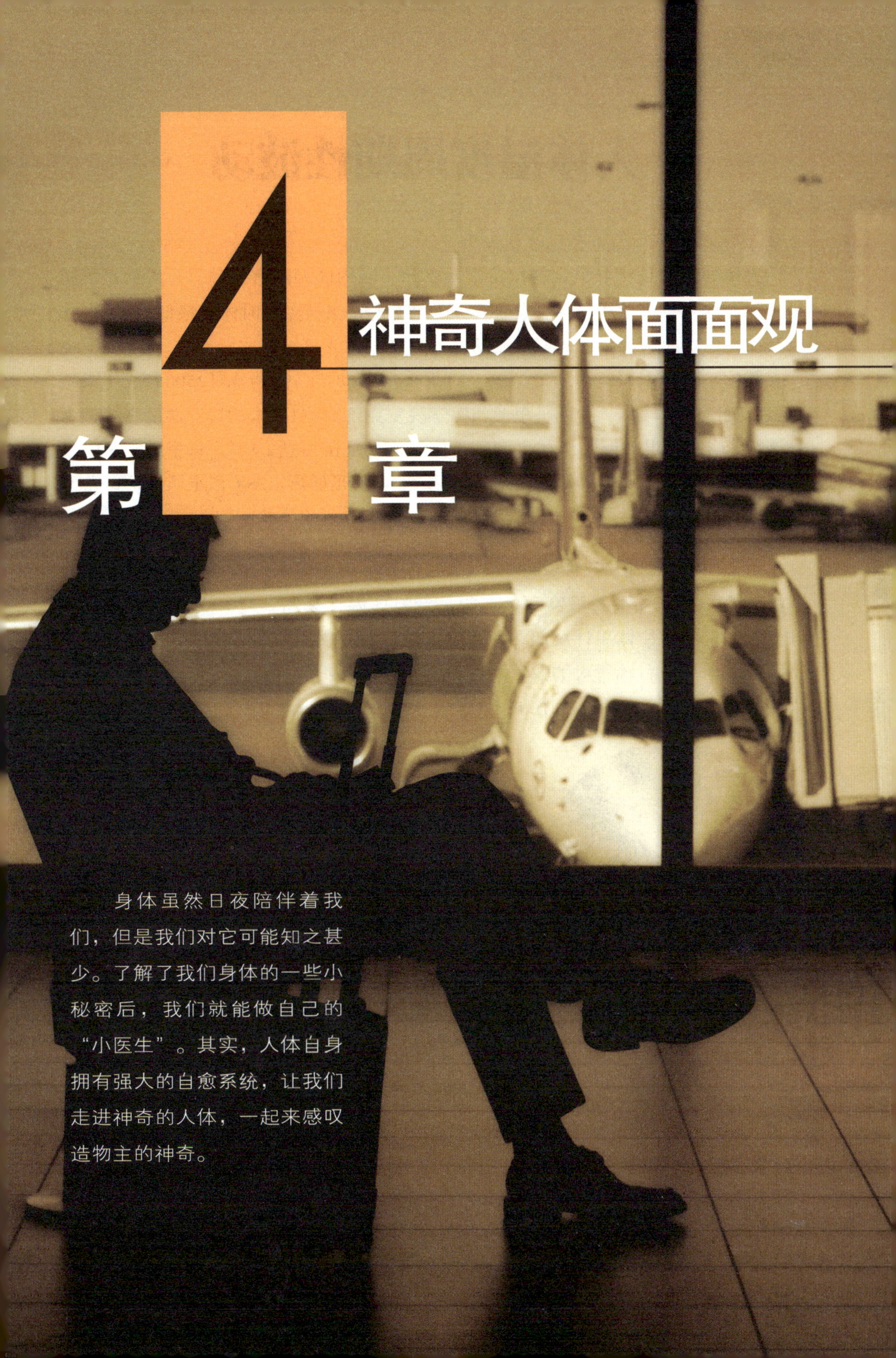

# 第4章 神奇人体面面观

身体虽然日夜陪伴着我们，但是我们对它可能知之甚少。了解了我们身体的一些小秘密后，我们就能做自己的“小医生”。其实，人体自身拥有强大的自愈系统，让我们走进神奇的人体，一起来感叹造物主的神奇。

# 人体温度周期性波动

人体的温度是相对恒定的，正常人在24小时内体温略有波动，一般相差不超过1 ℃。在一昼夜之中，人体体温呈周期性波动。清晨2~6时体温最低，午后1~6时最高，体温的这种昼夜周期性波动称为昼夜节律或日周期。

人体正常体温平均为37℃，这一结果来自1868年乌德利希对2500名成年人腋下温度测试的平均值。美国马里兰州医学院麦克维克测148人的口腔温度平均值为36.8℃，测定结果表明：个体之间正常体温变动范围可达2.7℃，每个人一天内不同时间体温可相差0.6℃。体温在38℃以下一般认为是低热，38℃以上认为是高烧。

## 体温测量方法

最常用腋下测量法，操作如下：先将体温计的水银汞柱甩到35℃以下，再将体温计头端置于受测者腋窝深处，用上臂将体温计夹紧，5~10分钟后读数。读数方法是一手拿住体温计尾部，即远离水银柱的一端，使眼与体温计保持同一水平，读出水银柱右端所对的数字。读数时注意千万不要触碰体温计的头端，这样手会影响水银柱而造成测量不准。

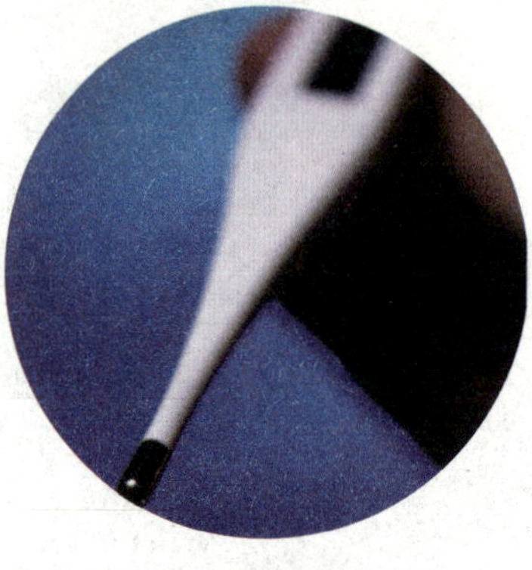

↑体温计是测量体温的仪器，正常人的平均体温为37℃。

**龙文小百科　体温计**

俗称“体温表”。是测量体温的仪器。常用的为一根密封的玻璃管，内置水银，根据水银受热后膨胀的程度来表示体温的高低。按测量部位可分为：口表，用于测量口腔、腋下的温度；肛表，用于测量肛管温度。常用的有摄氏和华氏两种。

口测法：先用浓度75%的酒精消毒体温表，放在舌下，紧闭口唇，放置5分钟后拿出来读数，正常值为36.3℃~37.2℃。

肛测法：多用于昏迷病人或小儿。病人仰卧位，将肛表头部用油类润滑后，慢慢插入肛门，深达肛表的1/2为止，放置3分钟后读数，正常值为36.5℃~37.7℃。正常人的体温在24小时内略有波动，一般情况下，不会超过1℃。正常生理情况下，早晨略低，下午或运动和进食后稍高，老年人体温略低，妇女在经期前或妊娠时略高。

# 什么样的极限温度下人还能生存

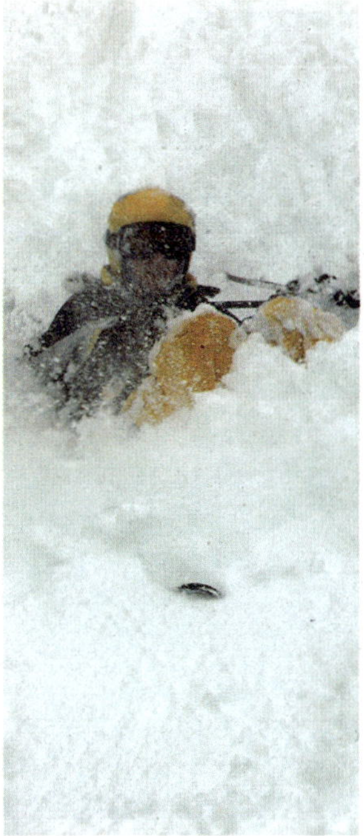

↑你知道人体能忍耐的温度极限是多少吗？

地球之所以适宜万物生长，就因为有适当的气候条件，其中适宜的温度是重要因素之一。那么，人体对温度究竟有着怎样的忍受力呢？

目前记载，人体置身其间尚能呼吸的温度最高极限大约是116℃。科学家曾对人体在干燥的空气环境中所能忍受的最高温度做过实验：人体在71℃环境中，能坚持整整1小时；在104℃时，则仅仅能坚持26分钟。

不过，人体的热感还与空气湿度有关，当空气湿度达到一定程度时，即使气温刚高过28℃，人也会感到闷热；温度再高时，便会发生中暑昏迷。不过当人们穿着衣服时，衣服造成一种“次环境”，人的忍耐力会提高一些。

反之，人体对低温的极限又是多少呢？

人类本质上是一种热带动物，寒冷对于人体是一大挑战。人体遭遇寒冷时，皮下毛细血管会马上收缩，减少血流量，于是寒意便油然而生。如果血液停止流动，人就会死亡。英国研究表明：水温在0℃时人可以忍受15分钟，5℃时人可以忍受1小时，10℃时能停留3小时，25℃时能停留一昼夜。

人体对外部的温度有个挑战极限，而对于自身的温度也有一个极限。体温是人体必需的条件，体温是通过人体内的葡萄糖消耗而产生，能量分两种形式储藏，一种为普通热能，另外一部分的能量储藏在ATP (腺嘌呤核苷三磷酸) 里，在人体生理代谢的运转中，ATP时刻不停地给身体提供能量。

相比人类能耐环境热116℃，如果人的体温超过42℃，人体内的蛋白质就可能会凝固，人体“大厦”将毁于一旦。为什么温度高了反而会凝固呢？

维持人类身体机能的“工具”是酶，酶需要在一定温度下才能保持活性，一旦人体体温超过这个极限，酶失去活性，就会停止工作。如果人体体温低于28℃，大脑就会缺氧，并停止给心脏供氧，这时人就会死亡。临床上，在体温为28℃的深低温下，心脏停止跳动15分钟，就是极限。

# 与人体有关的一些数字

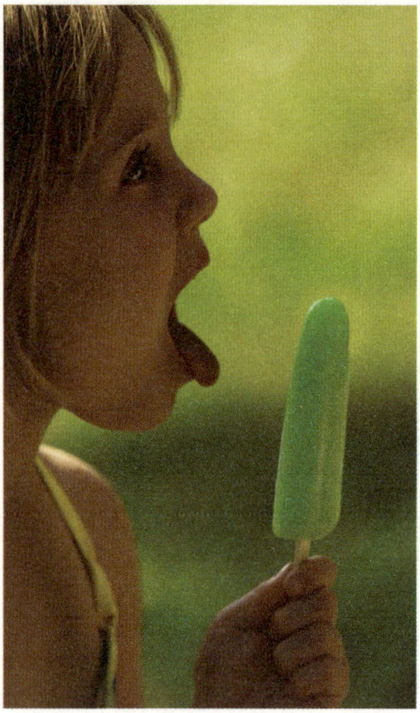

↑我们的舌头上布满味蕾，使我们得以感知各种味道。

人体是个奇妙的机器，组成人体的每一个器官都有其自身的独特。下面，就让我们来看一下，人体这个精密的仪器都有哪些有趣的数字。

**◎数字一：1天排汗量达10升。**

人每天从皮肤的汗腺排出的水分，至少也有0.5升（即使完全躺着不动，也会从汗腺散发出水分），最大排汗量可达到1天10升，每小时排汗量最大可达2升。随着季节的更替，人体的排汗量也会发生很大的差异：盛夏时，一个人平均1天的排汗量可达4～5升；春天及秋天，1天的排汗量是0.8升左右；冬天出汗量不大，但至少也会排出0.5升，相当于3大杯水。

**◎数字二：舌头有近1万个味蕾，500种不同的味觉。**

舌头由17块肌肉组成，所以异常灵活。看似灵巧的舌头，实际丈量起来也不小，长9厘米，重50克。我们的舌头上布满味蕾，但你知道我们的舌头有多少味觉，布满了多少味蕾吗？医生说，人类的舌头有500种不同的味觉，舌头上的味蕾有1万个，每个味蕾带有50个味细胞。人在品尝食物时，会动用到舌头上的9000个味蕾。

**◎数字三：每天吞口水580多次。**

咽喉是食物和空气进入人体的繁忙通道。曾有人统计发现，人的一生大约有40吨食物和34万立方米的空气通过咽喉进入人体。根据研究，在正常情况下，一个成年人进餐10分钟，大约要吞口水50次。

一个人在24小时内，吞口水的次数为580多次，这是因为即使不吃东西，我们也得不断地把口腔分泌的唾液吞进去。而且在不同的场合，吞口水的频率也不同：坐着看书时，每小时吞口水次数达37次；说话时唾液增多，吞口水次数更高。人一生中会产生23600升唾液，足够装满2个奥运会游泳池。

**◎数字四：一辈子小便天数为36天。**

一个人一天上几次厕所？有人估算，一个人平均一天会小便5次，每次大约持续20秒。也就是说，一个人一天小便近2分钟，一个月是1小时，一年是12小时。那么，一个人一辈子约有36天用来小便。

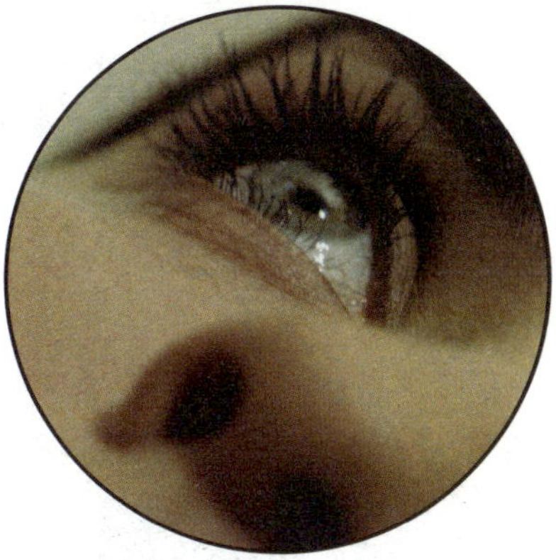

↑眼睫毛的寿命也不过就3~5个月。

**◎数字五：肌肉是人体的发动机。**

从解剖学看，人体共有600多块肌肉，它们大大小小、长长短短、能伸能缩、配合默契，为人的每一个动作提供动力，因此有人把肌肉称为人体的发动机。据统计，如果6平方厘米的肌肉同时收缩，就能举起20～60千克的东西；如果全身的3亿根肌肉纤维朝一个方向一起收缩，会产生25万牛顿的力，能够举起约25510千克重的东西，抵得上一部起重机了。

**◎数字六：眼睫毛的寿命只有3~5个月。**

许多人认为，又长又密又黑的眼睫毛特别迷人，那么人的眼睫毛到底有多长？研究发现，人的眼睫毛长约6～12毫米，上眼睑有100~150根，下眼睑有50~75根。眼睫毛会不断更新，它的平均寿命为3～5个月。

**◎数字七：你的脸皮到底有多厚？**

人类从头到脚，全部被皮肤包裹着，皮肤可以说是人体的最大器官。如果把全身的皮肤展开来，成人平均是1.6平方米，相当于一张榻榻米的大小，而且挺有分量的，总重量大概占体重的10%。

我们经常用“厚脸皮”来形容厚颜无耻的人，其实所有人的脸皮薄厚都差不多，一般在1～2毫米左右，“厚脸皮”的人其实脸皮并不厚。

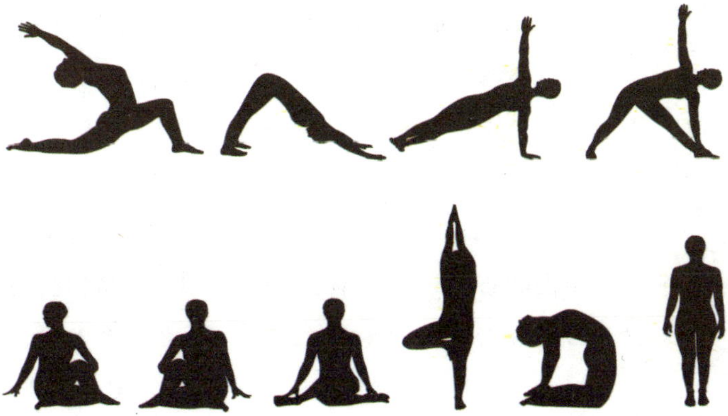

←人体是个精密的仪器，各个器官灵活配合，天衣无缝。

# 漫话人体“扫帚”

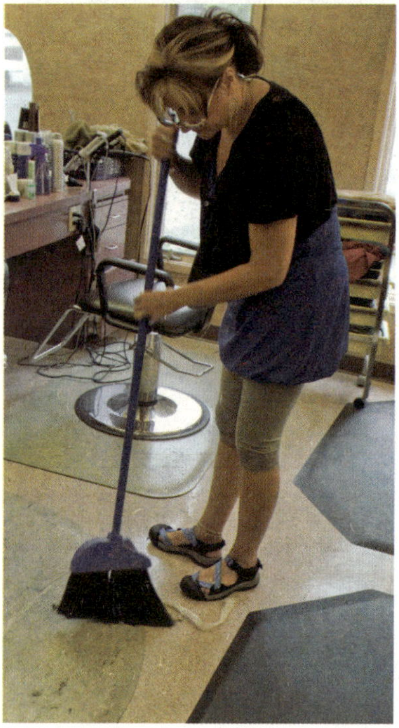

↑人体也会产生不同的垃圾，需要时时清理。

屋子脏了，我们可以用扫帚及时将垃圾清理出去。人体也是个无时无刻不在运转的“工厂”，它也在产生着各种各样的垃圾。人体的垃圾又是怎样被清理出体外的呢？

负责清理我们“体内垃圾”的有“物理扫帚”“化学扫帚”及“生物扫帚”。

◎ **“物理扫帚”**：主要是一些食物纤维，包括纤维素、半纤维素、果胶等。虽然食物纤维对疾病无直接治疗作用，但对人体健康却十分有益。它们能像海绵一样，吸附肠道内的代谢废物和有毒物质，并及时排出体外。同时，它们又像一把刷子，可清除黏附在肠壁上的废毒物质和有害微生物，使大肠内壁形成光滑的薄膜，利于食物残渣快速通畅地排出体外。一般来说，蔬菜中膳食纤维含量为1%~2%，平时如果能适当注意增加蔬菜的摄入量，就可以满足人体对膳食纤维的需求。

◎ **“化学扫帚”**：它们是一些抗氧化剂，如维生素 E、C 以及类黄酮等。维生素 E 是最重要的自由基清除剂，能阻止脂质的过氧化作用，从而具有保护细胞的功效，而且还能促进毛细血管增生，改善微循环，预防动脉粥样硬化，防止和对抗自由基损害心脏。维生素 C 有多种抗氧化特性，特别在呼吸道，可去除有氧化作用的空气污染物的毒性。在人体血液中，胆固醇转化为胆酸的过程需要维生素 C 的参加，当维生素 C 缺乏时，胆固醇不能全部转化为胆酸，便在血液中累积起

**龙文小百科　脂质**

脂质亦称“类脂”，是脂肪、磷脂、糖脂、鞘脂、类固醇、蜡等生物体组成成分的总称，具有不溶于水而溶于脂溶剂（醇、醚、氯仿、苯等）的特性。脂质化学结构各异，有简单的链状分子、复杂的环状及支链结构，亦能与蛋白质结合成为复分子（脂蛋白）。它是生物体的能源和重要的结构组分。

来，从而导致动脉粥样硬化，诱发冠心病。类黄酮是一种天然强抗氧化剂，有抗动脉硬化和冠心病的作用。当人的血液黏稠度增加，微血栓形成并阻塞冠状动脉时，类黄酮可以降低血液黏稠度，预防血栓形成，因而能预防心脏病发作。

一般来说，麦胚油、玉米油、花生油、芝麻油和各种粮食的胚芽是维生素E的最好来源，其他油类、奶类、蛋、鱼、绿叶蔬菜中都含有定量的维生素E。水果中鲜枣、山楂、柑橘、柠檬等含维生素C最多，蔬菜以新鲜绿叶菜的含量为最高，特别是青椒、油菜、蒜苗、西红柿、卷心菜等。类黄酮含量丰富的果蔬和饮料有苹果、洋葱、绿叶蔬菜、豆类、茶和葡萄酒。

◎ **“生物扫帚”**：是指自由基的酶类清除剂，即抗氧化酶以及“居住”在肠道内的益生菌。清除过多的自由基最主要的是超氧化物歧化酶。最近研究显示，人体营养状况的好坏，直接与体内氧自由基的产生与清除的平衡有密切关系。所以常吃含有超氧化物歧化酶的食物，芹菜、菠菜、韭菜、葱、蒜、土豆、茄子、黄瓜、番茄、胡萝卜等，即可减少人体内的自由基。肠道内的有益菌类能抑制腐败菌的滋生，抑制病菌的侵害。因此，经常补充有益生物菌，如多喝点酸奶等，也能发挥“生物扫帚”的功能。

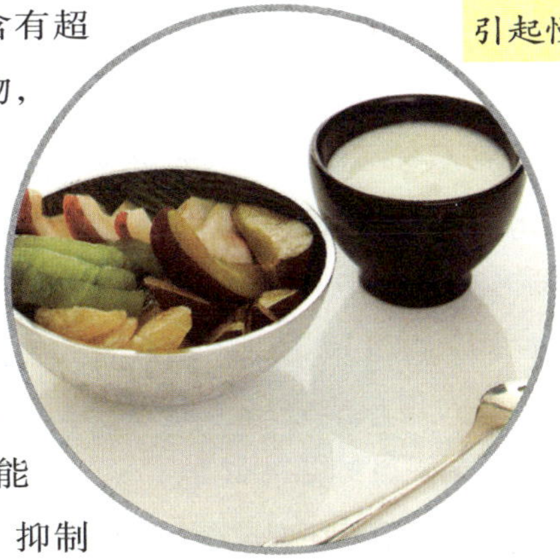

←酸奶可以有效补充体内益生菌哦。

**龙文小百科　自由基**

自由基亦称“游离基”。化合物分子中的共价键，受到外界（例如光、热等）的影响，均裂而成含有不成对价电子的原子或原子团。具有很强的活性，在通常条件下不稳定，容易自行结合成稳定的分子，或与其他物质起反应而产生新的自由基。

自由基具有强氧化性，可损害机体的组织和细胞，进而引起慢性疾病及衰老效应。

# 发烧是否应该被阻止

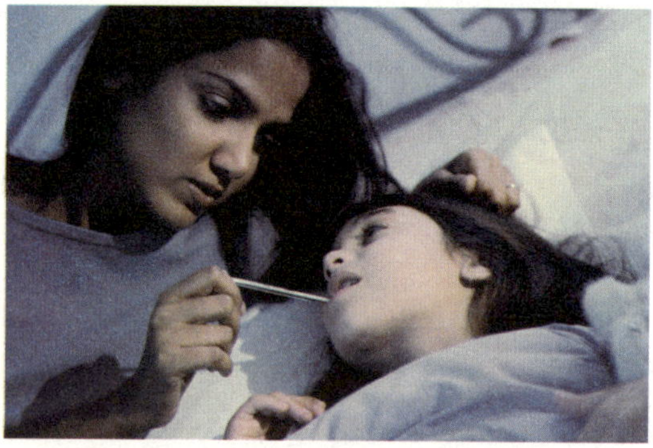

↑发烧该不该被阻止？现在仍然被争论不休。

古代的人们一直认为，发烧对人体其实是有益的，他们认为“发烧即治疗”。然而，自现代医学诞生以来，人们普遍会用阿司匹林、布洛芬等药物缓解发烧症状。如今，越来越多的科学研究反过来证明了古老的对发烧的看法，即发烧是人体自身对抗疾病的机制。有时，缓解发烧可能反而不利于身体恢复。

发烧，又叫发热。作为一种医学症状，它是指人身体内部原因导致体温高于正常水平的现象。很久以前，人们便意识到它给自己带来的好处了。早在两千四百年前的古希腊，名医波克拉底就记载了这一现象。大约一个世纪前，“发烧疗法”开始流行起来。

不过，发烧到底是如何帮助人体的呢？这个问题依旧没有得到科学的解答。20 世纪 30 年代末，出现了可以直接杀死病菌的强大药物——抗生素，发烧疗法就渐渐被湮没在历史的尘埃中了。

抗生素虽然很强大，但发烧同样是细菌的天敌。尽管已经有了很多科学研究，但医学界对发烧的看法依然未有定论。发烧依然对人体造成很大危害。有很多证据显示，在头部受伤或中风后，发烧可能损害大脑。这可能是高温引起发炎，令自由基和兴奋性氨基酸增多而导致。

此外，很多受感染的重症病人并非因为细菌遍布全身才病重，而是因为他们的身体“反应过度”，发烧便是过度反应之一。此外，发烧会增加人体新陈代谢率，这对于不少体弱的重病患者来说可能并非好事。

重病患者的情况较为特殊，不过，还是有很多医生认为，在感染普通流感后，人们特别是儿童过度使用了退烧药。过去，很多家长都用冷敷或洗冷水澡的方式给孩子降温。今天，医生大都会开出退烧药。

如今，医学家们则希望通过更多大规模的临床调查和试验，证实我们到底是否应该阻止发烧。

# 身体健康的10个魔幻数字

这里有与健康有关的10个魔幻数字，它们和我们每天的生活都息息相关，记住它们，你将简单地拥有健康的身体！

**◎1：每天一个鸡蛋。**

鸡蛋里含有人体必不可少的8种氨基酸和丰富的维生素。米中缺一种物质，叫作蛋氨酸，而鸡蛋中却不乏该物质。二者一块吃，会使人更好地吸收米中的蛋白质，控制饭食的热量。

**◎2.5：你每天吃的水果和蔬菜的数字。**

水果和蔬菜里含有大量维生素，是每天必不可少的选择。如果你觉得2.5份水果或蔬菜这个概念过于模糊，那么我们换一种直接一点的计量方式：你在餐厅吃饭时点的一份沙拉——那就是最低的标准了。

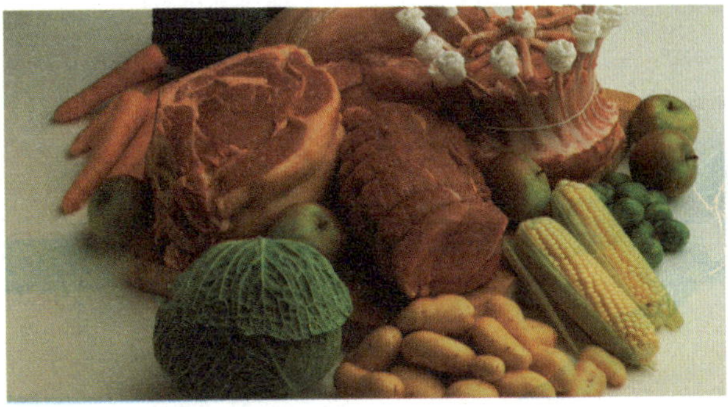

↑蔬菜水果虽然对人体有益，但是肉类也是人体必不可少的。

**◎3：每天的烹调用油量。**

3勺素油是每天的烹调用油限量，控制在25~30克之间，最好不要使用过量，而且最好食用素油即植物油，这种不饱和脂肪对光洁皮肤、塑造苗条体形、保护心血管健康大有裨益。

**◎4 PM：你出门锻炼的时间。**

这是你锻炼身体的最佳生物时间！在下午4点到晚上8点，人体机能能力——肌肉速度、力量和耐力都处于相对最佳状态，此时锻炼对身体健康更为有利，会达到事半功倍的效果，而且可以减少受伤的概率。

**◎5：每天摄入的蛋白质食物种类。**

每天吃肉类50克，当然最好是瘦肉；鱼类50克（除骨净重）；豆腐或豆制品200克；蛋1个、牛奶或奶粉冲剂1杯。这种以低脂肪的植物蛋白质配膳非高脂肪的动物蛋白质，不仅经济实惠，而且动物脂肪和胆固醇相对减少，被公认是一种“健康烹饪模式”。

**◎15：你每天应该大笑的最少次数。**

一次开怀大笑就像体育锻炼一样，可以提升呼吸系统和循环系统的运作能力，对你的心脏和血压以及免疫系统也很有好处。笑能够有效抑制抑郁性的荷尔蒙产生，继而产生一种让人感到幸福的荷尔蒙基因。

**◎24：每隔一天应做的仰卧起坐数字。**

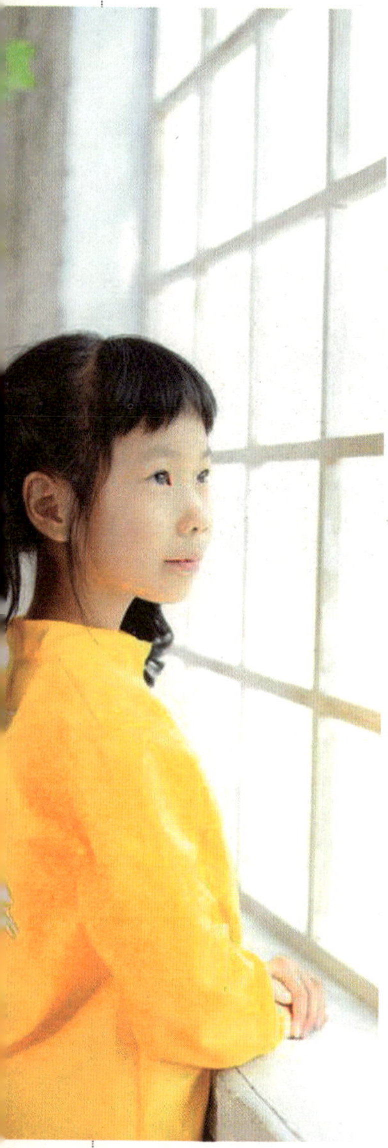

↑每天接受阳光的照射，没准儿可以赶走你恼人的抑郁。

很惊讶，仅仅需要做24次，而不是100或是200次。专家的建议是：每隔一天，做3组仰卧起坐，每组8次。但必须每次都要做到位。也就是说，你必须将力量集中到腹部的肌肉，慢慢地起来和躺下，这样才能真正起效果。

**◎60：你每晚应该多睡的时间。**

额外的睡眠时间——仅仅60分钟——它能使你的反应力提高25%。你的注意力会更为集中，心情更加愉快，还可以减少出事故的概率。也许你会说，我怎么知道我是不是需要更多的睡眠呢？事实上几乎每个人都需要。在一项实验中，参试者被允许尽情地睡觉，结果他们几乎都比自己平时的睡眠时间多睡了一个小时。如果你每天早晨都需要闹钟来叫醒你，那就是你需要更多睡眠的信号了。

**◎60：你每天需要日照的时间。**

还是60分钟，这次是每天你所需要的日照时间。研究表明，每天享受日照至少1小时的人比整天待在室内的人更加快乐，更有活力。千万不要忽视阳光的作用，即使在阴天，你在户外所得到的日照也是室内的20倍。因此即使工作再繁忙，也不要忘记每天享受1小时的日照，让阳光赶走你的忧郁。

**◎100：你每天需要减少的卡路里数。**

对于那些体重非常稳定，又希望减肥的人来说，这是个好消息——每天少摄入100卡路里可以让你在1年内减少10磅的重量。更重要的是，减少100卡路里其实是件很容易的事：只需要少吃25颗软糖或者两小片巧克力就足够了，甚至少放点蛋黄酱也足以让你减少100卡路里。其实，有时减肥并没想象的那么难。

# 不可忽视的亚健康

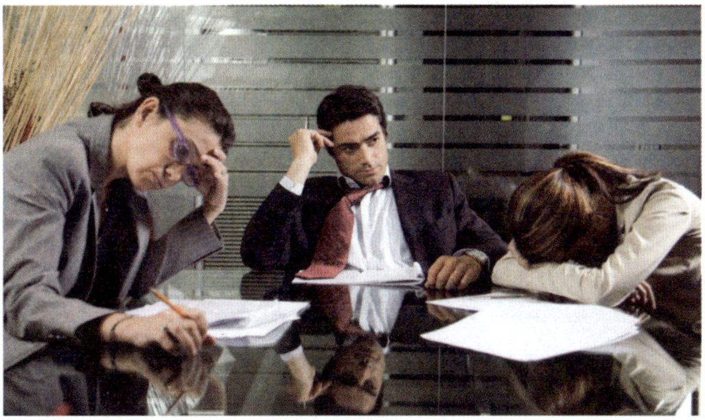

↑亚健康的高发人群为白领等脑力工作者，关爱身体，警惕亚健康。

亚健康是一种临界状态，处于亚健康状态的人，虽然没有明确的疾病，但却表现出精神活力和适应能力的下降，如果这种状态得不到及时的纠正，很容易引起身心疾病。亚健康现在还没有明确的医学指标来诊断，因此易被人们所忽视。一般来说，如果你没有什么明显的病症，但又长时间处于以下的一种或几种状态中，那么，亚健康已向你发出警报了：失眠、乏力、无食欲、易疲劳、心悸、抵抗力差、易激怒、经常性感冒或口腔溃疡、便秘等。处在高度紧张工作、学习状态的人应当特别注意这些症状。

“亚健康状态”的主要表现：

1、心病不安，惊悸少眠：主要表现为心慌气短，胸闷憋气，心烦意乱，惶惶无措，夜寐不安，多梦纷纭。

2、汗出津津，经常感冒：经常自汗、盗汗、出虚汗，自己稍不注意就感冒，怕冷。

3、舌赤苔垢，口苦便燥：舌尖发红，舌苔厚腻，口苦、咽干，大便干燥、小便短赤等。

4、面色有滞，目围灰暗：面色无华，憔悴；双目周围，特别是眼下灰暗发青。

5、四肢发胀，目下卧蚕：有些中老年妇女，晨起或劳累后足踝及小腿肿胀，下眼皮肿胀、下垂。

6、指甲成像，变化异常：中医认为，人体躯干四肢、脏腑经络、气血体能信息层叠融会在指甲成像上称为甲像。如指甲出现卷如葱管、相似蒜头、剥如竹笋、枯似鱼鳞、曲类鹰爪、塌同瘪螺、月痕不齐、峰突凹残、甲面白点等，均为甲像异常，病位或在脏腑，或累及经络、营卫阻滞。

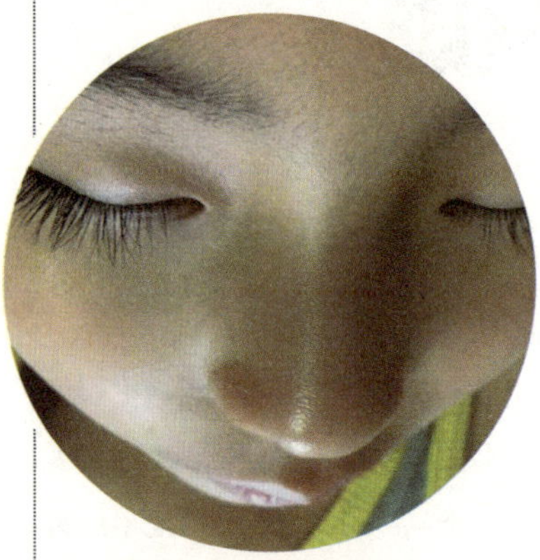

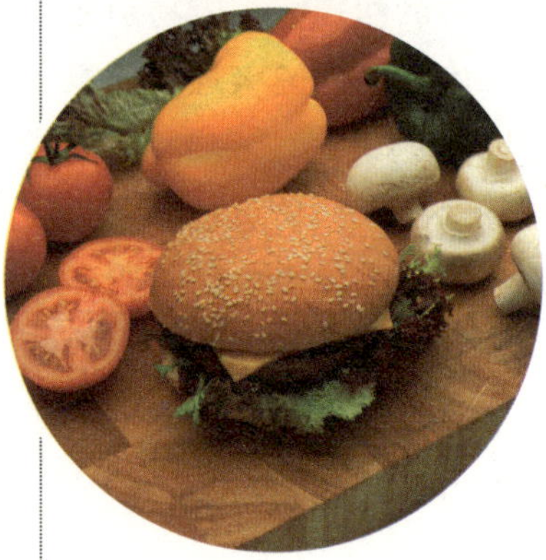

↑合理饮食、合理睡眠可以帮助我们有效地摆脱亚健康状态。

7、潮前胸胀，乳生结节：女性在月经到来前两三天，四肢发胀、胸部胀满、胸胁串痛，妇科检查，乳房常有硬结，应给予特别重视。

8、口吐黏物，呃逆胀满：常有胸腹胀满、大便黏滞不畅、肛门湿热之感，食生冷干硬食物常感胃部不适，口中黏滞不爽，吐之为快。重时，晨起非吐不可，进行性加重。此时，应及时检查是否胃部、食道有占位性病变。

9、体温异常，倦怠无力：下午体温常常37℃~38℃左右，手心热、口干、全身倦怠无力，应到医院检查是否有结核等。

10、视力模糊，头涨头疼：平时视力正常，突感视力下降（非眼镜度数不适），且伴有目胀、头疼，此时千万不可大意，应及时到医院检查是否有颅内占位性病变。

因此，要摆脱亚健康的困扰，人们应当保证合理的膳食和均衡的营养。其中，维生素和矿物质是人体所必需的营养素。

人体不能合成维生素和矿物质，而维生素C、B族和铁等对人体尤为重要，因此每天应适当地补充多维元素片。

调整心理状态并保持积极、乐观。及时调整生活规律，劳逸结合，保证充足睡眠。增加户外体育锻炼活动，每天保证一定的运动量。

**龙文小百科　过劳死**

处于亚健康状态的人，除了疲劳和不适，不会有生命危险。但如果碰到高度刺激，如熬夜、发脾气等应激状态下，很容易出现猝死，就是“过劳死”。

“过劳死”是一种综合性疾病，是指在非生理状态下的劳动过程中，人的正常工作规律和生活规律遭到破坏，体内疲劳淤积并向过劳状态转移，使血压升高、动脉硬化加剧，进而出现致命的状态。

# 人体器官寿命

很多人担心衰老，但是不管你的寿命多长，你身体的某些部分其实只有几周甚至几天的寿命。这是因为它们在不断进行自我更新。

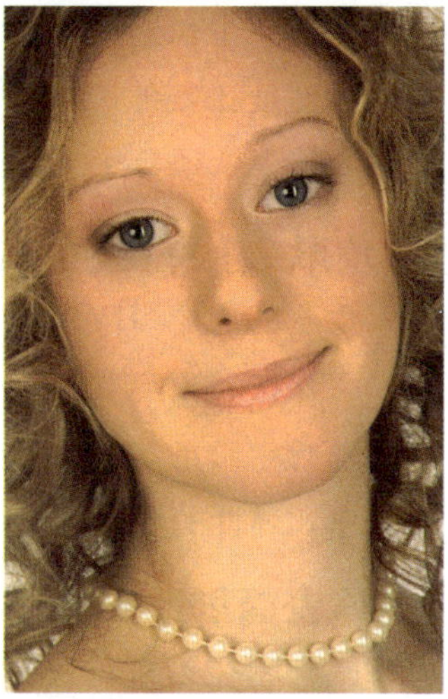

↑眼睛是为数不多的在整个生命期间不会改变的身体部分之一。

## 头发的生长是3到6年

头发的寿命取决于它的长度，但通常每个月头发会生长1厘米。女人每根头发的生长时间可达6年，男人的头发会长3年。眉毛和睫毛的更新频率为6~8周，但是经常拔眉毛会导致眉毛停止生长，因为拔眉毛破坏了这一循环。

## 眼睛的寿命和你的寿命相同

眼睛是身体中为数较少的在你的生命期间不会改变的身体部分之一。眼部唯一不断更新的部位是角膜。如果角膜受损，它能在 24 小时内复原。角膜必须有一个平滑的表面，这样才能很好地聚光。这就是这种细胞更新那么快的原因。不幸的是，眼睛的其他部位不是这样，随着我们的老化，晶状体会失去弹性，这也是我们的视力随着年龄的增大越来越差的原因。

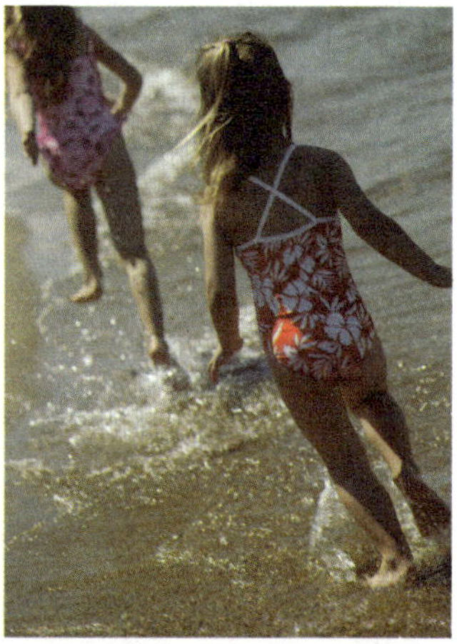

↑我们的皮肤大部分时间容易被损伤和暴露在污染中，所以它的自我修复时间比较短。

## 味蕾的寿命仅仅10天

舌头上人约有1万个味蕾，帮助我们感受甜、咸、苦或者酸味。味蕾本身是舌头表面细胞的集合，每个味蕾有大约100个味觉细胞。味蕾一般只需要10天到2周便会自我更新一次。但是，任何引起发炎的因素如感染或者吸烟都会损害味蕾，影响它们的更新，减弱它们的敏感性。

## 指甲的完整生长是6到10个月

指甲由富含角蛋白的细胞构成。手指甲每个月会生长3.4毫米，大约是脚趾甲生长速度的两倍。脚趾甲的完整生长需要10个月，但是，手指甲的完整生长只要6个月。这可能是因为手指甲有较好的血液供应，循环因此较好的缘故。年轻人和男人的指甲生长速度更快，这可能是因为他们的循环较好。奇怪的是，小指的指甲生长速度比其他手指甲的生长速度慢得多，其中原因尚不清楚。一般而言，指甲的生长速度还与年龄和疾病有关，如牛皮癣，它会影响指甲生长产生的组织。

## 皮肤表层自我更新是2到4周一次

皮肤的表层每隔2到4周会自我更新一次。这种快速的更新是因为皮肤是身体的外层保护，它容易被损伤和暴露在污染中。尽管皮肤在不断更新，我们的皮肤仍会随着年龄的增大而长满皱纹，那是因为随着逐渐老化，我们的皮肤失去了胶原蛋白和弹性的缘故。

## 肺表面细胞的寿命大约是2到3周

肺细胞在不断自我更新，但是，肺有不同的细胞，它们的更新速度不同。位于肺部深处的用来交换氧气和气体的气泡或者气囊细胞更新过程稳定，需要约1年的时间。与此同时，肺部表面的细胞必须每隔2到3周进行自我更新。

## 肝细胞的寿命只有5个月

由于血液供应充足，肝脏自我恢复和再生的能力惊人。肝细胞只有150天左右的寿命。如果在一次手术中切除患者肝脏的70%，只要两个月的时间，大约90%的肝就会长出来。

但是，酗酒者的软组织细胞（肝脏的主要细胞）可能会逐渐受损，形成疤痕组织，也叫硬化。因此，虽然健康的肝可以不断自我更新，而硬化损伤是永恒的，有时甚至是致命的。

## 红细胞更新频率是4个月

红细胞是身体的重要输送系统，它们的职责是为肝脏组织输送氧气和排出废物。红细胞的更新频率为4个月，当肝脏排出了残留的健康血红细胞所必需的铁，脾脏中残留细胞就会毁灭。红细胞会因受伤和女性月经受损，所以，身体经常会合成更多红细胞。

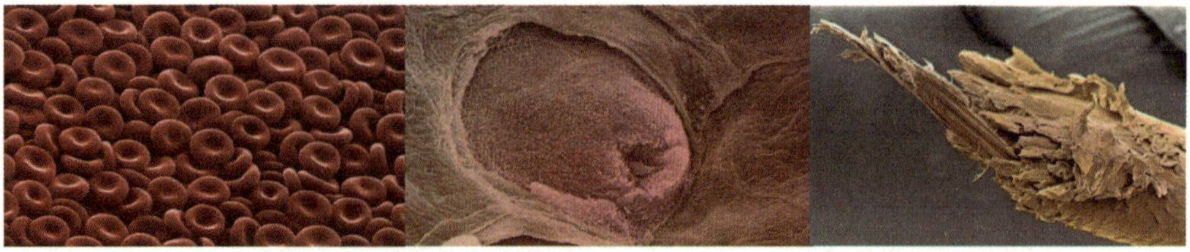

↑显微镜下的红细胞、舌头上的味蕾和分叉的头发

# 器官工作时刻表

人体各个器官兢兢业业地为人体服务，但是你知道吗？其实各个器官的最佳“工作时间”并不相同。

1：00 人体进入浅睡眠阶段，易醒，对痛觉特别敏感。

2：00 肝脏在紧张地工作，为人体排毒。

3：00 全身处于休息状态，肌肉完全放松。

4：00 血压最低，人体脑部供血最少。此时老年人容易发生心脑血管疾病。

5：00 经历了充足的睡眠，人体得到了充分休息。此时起床，精神饱满。

6：00 血压开始升高，心跳也逐渐加快。

7：00 体温开始上升，人体免疫力最强。

8：00 皮肤有毒物质排除殆尽，性激素含量最高。

9：00 皮肤痛觉降低，此时是就医注射的好时机。

10：00 精力充沛，最适宜工作。

11：00 精力最旺盛，人体不易感觉疲劳。

12：00 经历了一个上午的工作，人体需要休息。

13：00 此时胃液分泌最多，胃肠加紧工作，适宜进餐，人体稍感疲乏，要短时间的休息。

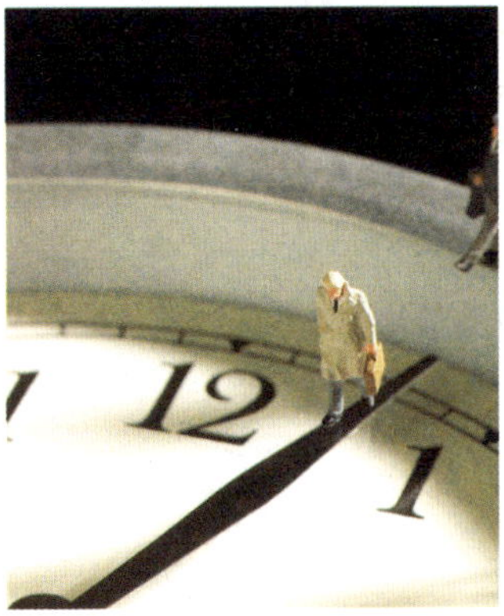

↑人体各器官的工作时间大不相同。

14：00 人体应激能力下降，全身反应迟钝。

15：00 体温最高，工作能力开始恢复。

16：00 血糖升高，脸部最红。

17：00 工作效率最高，肺部呼吸运动最活跃，适宜进行体育锻炼。

18：00 人体痛觉再度降低。

19：00 血压略有升高，此时，人们情绪最不稳定。

20：00 记忆力最强，大脑反应异常迅速。

21：00 脑神经反应活跃，适宜学习和记忆。

22：00 呼吸开始减慢，体温逐渐下降。

23：00 机体功能处于休息状态，一天的疲劳开始缓解。

24：00 进入睡眠状态，充分恢复体能。

# 趣解人体器官

## 器官没有“多余”

人体器官各司其职，兢兢业业地埋头苦干。随着人类的进化，一些器官的作用越来越不明显，成了人们眼中多余的“零部件”，其实这些组织并不多余，而且作用还不可小觑。

1.阑尾。提起人体多余器官，大多数人第一个想到的就是阑尾。由于阑尾腔细小，食物残渣和粪石等容易掉入腔内，堵塞管腔引起发炎。但研究表明，阑尾有丰富的淋巴组织，它能分泌免疫物质，可以杀死会引起腹腔疾病的细菌，更能增强人体对癌症的抵抗力。

2.智齿。牙科专家认为，将智齿归入无用的“鸡肋”为时尚早。智齿就像固定其他牙齿的“木桩”，它们在两边一夹，其他牙齿就不容易松动了。

3.扁桃体。由于位于细菌出没的咽喉要道，让它几乎成了“细菌窝”。其实，扁桃体是重要的免疫器官，能产生淋巴细胞，进入血液后，可杀灭细菌并增强身体抵抗力。

4.尾骨。是帮助内脏保持在必要位置的盆腔肌的支点。如将尾骨割除，则有一半以上的人会出现内脏器官下垂，或者发生脊椎方面的问题。

5.鼻窦。鼻腔周围多个含气的骨质腔。它们的功能包括改变说话的音高和语调，以及给眼睛降温。

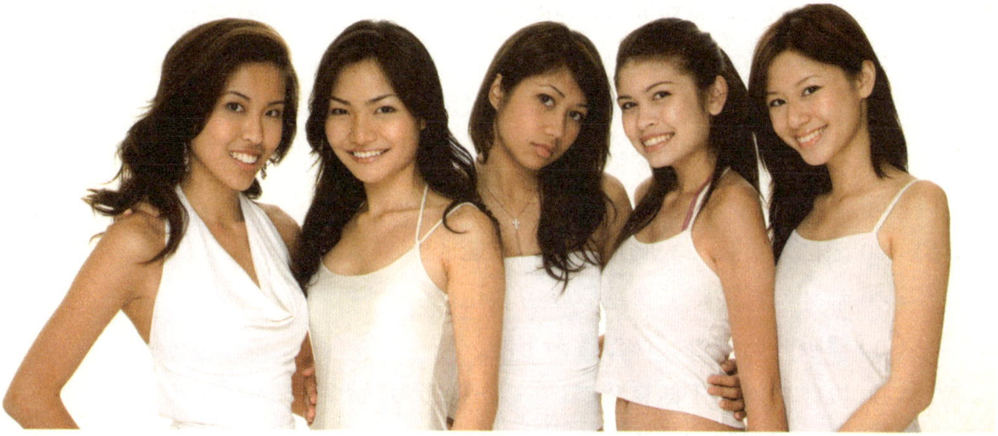

↑人体有器官是多余的吗？

6.松果体。在人头顶正中的深处有一个豌豆般大小的东西，形似松子，名为松果体。近年的研究表明，松果体能防止性早熟，还有促睡眠、降血糖、防肿瘤的作用。

7. 毛发。毛发是人类最原始的保暖设备。在现代人身上，头发能保护大脑，眼睫毛避免杂物进入眼睛，胡须、腋毛、阴毛更是重要的第二性征，在社交、美观、触觉上都具有一定功能。

8.第三眼睑。翻开双眼皮，你会发现眼角泪管附近有第三眼睑。它覆盖在结膜上以保护角膜及清除异物，并防止眼睛过分干燥。

## 人的大脑也有四季

不光季节有春夏秋冬四季之分，人类的大脑也有四季：春天的舒畅自由、夏季的兴奋火热、秋季的多愁善感和冬季的抑郁。而掌控大脑四季的是人体中的微型蛋白粒子，它们根据春、夏、秋、冬四季不同，在大脑中的活跃程度也不一样。研究结果可以解释为什么敏感的人在秋季和冬季经常变得抑郁消沉。

虽然我们人类的身体构造相较动物存在多种缺陷，不过什么都没有十全十美的。如何才能使人体这台神奇的机器正常运转，这需要大家在日常的生活中关注自身的健康，不要让身体出了差错，否则这台机器将不能正常工作。

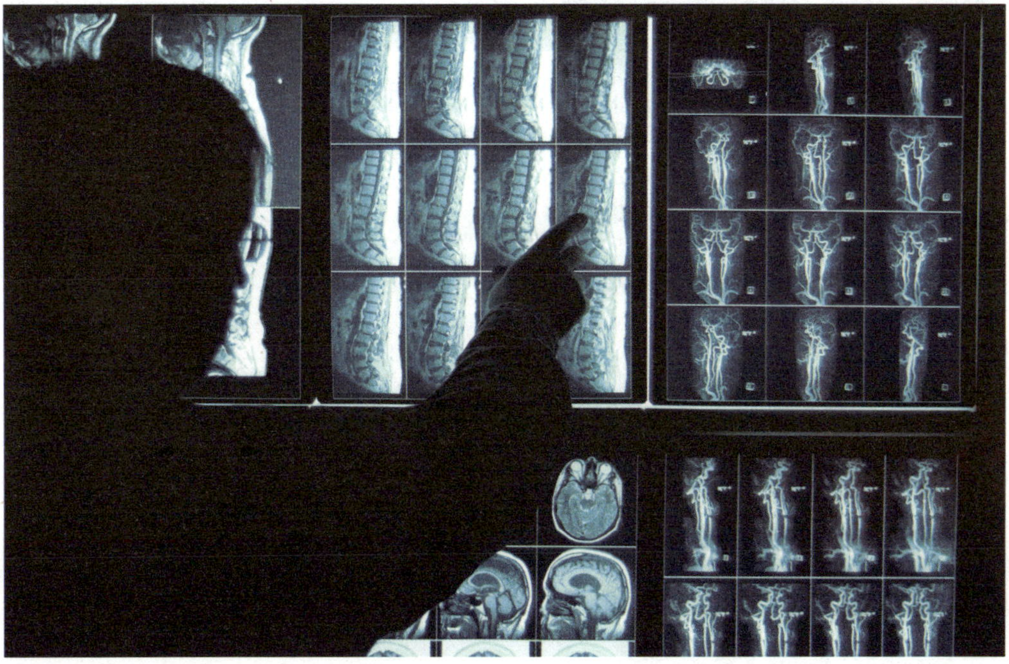

↑大脑也有“春夏秋冬”。

# 身体内的那些“液体”

◎**血液**：是生物赖以存活的最重要的生命物质，以至于人们称血液为“生命之液”，约占人体自重的8%~9%。血液由血细胞和血浆两大部分组成。血细胞：主要包含红细胞、白细胞、血小板，它们分别担负着运输氧气和二氧化碳、抗御外来异物（如致病微生物）和血液凝固三件重要大事；液体（即血浆）：血浆绝大部分（90%）是水，其余是溶解于其中的化学物质，即身体所需要的一切营养物质。如蛋白质、葡萄糖、无机盐及脂肪类（胆固醇等），此外还有维生素、激素、酶类及对机体有保护作用的免疫球蛋白（抗体）。

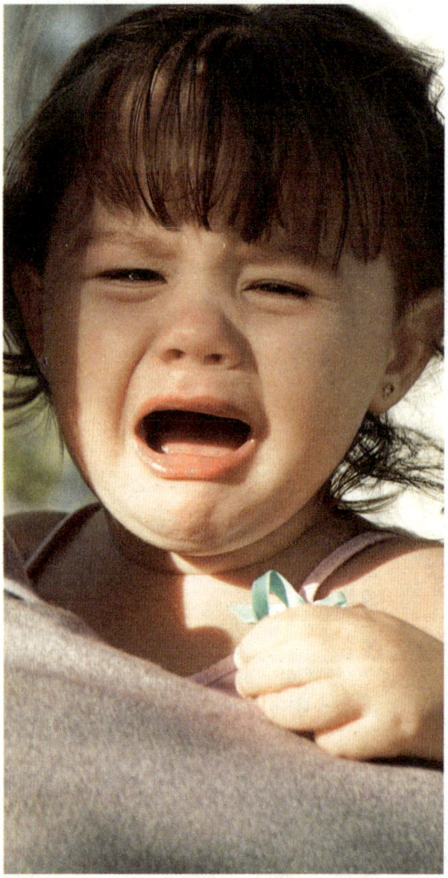

↑哭，不仅是不良情绪的宣泄，眼泪对于眼睛还有清洁和保护的作用呢。

◎**淋巴液**：淋巴液就是进入淋巴管的组织液。它的源头来自血液，最终也归入血液。淋巴液一天中回流量大致相当于全身的血浆总量。淋巴液能将来自组织液中的蛋白质重新带回血液中；同时由小肠绒毛的毛细淋巴管吸取的营养物质，特别是脂肪，再输入血液。更重要的是淋巴液中含有大量淋巴细胞，这些细胞参加免疫过程，抵抗细菌、病毒的入侵，识别癌变细胞。

◎**脑脊液**：是脑组织内的腔室分泌出来的一种液体，每个人有100~150毫升脑脊液循环不休。它一方面把氧气、营养物质带给脊髓与脑髓，满足它们生理活动需要，同时把废物带走；另一方面保护脑、脊髓缓冲外界的机械打击，减轻中枢神经的损害。

◎**泪液**：它是泪腺分泌的液体，具有清洁、湿润眼球和保护眼睛的作用。泪液中含有溶菌酶，可杀死侵入眼睛中的细菌。

◎**唾液：**自古就被誉为“金津玉液”，一个正常人每日由唾液腺分泌的唾液量为1500毫升。唾液中99%为水，其余则是免疫球蛋白、黏蛋白、淀粉酶等，它们对人体有着不可忽视的作用。唾液可湿润和分解食物，并有保持口腔湿润的作用。

唾液中所含的溶菌酶，可阻挠口腔内细菌的大量繁殖，有利于保持口腔卫生。在唾液中还含有一种激素叫“腮腺激素”，它有延缓衰老、强化肌肉、增强血管壁弹性和结缔组织活力的作用。因此，唾液为身体的一宝。

◎**胃液：**一般正常成年人每天分泌胃液1500~2500毫升，其中有胃酸、胃蛋白酶。胃酸能消化食物中的蛋白质和杀死侵入胃内的各种细菌；胃蛋白酶能将蛋白质初步水解为多肽类物质。

◎**胰液：**是由胰腺分泌的液体。成年人每日分泌约1000~2000毫升，主要含胰蛋白酶、胰淀粉酶、胰脂肪酶、胰麦芽酶、胰肽酶等。它的主要功能是消化蛋白质、淀粉和脂肪。

◎**胆液：**即胆汁，是由肝细胞分泌出来的，每天可分泌800~1000毫升。胆汁含有深绿色胆红素和胆盐。胆色素是红细胞被破坏后的产物，只有胆盐才是帮助消化脂肪性食物的有功之臣。

◎**尿液：**一个人每天的尿液排出量受多种因素制约。但人体的废物，需从肾脏排走的，大约为35克，溶化这些废物至少需要500毫升的水，所以每天最低限度尿量应是500毫升，再少人就会中毒。

◎**汗液：**遍布我们全身的汗腺每天可分泌汗液500~1000毫升。出汗可以调节体温，排出人体废物，汗中99%左右是水，其余是尿素、尿酸、乳酸、无机盐等物质。

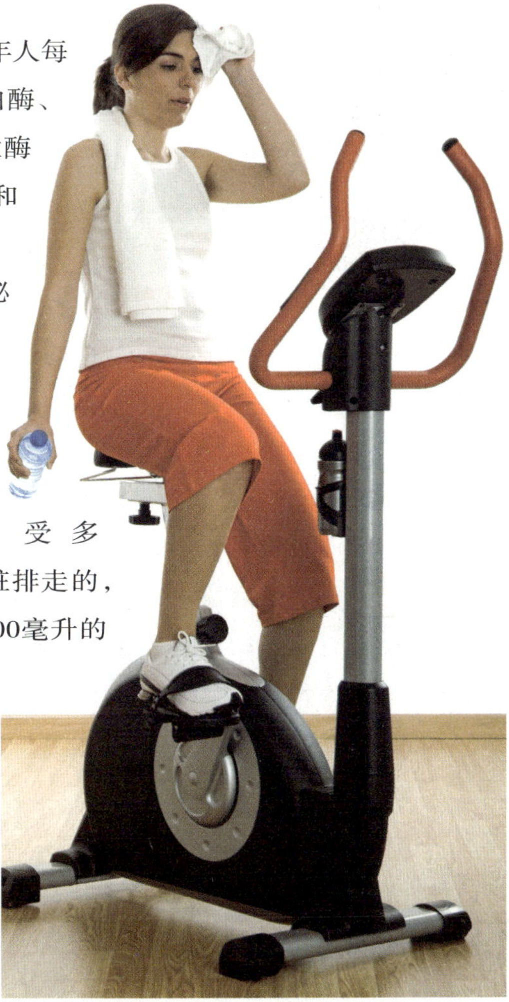

↑出汗可以调节体温，排出人体废物。

# 喝水的学问

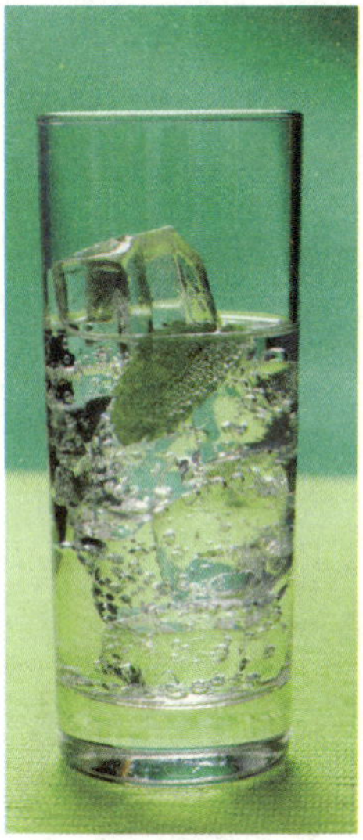

↑喝水也大有学问。

水是人体必不可少的物质，喝水，是人们每天都在进行的一个动作。但是，究竟怎么喝水，该喝什么样的水，很多人可能并不清楚。

大量运动过后或者在烈日暴晒之后一定要喝含有大量电解质的水，比如市场上的运动饮品，它能够迅速地为人体补充电解质以及流失的一些微量元素。并且要注意的是一定不能喝纯净水，因为容易造成机体脱水。纯净水在去掉坏的有机物的同时，也将人体需要的有机物去掉，这样的水并不能长时间的饮用。纯净呈弱酸性水，而我们身体所需的是弱碱性水，长期饮用纯净水很容易造成人体免疫功能降低、营养成分流失等一系列的问题。

另外，对于脑力劳动者来讲，繁重的工作常常使人感到注意力不集中、记忆力减退，这就是人脑部细胞缺水的反应，脑细胞的高速大量的运动会使它消耗大量的水分，很容易脱水，所以脑力劳动者一定要注意补水，保持脑部细胞的水分。

在空调环境下，人们很少出汗，因而就认为不需要补水，这个想法是错误的，空调环境本身就是个消耗水分的环境，也要同样注意及时补水。

很多人喜欢喝碳酸饮料，碳酸饮料中除糖类能给人体补充能量外，几乎不含营养素。过量地喝碳酸饮料，其中的高磷可能会改变人体的钙、磷比例，过量饮用碳酸饮料的人骨折危险会增加大约3倍；尤其是年轻人和儿童，平时应多喝白开水，不能只喝饮料。

从西方舶来的咖啡成了很多年轻人的宠儿，咖啡里面所含的咖啡因进入人体内部的代谢，也需要消耗大量水分，所以在喝茶和咖啡的同时也要喝水。毕竟茶、咖啡只是饮品，并不能够代替水。

**龙文小百科　什么是水中毒？**

短时间内过量饮用水会导致人体盐分过度流失，一些水分会被吸收到组织细胞内，使细胞水肿。开始会出现头昏眼花、虚弱无力、心跳加快等症状，严重时甚至会出现痉挛、意识障碍和昏迷，即水中毒。

# 有趣的生命节律

人体生物周期也称人体生物节律。20世纪初，德国内科医生威尔赫母·弗里斯和奥地利心理学家赫尔曼·斯瓦波达这两位素不相识的科学家，各自通过长期的观察、研究，最早提出了人体生物钟理论。他们用统计学的方法对观察到的大量事实进行分析后发现：人的体力存在着一个从出生之日算起以23天为一周期的“体力盛衰周期”；人的感情和精神状况则存在着一个从出生之日算起以28天为一周期的“情绪波动周期”；20年后，奥地利的阿尔弗雷德特尔切尔教授发现了人的智力存在着一个从出生之日算起以33天为一个周期的“智力强弱周期”。他们的发现揭开了人的体力、情绪和智力存在着周期性变化的秘密。

随后人们又发现，在每个周期的中间两三天内，人的智力、情绪、体力都不稳定，这几天被称为临界日。临界日以前的半个周期是高潮期，临界日以后的半个周期是低潮期。人从出生开始，智力、情绪、体力都按照高潮期—临界日—低潮期的顺序，循环往复地发生周期变化。

人体生物节律原理又称生物钟原理，其中智力钟为33天，它影响着人们的记忆力、敏捷性以及对事物的接受能力、逻辑思维和分析能力等；体力钟周期为23天，它影响着人们的体力状况，包括对疾病的抵抗能力、肌肉收缩能力、身体各部分的协调工作能力、动作速度、生理变化适应能力，以及其他一些基本的身体功能和健康状况等。情绪钟周期为28天，它影响着人们的创造力、对事物的敏感性和理解力、情感与精神及心理方面的一些机能等。

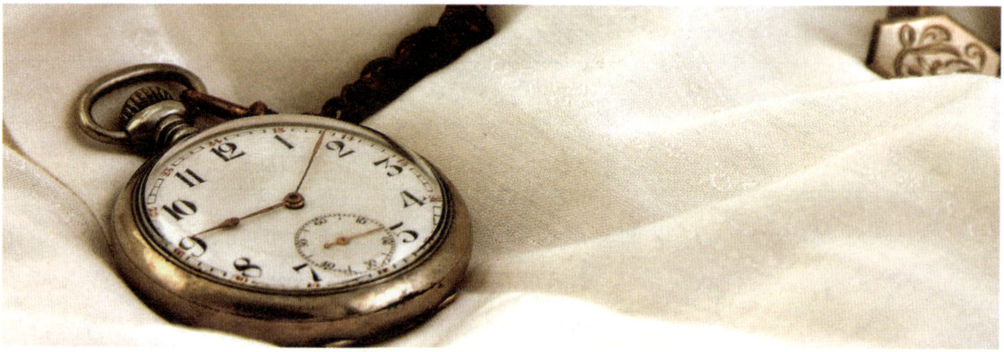

↑人的智力、情绪、体力都不稳定，具有周期性。

一个人的智力、体力、情绪状态在每个周期都分别有高潮期、低潮期和临界日。

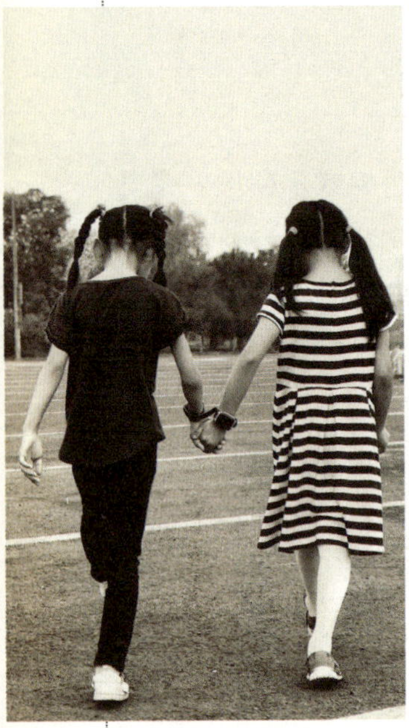
↑“今天我情绪低落。”

在智力节律的高潮期，大脑思维比较开阔，记忆力较强，归纳、推理、综合的能力也较强；在体力节律的高潮期，竞赛场上的运动员最有可能取得出人意料的好成绩；在情绪节律的高潮期，人们往往表现出精神焕发、谈笑风生的状态。

人体生物节律是人体自身的一种生命规律，存在于每一个人的一生中。但由于人的身体素质、年龄大小、文化知识、修养及接受的教育不同，以及一些内外因素的影响，在每个人身上的表现也有差别，有的人表现明显，有的人可能不明显。

人体生物钟具有准确的时间性，而且，用数学公式能准确地计算出所有人在任何一天的情况。测算结果能使你知道哪天是周期日，哪些天是高潮期，哪天是临界日，哪些天是低潮期。

公式：（测定年-出生年）×365+闰年数-（1月1日至生日天数）+（1月1日至测定天数）。

所得天数即经历总天数，再分别除以23天、28天、33天，所得余数分别为体力、情绪、智力三个节律情况。

人体生物钟三个节律处在周期日、高潮期、临界日、低潮期的判定标准，如下表：

| 人体生物钟 | 周期日 | 高潮期 | 临界日 | 低潮期 |
|---|---|---|---|---|
| 体力节律 | 余数等于0 | 余数小于12 | 余数等于12 | 余数大于12 |
| 情绪节律 | 余数等于0 | 余数小于14 | 余数等于14 | 余数大于14 |
| 智力节律 | 余数等于0 | 余数小于17 | 余数等于17 | 余数大于17 |

即使算出自己的节律也不应完全依赖，该做什么还是做什么，只是要稍加留心。人是在不停地活动之中，或多或少会受到外界因素的刺激，而节律的变化规律在自己的运行轨道上减弱或加强。

# 血液全是红色的吗

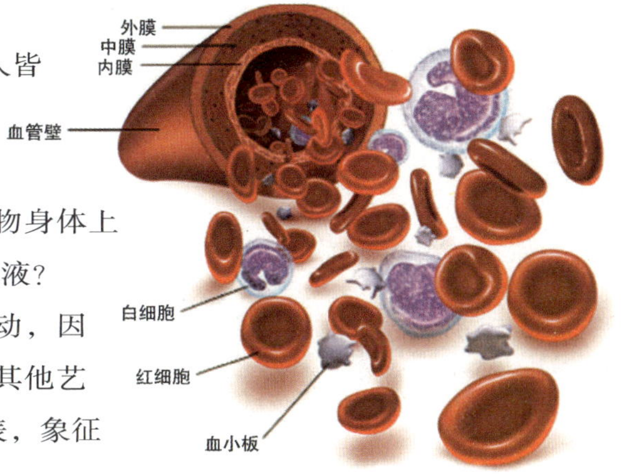

↑人体血液之所以是红色，是因为血液中含有血红蛋白的缘故。

血液是红色的，这好像是尽人皆知的一个事实。但是世界上所有人的血液都是红色的吗？还是在某个不为人知的角落里，有些生物身体上流淌着另一种令我们瞠目结舌的血液？

血液在人体中昼夜不息地流动，因此人才能够存活。在文学作品或其他艺术品中，红色往往成为血液的代表，象征着生命或生命力。

人的血液之所以是红色，是因为血液中含有血红蛋白，并因红细胞含氧量的不同而有所差别。含氧量多的动脉血是鲜红色的，含氧量少的静脉血则是暗红色的，如果含较多的高铁血红蛋白或其他血红蛋白衍生物，则呈紫黑色。血浆（或血清）因含少量胆红素，呈透明淡黄色；若含乳糜微粒，则呈乳白浑浊；若发生溶血，则呈红色。

血红蛋白是一种含铁的复合蛋白，由血红素和球蛋白结合而成，是人和其他脊椎动物的红细胞的主要成分，其主要功能是运输氧。当血液流经肺脏时，其与氧结合，流经其他组织时则将结合的氧释放出来供组织氧化之用。与氧结合的称“氧合血红蛋白”，呈鲜红色，为动脉血液的特征；与氧离解后的血红蛋白呈暗紫色，为静脉血液的特征。血红蛋白还有运输二氧化碳和维持血液酸碱平衡的作用。

但是，人的血液也并不全是红色的，几千个人中常会找到一个具有异常血红蛋白的人。这种异常血红蛋白是在发生突然变异后，珠蛋白中的某一氨基酸被其他种类的氨基酸所替代。M型异常血红蛋白中虽然也存在有血红素和铁的结合，但是在这种结合的附近，如果出现了某个被替代了的氨基酸，这种血红蛋白就不仅不能与氧结合，而且颜色也会发生改变，使这种血红蛋白成为咖啡色，含有这种血红蛋白的血液就成为暗红色。体内含这种血液的人，无论是唇、面、颊、耳垂、指甲和口腔均呈紫色，所以叫作黑血症。

此外，还有蓝色的血液。据报道，一位美国科学家在我国喜马拉雅山考察时，在空气稀薄、海拔 6 千米以上的地方，发现一些蓝皮肤的人，他们身体健康，还能干重体力活。无独有偶，一支考察队在非洲西北部一个与世隔绝的山区，也发现了一个庞大的蓝皮肤家族，他们过着狩猎和穴居的原始生活，他们不但皮肤是蓝色的，就连血液都是蓝色的。

那么，为什么人的血液能够呈现出蓝色呢？科学家经过长期研究，提出了几种看法。

有些科学家提出，血液呈现红色是因为血液中的红细胞含有一种叫血红蛋白的红色蛋白质。而蓝色皮肤的人血液中有一种“超高血型蛋白”，使他们的血液呈蓝色。血液的成分与皮肤的颜色关系密切，蓝色血液就使皮肤呈现蓝色。

另一些人则认为，这是因为血液的颜色是由血色蛋白含有的元素所决定的。含铁元素的叫血红蛋白，使血液呈红色；含铜元素的叫作血蓝蛋白，使血液呈蓝色，因而使皮肤也呈蓝色。不管是人还是其他生物，凡是蓝色血液，其中都含有大量的血蓝蛋白。比如，海洋生物中的虾、蟹、鲎的血液就是蓝色的。

有趣的是，人造血液竟是白色的，这种白色的人造血液是由金氟化萘经过超声乳化制成的。剧毒的元素——氟与碳结合以后非常稳定，对人体没有害处，不仅具有良好的排出二氧化碳的能力，而且有着惊人的载氧量，它能够输送的氧是人体血液的两倍！情况紧急时，可用来代替血液救人。

但人造血液并不能完全代替人体内的血液。因为它与人体内的血液相比，还有许多缺点，它不能输送养分，也没有凝固血液的本领，更没有对外界感染的免疫能力。因此，想要研究出人体血液的完全代用品，还需要经过科学家们不懈的努力。

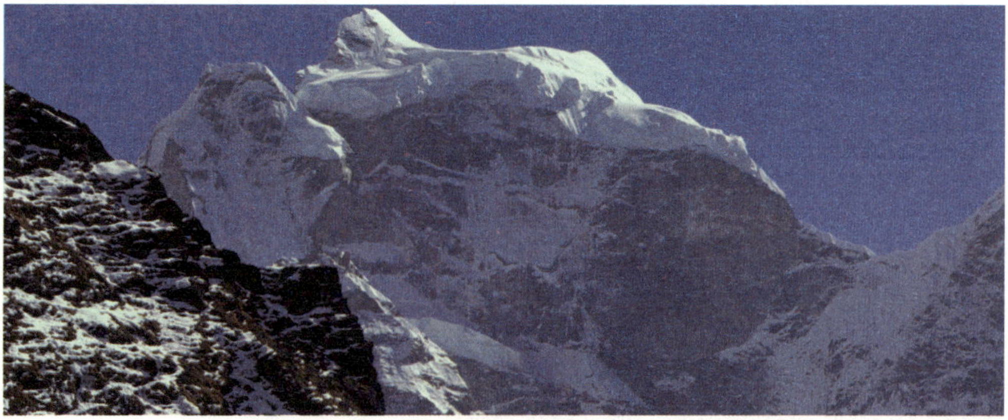

↑在神秘的喜马拉雅山里生活着与我们流着不同颜色血液的人吗？

# 你是否愿意输入“假血”

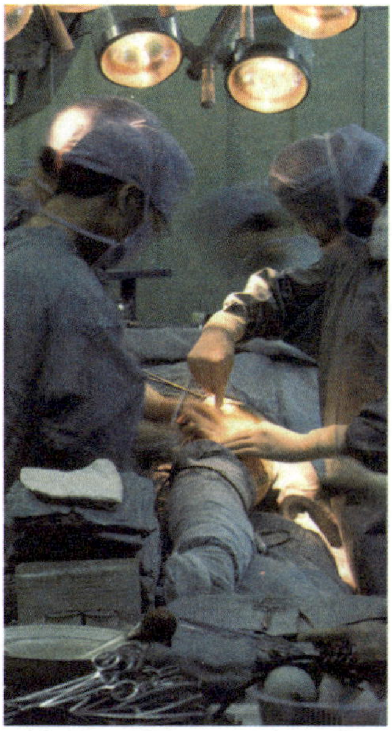

↑在外科手术中，经常需要给病人输血。

全国各地的“血荒”事件曾闹得沸沸扬扬。血是人的生命之源，然而，血液很难储存，而且经常供应短缺，有时还会给人们带来致命的传染病，因此，在实验室中制造出人造血液变得比以前更为迫切。那么，人造血液能否解决上述问题呢？

现在，人们对输血产生感染的担忧与日俱增，他们主要是担心感染HIV和肝炎。而且，献血人次不断下降、对血液的需求越来越多（每年，仅医院中使用的人们捐赠的血就超过7500万个单位，然而，全球每年的血液缺口大约为400万个单位）。人口的老龄化和外科手术在数量和复杂程度方面的不断增加，都给血液供应带来了难度。

另外，血液不能无限期地储存，它必须在30~35天内使用，这使得约有10%的捐献血液不能被合理利用。血液还需要冷冻，因此在一些生死关头，例如车祸现场或战场上，进行输血就很困难。

上述诸多因素叠加在一起，促使科学家踏上寻找人造血液的“万里长征”。到目前为止，科学家用于人造血液研究的投入超过了10亿英镑，许多科学家相信，人造血液离人类越来越近。

但是，找到血液的替代品或者制造出人造血液，从来都不是一件简单的事情。

血液是一种复杂的物质，拥有几种关键的成分，每一种成分对于维持人的生命都至关重要。白细胞（通常被称为免疫细胞）主要负责对抗疾病；血小板让血液凝结成块；红细胞通过血红蛋白运送氧气，血红蛋白也可以运送由机体产生的二氧化碳。

因为血液天生具有这种复杂性，到目前为止，科学家所进行的研究都不着眼于研制出完全替代血液的物质，而是主要集中于研发出某些能够模拟红细胞功能的产品，也就是将氧气运送到人体内，同时将二氧化碳排出体外。但是，基于此目的而研发出的产品缺乏对抗疾病以及让血液凝结成块的能力。

现代第一个血液的替代物是全氟化合物Fluosol-DA-20。1989年，美国食品和药物管理局（FDA）批准一间叫绿十字的日本药厂出售名为Fluosol-DA-20的人工血，当这种物质通过人体肺部时，会"挑选"出氧气，氧气在人体内循环，接着该物质被当作肺部排出的水蒸气排出人体。

尽管这种人造血液在某种程度上可以作为血的替代物，但是，它也存在缺陷——不能像基于血红蛋白的物质那样运送更多的氧气。

第二种人造血液是一种半人工的血液，它来自干细胞。其好处是来自于人，是人血以外最接近天然物品的东西，而且没有血型之分，亦可以说是老少咸宜。

但是，干细胞制造出的人工血液的缺陷在于其留存时间有限。如果这种人造血液研制成功，它将主要在医院中使用。

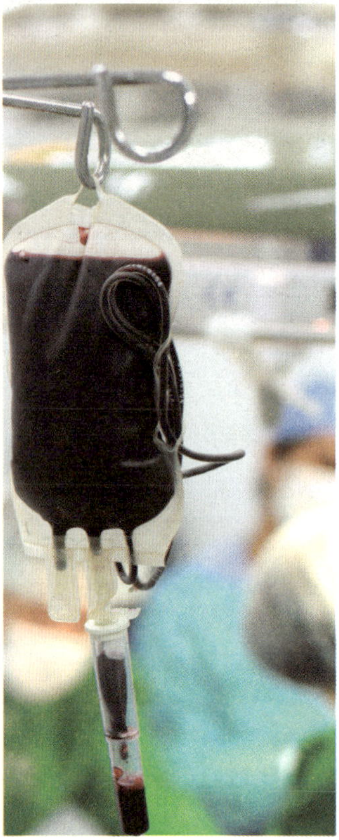
↑人造血液能否被广泛运用仍然被广泛质疑着。

第三种研究人造血液的方法发展非常迅猛，研究人员主要尝试使用血红蛋白来制造人造血液。血红蛋白存在于血液细胞内，它让血液呈现为红色，并且携带氧气进入身体内，同时排出二氧化碳。

血红蛋白可从过期的捐献血液、牛的血液甚至植物和真菌中萃取，然后对它进行改良，确保注入体内后仍能保持稳定。因为血红蛋白不包括能让血液形成不同类型的分子，因此，相同的血红蛋白代替品可以应用到不同病人身上。而且它可以被放在室温下永久保存，运输也很方便。

然而，使用血红蛋白的障碍在于，离开了红细胞的保护环境，血红蛋白可能变得有毒，它会产生自由基，破坏心脏和其他器官。在早期的实验中，血红蛋白被直接注射入病人体内，导致很多患者死亡。

同时，人造血液也引起了伦理上的关注，比如，用胚胎干细胞研制人造血液的试验中，有研究人员提出质疑，这种人造血液是否来自一些从不存在的人。另外，公众是否愿意输入"假血"也是一个问题。医生认为，如果人造血液能给病人带来最大利益，这种未经允许的产品从伦理上说是可以被接受的，但公众是否同意这一观点，还有待进一步观察。

# 白细胞：人体的忠诚“卫士”

在我们生存的环境里，“危机”无处不在，各种细菌虎视眈眈地伺机侵入人体。一旦细菌进入人的血液，就会迅速繁殖并放出毒素，使人体患上疾病。可是身体也不会就这样“束手就擒”的。在人的血液里有一支数量庞大的“卫戍部队”，它们不断地跟细菌作战，不断地消灭各种细菌——这就是白细胞，在希腊文里，白细胞的意思就是“吞噬细胞”。

白细胞的个子要比红细胞大得多。它本身是没有颜色的，验血时医生为了看清它，不得不对它进行染色。白细胞平时在血管里流动，一有“敌情”就能很快“游”出血管，奔向事发地点。为了包围和吞噬细菌，它可以随时变换自己的形状。细菌一旦到了它的身体里，就会被它放出的一种“酶”消化掉。

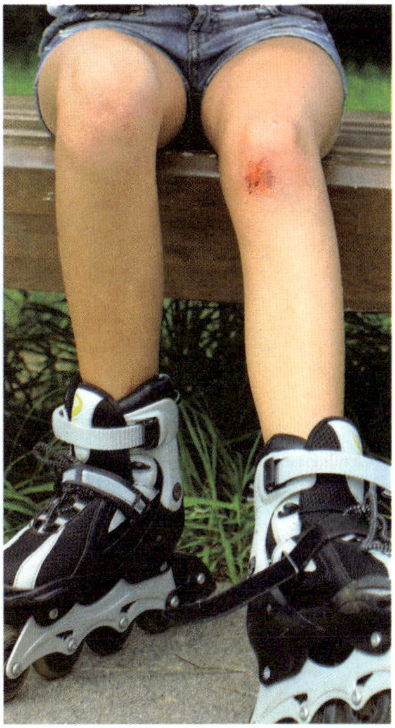
↑伤口可以自行愈合要归功于体内白细胞的作用。

在人体每立方毫米的体积里，约有4000~10000个白细胞。据估计，1个白细胞能消灭20个“不速之客”。当然，白细胞自己也会与敌人同归于尽。发炎组织里的脓液中就有许多死去的白细胞。白细胞的寿命通常只有10天左右。

白细胞是保卫身体的英勇战士，如果白细胞过少就会严重影响人的机体抵抗力。但也并非越多越好，除非妇女怀孕、婴儿初生等特别情况，否则若白细胞在1立方毫米血液中超过10000，通常都是有病的表现。

伤口发炎红肿就是白细胞在与入侵的病菌、细菌进行战斗。如果白细胞全歼了入侵者，红肿就会很快消失，伤口也就会很快痊愈。但如果白细胞落败，人就会生病了，这就要借助外援——药物来帮忙消灭细菌了。正因为白细胞具有这样的防卫杀菌能力，才被称作“人体的卫士”。

# “吓死人”的秘密

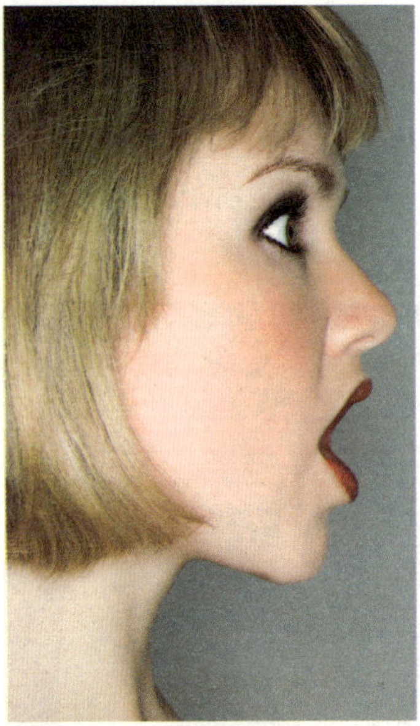

↑突然遭遇到恐怖场面，人是有可能被吓死的。

**龙文小百科 肾上腺**

肾上腺是人体相当重要的内分泌器官，由于位于两侧肾脏的上方，故名肾上腺。肾上腺左右各一，位于肾的上方，共同为肾筋膜和脂肪组织所包裹。左肾上腺呈半月形，右肾上腺为三角形。两侧共重10~15克。从侧面观察，腺体分肾上腺皮质和肾上腺髓质两部分，周围部分是皮质，内部是髓质。两者在发生、结构与功能上均不相同，实际上是两种内分泌腺。

“人吓人，吓死人”是确有其事的。没有思想准备，突然遭遇到恐怖场面，人是有可能被吓死的。现代科学技术的发展，揭开了吓死人的秘密。

美国著名生理化学家西皮林，曾对15具因遭遇恐怖场面而死亡的尸体解剖观察，发现这些被吓死的人的心脏里都有鲜红的斑点和器质性病变。他认为引起心脏坏死的罪魁祸首是肾上腺素。

那么，肾上腺素怎能引起心脏坏死呢？

原来，肾上腺素在人体中有促使动脉收缩、血压上升、瞳孔扩大、心跳加速等功能。健康人是少不了这种激素的。一旦人处于寒冷、休克和疼痛等紧张、危险的情况下，肾上腺接收从神经系统传来的刺激信号，就会加速分泌肾上腺素。另外，肾上腺素还有延长局部麻醉的作用。因此，牙科医师在给人拔牙时，常在麻醉药中掺入微量肾上腺素。

有趣的是，人体内还有一种胺氧化酶，它是管理肾上腺素的，具有消灭肾上腺素的本领。如果人体过多地分泌出肾上腺素，那么这种酶就挺身而出，来破坏它。正是在它的努力下，才能使人体的肾上腺素维持在一个正常水平。

然而，当人突然遇到恐怖袭击或者情绪过分激动的时候，神经系统就会发出特急信号，命令肾上髓质分泌大量肾上腺素，可是胺氧化酶一时来不及消灭这么大量的肾上腺素，以致引起心脏过度收缩，使心脏细胞不胜负担造成出血性坏死，因而心力衰竭毙命。西皮林认为吓死人的秘密即在于此。

# 怕高并非恐高症

很多人都怕高，据一项调查显示，在现代都市生活的人，91%曾出现过恐高症状，其中10%的人症状比较严重，可见，怕高是普遍的情感体验。

其实，怕高更多地来自与生俱来的自我防御机制。假如你站在悬崖边上，你会感到随时都有可能坠落深渊，从而提醒自己后退。这份恐惧是人类得以繁衍的重要心理保障。因为从进化心理学看，只有那些懂得远离悬崖峭壁的人，才能远离危险，他们的怕高基因也就一代代地流传了下来。这也解释了为什么会有这么多人恐高。

此外，对怕高的人而言，站得越高，眩晕、心慌等症状就会越强烈，这是因为视觉信息缺乏引起的心理恐惧。当人从高处向下看时，眼中的景象跟平时大不一样，就像坐飞机时，看到陆地上的汽车都像甲壳虫。这让你的视觉信息大减，身体更容易失去平衡和定向能力，安全感会在瞬间缺失，继而产生恐高。

当然，怕高并非不可克服。平时可以多爬山、上楼梯，并有意识地让自己俯视脚下，随着高度的逐渐递增，就能慢慢适应了。另外，克服恐高也要从提高身体平衡能力入手。尤其是应该从儿童期开始就让他们多走独木桥、翻跟头、跳跃、转圈等。

然而，怕高并非恐高症。若你站在高层建筑的屋内也惊恐万分，总有不安全感就不正常了。这种对高处产生的过分恐惧的情绪、程度与实际危险不相符，明知自己恐怖过度，却无法控制的情形才是恐高症。

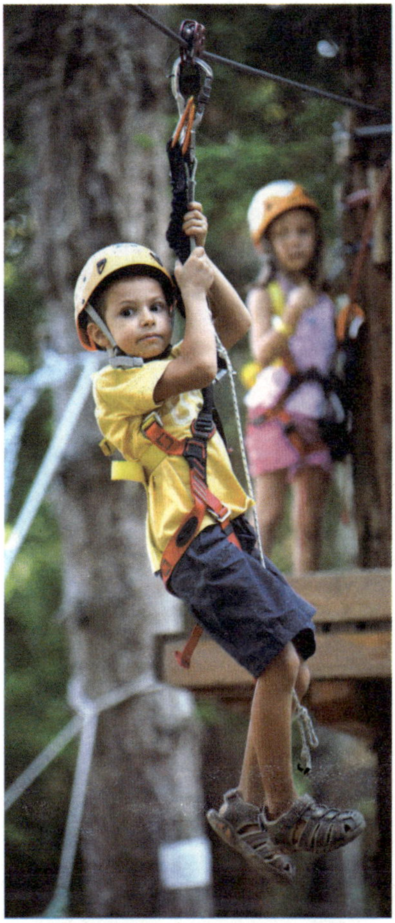

↑很多人都很怕高，但是怕高不一定是恐高症。

**龙文小百科　恐怖症**

神经症的一种，以自己不能控制的恐惧为主要症状。因惧怕的对象不同而有不同的名称，如高处恐惧症（不敢登高）、广场恐惧症（不敢去空旷处）、社交恐惧症（不敢进行社交活动）等。

# 人体细节奥秘

人类身上包含着无数奥秘，这些有趣的细节奥秘有时候会对人体产生极大的影响。

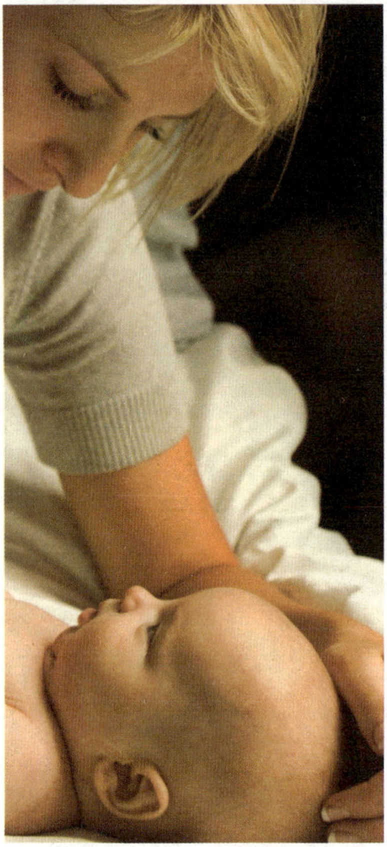

↑为什么人类婴儿不像其他动物的幼崽一样，生下来就会走呢？

## 皮肤是“细菌天堂”

美国科学家发现，人体上隐藏的细菌比我们以前知道的还要多，最新发现大约有1000种细菌寄居在人体表面，而且不同地方的细菌分布不一样，以潮湿而多毛的部位最多。另外，研究者还发现，前臂的细菌就多达44种。

## 早醒比晚睡更值得警惕

比利时研究人员发现，与晚睡的人相比，早醒的人更容易疲劳，注意力和反应能力也都不好。另外，意大利研究者也发现，晚上10时04分左右，人的创造性思维最为活跃，因此晚睡也是有好处的。

## 同时处理多种信息让你更慢

人们通常认为，同时处理几件事情是一种能力，能提高工作效率。但科学家最近发现，这样会导致事倍功半，因为它会加快应激激素和肾上腺素的分泌，产生负面的生理作用。因此，同时处理多种信息会让你的效率降低，而且“一心多用”的时间越长，你集中注意力的能力就越差。

## 人为啥生下来不会走路

有些动物出生几分钟后就能走路了，但作为高级动物的人类却要经历一年左右的时间，这是为什么呢？科学家称，这是因为哺乳动物大脑中主管走路的神经机制是相似的，大脑需要发育到一定程度来激活这些机制。只不过人脑发育的时间较长而已。

# 人体磁场的奥秘

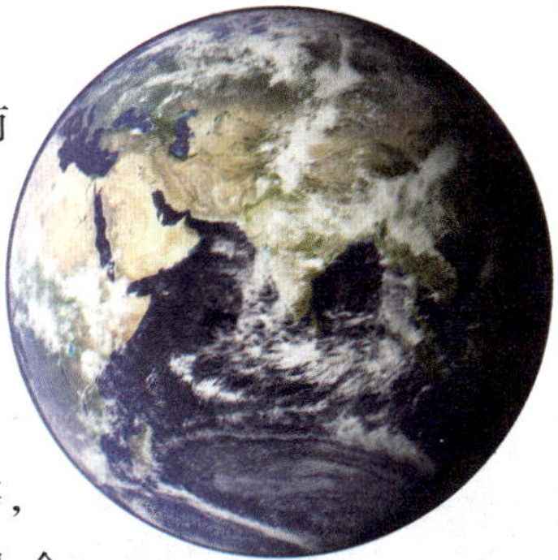
↑地球是一个磁场，有南北两极。

地球是一个磁场，有南北两极，在宇宙中受影响而自转与公转，磁线相互影响各局部。而我们人类也有磁场，只不过是单极，只释放磁波。

如果将一块铁在磁石上摩擦式释放，它将会被磁化，也会具有磁性。人所具备的磁场是与生俱来的，只不过这样的磁是多样性的，包含磁、电、波、光等，所以它在特殊情况下对任何东西都起作用。如果一个人全神贯注盯着一个忙于做其他事情的人，过一会儿，被盯着的人也会感觉有人看他，并转头看盯看的人。这只是一个简单的生活例子，有些现象比这复杂得多。前面提到人只具有一种磁性，而这种磁性只起释放作用，离人身体越远，磁场也就越弱。人的活动行为不同，磁场的强弱也会发生变化，有趣的是，人也可以集中并控制这种磁场，比如释放的角度。

一般来说，如果一个人思想涣散，静止不动时，磁场这时也就最弱。这时如有人对他释放磁场，他本身的磁场就会被压制，会比较容易察觉有人对他释放磁场，并察看其磁场源，也就发生了转头看人的动作。而人体磁场集中释放，最能发出磁场的地方就是眼睛，眼睛是人体磁场的释放发射器，但并不是说只有眼睛，人体的所有感官部位都可以。

经常运动可增强人自身的磁场，并可使自身磁场发生转变，运转自如。中国武术家练到一定阶段，磁场已经比平常人所释放的强。

磁场究竟是怎么产生的呢？它产生于人体的心脏、血液流动和细胞分裂，三者缺一不可。大脑是人体细胞内活跃最激烈和最发达的地方，在大脑中有一个中心点，就是磁场的中心点，中心点在大脑与小脑之间，细胞代谢越快小脑的磁场也就越大。越靠近磁场中心的细胞，磁场也就越大，这就说明了磁场大小与人体运动呈正相关。

动物的小脑不发达，磁场也比人类弱，所以人如果观察一种动物所产生的磁场，对动物的磁场抗抑性就强，所以，一般动物比人更能感应磁场，但不排除一些本身就具有很强磁性的动物，如蝙蝠。蝙蝠将磁场从嘴中释放出去，不同障碍物反射不同的磁场形，蝙蝠由此来判断物体的存在。

# 你为什么会疲劳

每个人都体会过疲劳的滋味，也都知道休息是消除疲劳的最佳方法。那么，我们能永不疲劳吗？

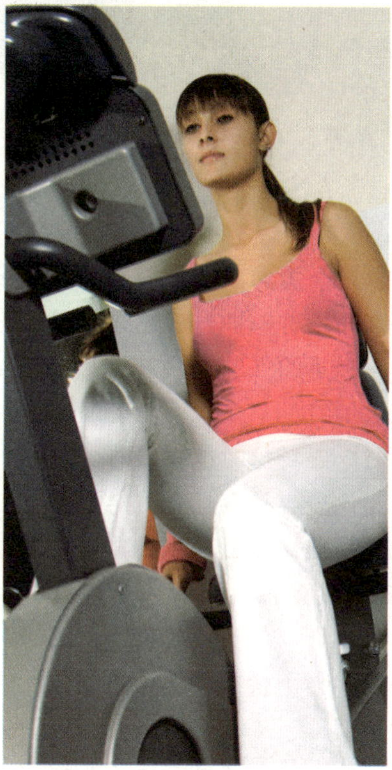
↑运动会使机体疲劳。

生理学知识告诉我们，疲劳的产生是有物质基础的，如细胞在新陈代谢过程中不断释放的二氧化碳、乳酸等“废物”。

当然，人体依靠自身完整的生理机能，又在不断地把这些物质转化或输出体外。当人们劳动的时间过长或劳动强度过大时，代谢物质所产生的数量就会大大超过人体能转化、输出的数量，以致在体内积累。当这种积累达到一定的数值时，机体就会产生疲劳的感觉，而且疲劳的程度与代谢物质积累的数量成正比。机体休息时，体内蓄积的代谢物质则被逐渐转化并输送出去，当代谢物质的蓄积量降至数值以下时，疲劳也就消失了。

人体生理学家发现人的心脏工作量大得惊人，以每分钟平均收缩70次计算，一天便达10万次，其搏出的血量足够装满一节油罐车。然而心脏却永不疲劳，这是为什么呢？因为心脏在每次收缩之后，便立即处于“完全不应期”，挂出了“现在我休息，请勿打扰”的“牌子”。从心电图上可以看出，心脏工作与休息的时间比约为3：5，也就是说，在一天中心脏只工作9小时，而休息的时间长达15小时，而且它是在疲劳之前就休息了。这就是心脏永不疲劳的奥秘所在。

科学家发现，一个身强力壮的工人，如果让他一天连续搬生铁8小时，到下班时他已经筋疲力尽，搬动的生铁量为12.5吨。如果让这位工人在每小时中只干活26分钟，然后休息34分钟，结果他在8小时中搬运了47吨生铁，而且毫无疲劳感。实验证实了这样的观点：在疲劳之前休息，就能始终保持充沛的精力和体力，就永远不会疲劳。

# 人体衰老密码隐藏在哪些部位

古代帝王千方百计地寻找长生不老的方法，很多女孩也将衰老视为大敌，衰老的特征除了脸上的皱纹越来越多外，其实，还有很多表现呢，你注意到了吗？

## 开始驼背

人到35岁以后，脊椎、腰椎就开始退步。女性与男性相比，发生脊椎侧弯的人数是男性的3倍。脊椎侧弯的女性特别脆弱，轻轻搬一次东西就很可能需要一个月平躺在床。脊椎疾病还可能影响到心脑血管疾病和心理健康。

## 牙齿变长

如果你发现牙齿变得比以前更长了，这不是因为它们在增长，而是因为牙龈在萎缩。门牙的平均长度一般在10~12毫米，随着牙龈萎缩导致牙根暴露，这个数字会增长到15~17毫米。身体机能的逐渐衰老造成了皮肤失去弹性，牙龈开始松弛。细菌带来的牙龈病变也会加剧牙龈的萎缩，过度用力刷牙也会伤及牙龈组织。

最好的保护方法是使你的牙龈远离细菌的侵害：每天保证刷牙两次，同时用牙线配合清理。

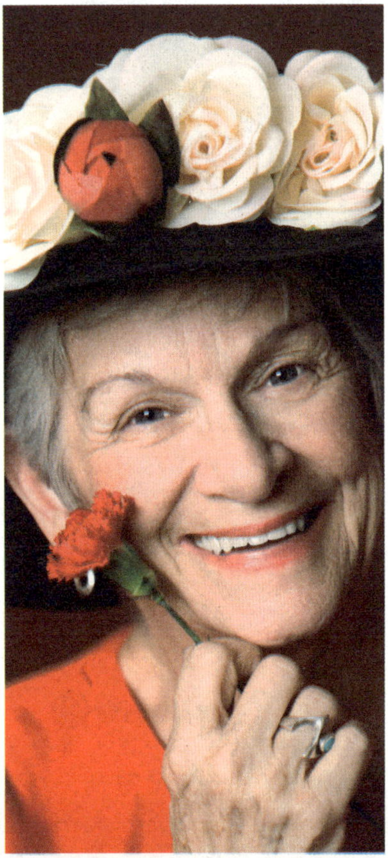
↑人体衰老的密码隐藏在哪？

## 萎缩的鼻骨

鼻子是有美丽时限的，鼻子最美的时间是20~40岁。40岁以后，你每天早上起床就会发现鼻孔下垂，鼻型改变，鼻梁也稍有下陷，甚至你能感觉到鼻子比以前大了很多。这是因为，鼻子会像其他软组织（皮肤，脂肪和肌肉）一样萎缩。随着时间的增长，骨骼也会萎缩，没有了骨骼的支撑，这些软组织就少了可供支撑的基架。

虽然不能完全避免鼻子和耳朵萎缩情况，我们可以遵从专家的建议，在平时多做好预防措施：避免过多阳光、吸烟，开始使用一些能够唤醒再生细胞的护肤品。

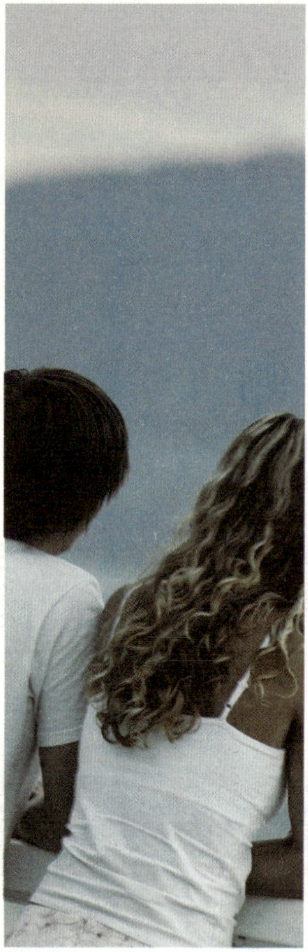

↑青年时期，是头发最好的时期，随着年龄的增长，头发会变得稀疏。

## 越来越稀疏的头发

正常状况下，每个人每天都会脱落一些毛发。但是如果发现头发稀疏变薄，并且已经退过了发际线，或者毛发脱落变薄的地方越来越大，这就说明你要重视这个问题了。35岁以后，相同比例的男性和女性都会渐渐遭受头发稀疏的困扰。原因同样与雌性激素的分泌有关，一直以来雌性激素被视为毛发生长的保护伞。

激素性脱发的主要原因可能是压力过大，压力过重使头发在几个月内都处于休眠期，所以预防脱发应避免过重的压力，平时多锻炼，养成良好的生活习惯。合理的饮食既有助于头发的生长，又有助于身体的健康。日常生活中还要细心呵护头发，尽量少对头发染、烫、卷，这样都会损害头发。

## 肠道问题

这个盘绕长达5~6米的家伙竟然是你衰老开始的地方？的确如此，因为肠道是我们身体里重要的消化吸收系统，营养从这里吸收，毒素、垃圾从这里排出。医学专家指出，人体90%的疾病与肠道不洁有关，1天不排便等于吸3包烟。

肠道衰老带来的最直接的问题就是便秘，肠道中最高能积存约 6.5 千克的宿便，大量的宿便堵塞在肠道里，使得毒素、垃圾无法及时排出甚至被肠道当作“营养”重新吸收，于是导致肤色晦暗、斑痘丛生、口臭熏人。不仅如此，由于腹部堆积了太多的废油，“小腰精”直接升级变成“小腹婆”。

**龙文小百科　脊椎侧弯**

脊椎的一部分或大部分偏离躯干中轴而凸向一侧的疾病。根据病因可分为四种：第一种是姿势性，站立向前弯，腰侧凸消失。第二种是先天性。胚胎发育异常。第三种是原发或特发性。原因不明，占脊椎侧凸的80%以上。第四种是神经性或麻痹性。躯干一侧肌肉瘫痪或截瘫。脊椎侧凸多发于上胸椎，向右凸为多。次为胸腰段，多向左凸。侧凸的椎体发生旋转可致肋骨隆突、胸廓变形、心脏移位、肺活量下降、消化机能低下而体质衰弱，严重者可能患有腰痛，甚至截瘫。

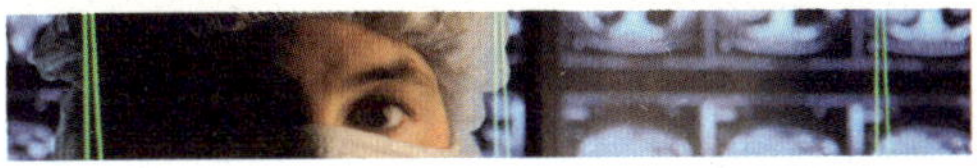

# 人体的特征遗传

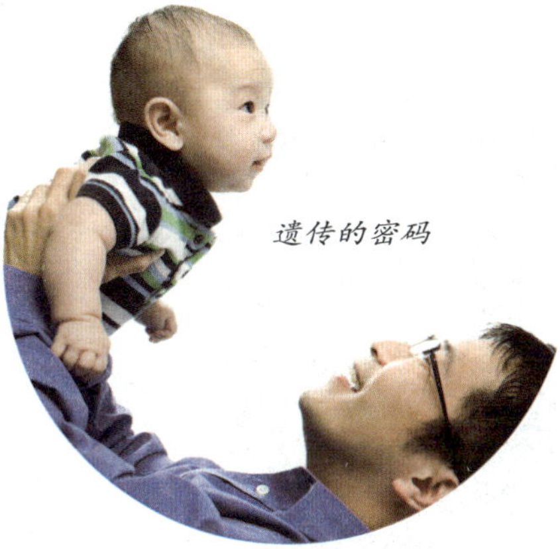

遗传的密码

人体的很多特征是遗传的，所以，我们经常会在父亲和儿子，或者母亲和女儿身上发现诸多相似的特征。那么，都有哪些人体特征会遗传给下一代，遗传的概率又有多大呢？

◎**身高：**子女的身高有35%来自父亲的遗传，35%来自母亲的遗传，其余的30%则来自后天的因素影响。所以，父母中有一方身材矮小，子女的身材往往偏矮。特别是母亲偏矮，且后天因素又不佳的子女，身材多矮小。

◎**肥胖：**肥胖的体质是最容易遗传的。如果双亲都肥胖，53%的子女会成为胖子；若只有一方肥胖，则遗传率大约有40%。

◎**肤色：**一般来说，肤色的遗传有“相乘后再平均”的特征。如果父母都黑，子女就不可能有白肌肤；若父母一方白、一方黑，则子女的肤色中庸。正如白种女人与黑种男人结合的后代，皮肤多为巧克力色。

◎**青春痘：**如果父母双方都是容易长痘的体质，其子女长痘的可能性约为一般人的20倍。

◎**戽斗：**下颚形状具有明显的显性遗传。所以，若父母任何一方下巴凸出，子女很可能遗传到这种特殊的下巴形状。

◎**“萝卜”腿：**“萝卜”腿是因为皮下脂肪积存过多而形成的。多数情况是，母亲有这种腿形，容易传给女儿。但只要充分运动，脂肪积存就可避免。

**秃顶：**人们常常也称其为谢顶。这属于一种特殊的伴性遗传，而且只遗传在男子身上。即如果父亲是秃顶，儿子有50%的概率被遗传；如果母亲的父亲是秃顶，儿子秃顶的概率为25%。

◎**少白头：**指人在年轻时已长白发，多为黑白发相间，属于隐性遗传，遗传的概率较低。

◎**双眼皮：**双眼皮属显性遗传。所以若父亲是双眼皮，子女双眼皮的概率就较高。经常也会有子女出生时是单眼皮，而长大以后成为双眼皮的例子。

# 记忆和遗忘

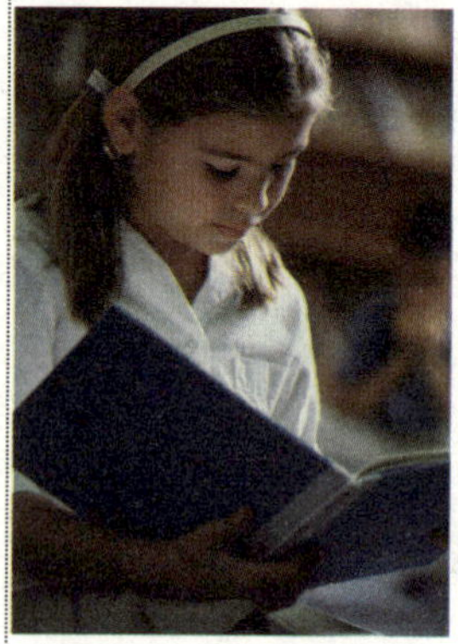
↑对于学生来说，反复阅读是加强记忆的最好方式。

患有阿尔茨海默病的美国前总统里根在得知自己患此绝症时，曾要求美国人民帮助自己与夫人南希迎接疾病的挑战。而后，里根的病情加重，甚至将自己曾连任美国总统这一伟大而重要的经历都遗忘殆尽了。其实，健康人也会遗忘，只不过是遗忘的程序有很大区别。遗忘是人人都会经历的事，没有遗忘，人脑很快就会被信息塞满而无法正常工作。那么，为什么有的事情“过目即忘”，有的却“记忆犹新”？遗忘的原因是什么呢？

## 遗忘的原因

心理学家用记忆痕迹衰退来解释遗忘现象。他们认为学习知识的活动使大脑的某些部位产生了变化，留下了各种痕迹，即所谓的“记忆痕迹”。不同的记忆痕迹留在大脑皮质中不同部位的不同神经中枢。如果学习活动之后仍不停地练习，记忆痕迹便被保持下来；若学习后长期不练习，记忆痕迹会随着时间的推移而消逝，出现所谓的遗忘现象。

## 记忆是什么

传统心理学认为，记忆是过去的知识、经验在人脑中的反映；而认知心理学则认为，记忆是外界信息在大脑中输入、储存、编码和提取的过程。一个正常成人的大脑重约1400克，分为左右两个半球。大脑皮质是脑的最重要部分，是心理活动的重要器官，其展开面积约有2200平方厘米，厚约1.3～4.5毫米，结构和技能相当复杂。那么，输入的记忆信息储存在脑的什么部位呢？

## 记忆信息存储的部位

科学家们认为，不同类型的记忆信息储存在大脑的不同部位。1936 年，加拿大著名神经外科医生潘菲尔德在癫痫病人完全清醒的条件下，为病人进行大脑手术。当他用微电极刺激病人的“海马回”的某些部位时，病人回忆起了童年时代的歌词。后来，学者们又发现，大脑额叶与语词类的抽象记忆有关，丘脑下部组织则与短时记忆有关。还有一些研究成果表明，“杏仁核”与内部事态的记忆有关，“尾核”与自我中心的空间记忆有关，“海马回”与时间、空间属性的记忆有关。

# 细胞之最

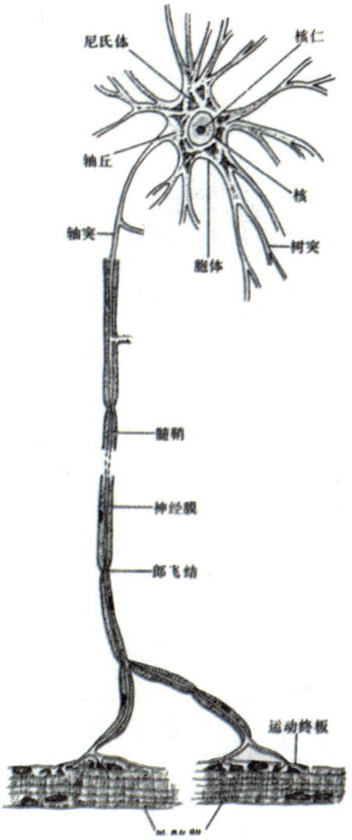

↑神经细胞结构

## 体内最大的细胞

体内最大的细胞有各种说法：按细胞直径而言，要数卵细胞，其直径约200微米，即0.2毫米（1微米 = 1/1000毫米）；以细胞长度来说，当数骨骼肌细胞，长的可超过4厘米；而以细胞突出的长度来划分，当之无愧的是神经细胞（也称神经元）。神经细胞的轴突长的可达1米以上，故神经细胞可称得上是体内最大的细胞了。它们的活动受机体神经体液因素的调节。

## 线粒体最多的细胞

人体内线粒体最多的细胞是肝脏的肝细胞，每一个肝细胞内约有2000个线粒体。线粒体的主要化学成分为蛋白质，约占65%，其他成分为甘油酯、卵磷脂、脑磷脂和胆固醇等。线粒体内含有多种酶（蛋白质），主要作用是为细胞功能活动不断提供能量，细胞生命活动所必需的总能量中，大约有95%来自线粒体。肝细胞是体内生命活动最活跃的细胞 。

## 溶酶体最多的细胞

溶酶体普遍存在于各种细胞中，不过数目不多，较线粒体少得多，最多要数巨噬细胞。溶酶体内含有50多种水解酶，能够消化细胞内衰老死亡的细胞器和吞噬进入细胞内的物质。因巨噬细胞具有很强的吞噬和参与免疫应答作用，故溶酶体最多。

## 寿命最长的细胞

细胞是具有生命的机体结构和功能单位。人体所含细胞数量的多少，取决于个体的大小，而且细胞数量几乎每一瞬间都有变化。细胞是在不断生长繁殖之中，所以存在细胞寿命长短问题。各类细胞寿命长短差别很大，如很多人知道的红细胞寿命大约为120天，而神经细胞的数量，出生时有多少以后就有多少，不能增加，可见神经细胞的寿命最长。脑细胞死一个就少一个，衰老便不期而至了，可见“笑一笑十年少，愁一愁白了头”是有些道理的。

# 为什么只有人有青春期

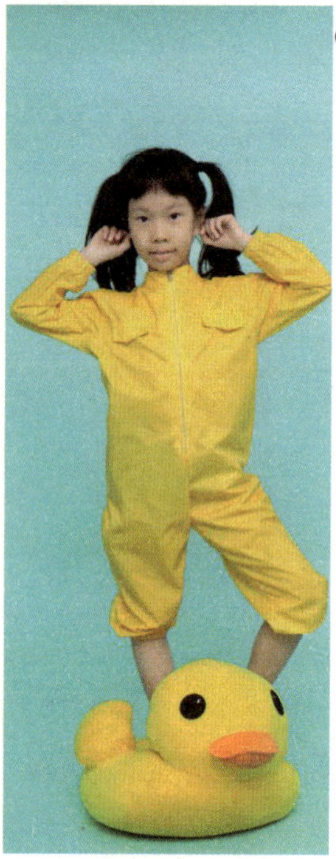

↑青春期是婴儿期后人生第二个生长发育的高峰期。

其他动物都没有青春期，就连我们的近亲猿类也从幼年到成年过渡得那么顺利。为什么我们人类却要经历近10年的苦恼或者烦躁？青春期一直被看作一种生殖准备，但现在通过对人类青春期的深入理解，科学家给出了一些更加有趣的解释。

第一是青春期的进化何时开始。史前人类化石的骨骼和牙齿发育情况的证据显示，青春期的进化出现在80万年前~30万年前的某个时候。青春期先于人脑面积的大飞跃时期，在这一飞跃时期，我们祖先的大脑经历最后一次大扩张，达到今天的大小。第二个线索来自神经生物学和脑成像，科学家们发现，在青春期，人类大脑进行了大规模的再组织。人20岁时大脑的大小和12岁时基本一致，但是，科学家仍需要对它进行大量研究探索。

青春期不只是为了实现性成熟，它更重要的是为了发展协调心理和社会方面的心智能力，这使得人的生活有别于其他动物，青春期是人类生活中最重要的一部分。

英国人类学家、拉夫堡大学巴里·伯吉通过对青春期女孩和男孩的观察发现，这些孩子经历着自己成长和发展的特征模式。对女孩来说，青春发育突增期发生较早，因此她们在生殖完全成熟前的数年就表现出了性成熟。伯吉说：“她们进入了成年女性的网络。”这让女孩不仅锻炼了她们日后所需要的技能，而且更重要的是，还建立了各种联系。他指出，人类进化形成一种合作哺育模式，在该模式中，成功取决于两个家庭和非家庭成员之间共同抚养儿童。

相比之下，男孩的性成熟发生在他们的雄性体格形成之前很久。这让少年们在一个相对安全的环境中学习吸引潜在配偶的优秀品质，如语言创造力、幽默和艺术才能，因为他们的稚气未脱意味着成熟的男人不把他们当作威胁。伯吉说：“我认为青春期是一个调和期。”在这 10 年投入时间学习更重要的认知、实践和物质资源，男孩和女孩可提高他们日后成功再生产的机会。他说：“这就是所有附加价值。”

# 神秘的第六感

你有没有经历过这种“奇事”呢？

曾经做过一些梦，梦境就真的变成了现实；曾经到过一个新地方，发现那里的景物竟然都很熟悉；在别人正要开口说话之前，常知道他要说什么；有时身体会有奇异的感觉，例如皮肤或体内器官的刺痛或有蚂蚁爬的感觉；在电话铃响之前，能预知它就要响；曾经想到一些生理反应，如窒息感、全身乏力等，不久就发生了灾祸；曾经听到过一些无法解释的声音……

这就是我们所谓的“第六感”——人类除了听觉、视觉、嗅觉、触觉、味觉之外的“第六感觉”。“第六感”真的有这么神奇吗？它究竟是如何发生的？

西方心理学家认为，意识是通过五种感官：听、视、味、嗅、触，来接收外在刺激，然后进行整理分析，最后确定认识。而潜意识会接收到更多被意识层面所遗漏的东西，它们不是透过语言或逻辑推理而得。这些信息经年累月的储存在大脑里，是我们不曾察觉的。当它们浮现到意识层面、成为一种可辨认的感觉时，就是我们所说的“直觉”“第六感”。

曾几何时，人们一直把直觉，也就是所谓“第六感”带来的成功视为“侥幸”，但是人们也许不知道：直觉也许反映了可靠记忆。美国西北大学的一项新研究提供了准确的电生理学证据，证明这一结论有时并不只是猜测。这项研究利用最新的“读脑”技术研究那些不能由意识获取的记忆的惊人准确性。

在记忆测试的第一阶段，参与者们会在电脑屏幕上看到许多缤纷变幻的图案。他们在看图片的时候，会听到一些号码，例如3、8、4，受试者必须记住这些号码并且判断其奇偶，然后回答下一题。每一题都会听到一个新数字，受试者需要按键完成奇偶判断任务。也就是说，他们在试图记住一半图案的同时，被另外的任务极大地分心。

一会儿之后，受试者观看一组组相似的图案来进行识记测试。结果发现参与者们能更准确地挑选出老图案，如果让受试者猜的话，准确率会更高。

在记忆力测试中，分散注意力通常使记忆不佳。但是研究结果显示，即使注意力被分散，视觉系统仍能很好地储存信息。

也许，揭开“第六感”的科学原理已经为时不远了。

# 色彩影响人的情绪

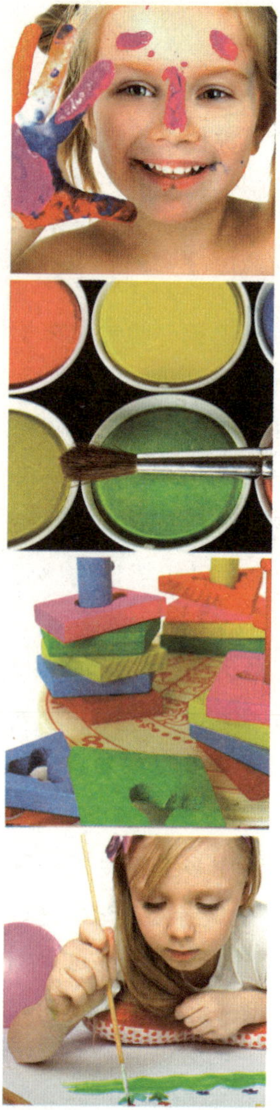
↑色彩对人的情绪有不同的影响。

在我们的日常生活、文娱活动、军事活动等各种领域都在运用着色彩的“魔力”。各种各样的人，古代的统治者、现代的企业家、艺术家、广告商等也都在自觉不自觉地应用色彩来影响、控制人们的心理和情绪。人们的衣、食、住、行也无时无刻不体现着对色彩的应用：夏天穿上湖蓝色的衣服会让人觉得清凉，人们把肉类调成酱红色，会更有食欲。

心理学家认为，人的第一感觉就是视觉，而对视觉影响最大的则是色彩。人的行为之所以受到色彩的影响，是因人的行为很多时候容易受情绪的支配。颜色之所以能影响人的精神状态和心绪，在于颜色源于大自然的先天的色彩，蓝色的天空、鲜红的血液、金色的太阳……看到这些与大自然先天的色彩一样的颜色，自然就会联想到与这些自然物相关的感觉体验，这是最原始的影响。这也可能是不同地域、不同国度和民族、不同性格的人对一些颜色具有共同感觉体验的原因。

国外科学家研究发现：在红光的照射下，人的脑电波和皮肤电波活动都会发生改变。在红光的照射下，人的听觉感受性下降，握力增加。同一物体在红光下看要比在蓝光下看显得大些。在红光下工作的人比一般工人反应快，可是工作效率反而低。

与红色相反，绿色则可以提高人的听觉感受性，有利于思考的集中，提高工作效率，消除疲劳。还会使人减慢呼吸，降低血压，但是在精神病院里单调的颜色，特别是深绿色，容易引起精神病人的幻觉和妄想。

此外，其他颜色如橙色，在工厂里的机器上涂上橙色要比原来的灰色或黑色更好，可以使生产效率提高，事故率降低。可以把没有窗户的厂房墙壁涂成黄色，这样可以消除或减轻单调的手工劳动给工人带来的苦闷情绪。

# “心疗”处方助你健康

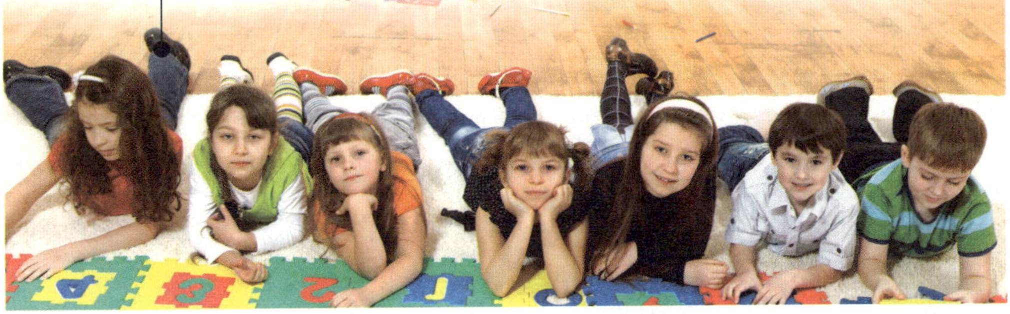

“药疗不如食疗，食疗不如心疗。”从一定程度上讲，再好的药品也不如合理膳食，再好的膳食也不如拥有好心态。对此，专家为大家开了一副“心疗”处方。

## 笑是营养素

研究证实，笑能降血压；笑1分钟可以起到划船10分钟的效果；笑还能释放压力，减轻沮丧感；笑可以刺激人体分泌多巴胺，使人产生幸福感。中老年人应多与有幽默感的人接触，多看喜剧、漫画，多听相声。

## “话疗”是特效药

美国白宫的保健医生曾给布什开过一个健康秘方：话疗，每星期至少与家人交流15小时以上；夫妻之间每天至少交流两小时，包括共进晚餐或是午餐。

## 朋友是“不老丹”

老人长期独处会造成巨大的社会心理压力，甚至有可能引起内分泌紊乱和免疫功能下降。澳大利亚研究人员发现，朋友圈广的人平均延寿7年。所以，即使是离退休的老年人，也不要总憋在家里，要努力扩大生活圈子，多和老朋友聚聚，并试着主动向极少见面的邻居问好。

## 宽容是调节阀

人在社会交往中，吃亏、被误解、受委屈的事总不可避免。面对这些，最明智的选择是学会宽容。一个不会宽容、只知苛求别人的人，很容易导致神经兴奋、血管收缩、血压升高，使心理、生理进入恶性循环。而学会宽容就等于给自己的心理安上了调节阀。

## 淡泊是免疫剂

做到小事糊涂，大事清楚。整天计较一些鸡毛蒜皮的事，心会很累。遇事不妨潇洒、大度一点，保持愉悦的心情和内心满足感，有利于延年益寿。

# 威力巨大的潜意识

潜意识是指潜藏在我们一般意识底下的一股神秘力量，是相对于“意识”的一种思想，又称“右脑意识”“宇宙意识”。潜意识，也就是人类原本具备却忘了使用的能力，这种能力我们称之为“潜力”，也就是存在却未被开发与利用的能力。

潜意识聚集了人类数百万年来的遗传基因层次的信息。它囊括了人类生存最重要的本能与自主神经系统的功能与宇宙法则，即人类过去所得到的所有最好的生存情报，都蕴藏在潜意识里。

## 潜意识冰山

分析认为，潜意识聚集了人类数百万年来积累的大量知识，充分开发之后将产生不可估量的作用。而人类现在需要做的，则是正确认识和激发潜意识。

每一个人都有潜意识存在，只是过去并没有这种认知。潜意识的发现始自催眠术。现代催眠术的原始形态是奥地利维也纳的医师梅斯梅尔所创立，但是第一次提出人类具有潜在意识学说的是西格蒙德·弗洛伊德。

如果将人类的整个意识比喻成一座冰山的话，那么浮出水面的部分就是属于显意识的范围，约占意识的5%，换句话说，95% 隐藏在冰山底下的意识就是属于潜意识的力量。

这仅仅是理论值，目前只用到很少的脑细胞的大脑，其耗氧量已经占到全身耗氧量的1/4，所以全部使用是不可能的。

就算是像爱因斯坦、爱迪生等天才人物，一生中运用的潜意识力量也不到2%。因此，任何人不论才智的高低，背景的好坏，也不论你的愿望多么的高不可攀，只要懂得善用这股潜在的能力，它就一定可以帮助你实现愿望。

潜意识如同一部万能的机器，任何愿望都可以办得到，但需要有人来驾驶它，而这个人就是你自己。只要你有心控制，只让好的印象或暗示进入潜意识就可以了。潜意识大师摩菲博士说过：“我们要不断用充满希望与期待的话，来与潜意识交谈，于是潜意识就会让你的生活状况变得更明朗，让你的希望和期待实现。”

只要你不去想负面的事情，而选择有积极性、正面性、建设性的事情，你就可以左右自己的命运。

# 有趣的心理现象

## 信息越多选择结果越差

常言道，“箩里选瓜，越拣越差”。现在，已经有多项研究显示，面对的信息越多，选择的结果越差。

人们通常认为，掌握的相关信息越多，做出的决策就越好。而一项新研究却得出了相反的结论。研究人员要求参试者对电脑程序提供的250道题进行回答，并计算其累积得分。一部分人提前知道题目的数量和选项，一部分人不知道任何信息。结果发现，那些知道信息越多的人，得分越低。这说明，选择时，信息太多反而可能影响人们的决定。

## 学会让宝贝自己解决冲突

当宝贝和别的小伙伴之间发生冲突时，父母第一反应可能就是尽快教给宝贝解决问题的办法，但是，最新的研究表明，这种方式并不能让宝贝变得更加合作，更加容易与人相处。

最好的方式是不要教给他解决问题的方法，而是帮宝贝理出一条解决问题的思路，让他自己设想多种解决问题的可能。经过这种训练的宝贝在面对冲突时，会不断变换方式来达成自己的目标，显得更有“外交手腕”。

## 千万别和任性的宝贝较劲

小时候看起来很任性的孩子，长大后可能会是个有主见、有能力、有创新、有作为的人，不见得就是坏事。因此，当宝贝任性时，父母不要一味地和他较劲，而要采取正确的方式帮助他学会控制自己的情感，调节自己的行为。如果父母态度恶劣，看到宝贝的任性行为就严加斥责，反而对宝贝的成长不利。

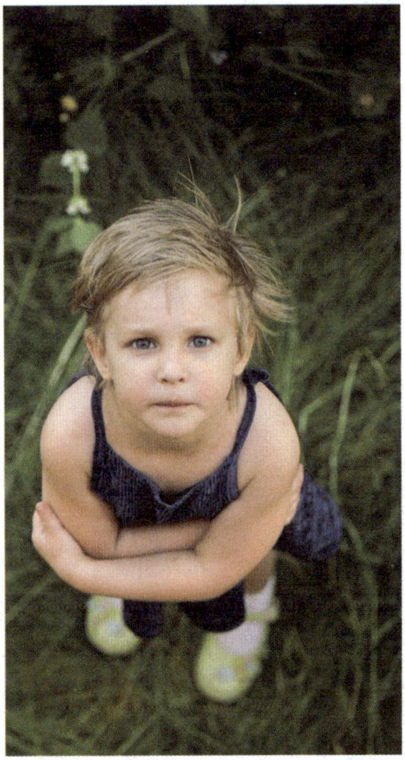

↑要允许孩子宣泄自己的情绪，当他们面对冲突的时候，当他们任性的时候，家长们要适时、适度地引导，而不是横加干涉、严厉斥责。

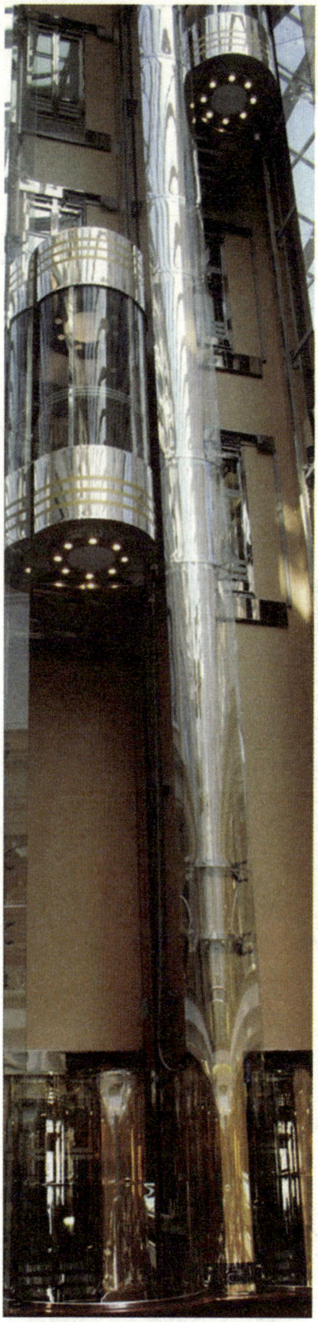

↑狭小的电梯空间让身处其中的人们因焦虑、不安而盼望终点的到来。

## 乘电梯时，为什么人总往上看

很多人乘电梯的时候都习惯仰着头看着显示的楼层数。难道显示的楼层数有什么神奇的魔力吗？

实际上，乘电梯往上看的行为与我们的“私人空间”有着很大的关系。所谓私人空间，是指在我们身体周围一定的空间，私人空间的大小因人而异，但大体上是前后0.6~1.5米，左右大约1米。据调查数据显示，女性的私人空间比男性的大，具有攻击性格的人的私人空间更大。一旦有人闯入这一空间，我们就会感觉不舒服、不自在。在拥挤的电车中我们会感觉不自在，就是这个道理。

电梯是一个非常狭小的空间。在电梯中，人们会互相感觉到对方进入了自己的私人空间，所以会感到不舒服，都想尽早离开电梯这个狭窄的空间。向上看正是想尽快“逃离”这个狭小空间的心理表现。

此外，盯着显示楼层的数字看，不只是为了确认是否到了自己要去的楼层。当我们急于离开这个狭小空间时，不停变换的数字能让我们感到电梯在移动，让我们感觉到自己是在向“解放”前进，从而缓解焦急的心理。

## 路见不幸，为什么不愿出手相助

在地铁中或马路上见到有困难的老人，其实每个人心里都想去帮他们一把。可是，真正采取行动的人却很少。这是为什么呢？

除了害羞等因素外，还有另外一个心理原因——依赖心理！当周围有很多人的时候，我们心里就会想：“即使我不去帮助他，也会有别人伸出援手的。”在心理学上，这种现象被称为“林格曼效应”。

德国心理学家林格曼曾经做过一个让众人拉网的实验。结果，每当拉网的人数增加，每个人出的力就会减小一点。原本，我们认为人数的增加会发挥相乘效应，即每个人出的力会增加，但实际上并非如此。当人数越多时，人就越会感觉“我只不过是其中一分子”，于是拉网的时候就不那么卖力了。

# 双胞胎轶闻

双胞胎，指胎生动物一次怀胎生下两个个体的情况。双胞胎一般可分为同卵双胞胎和异卵双胞胎两类。同卵双胞胎指两个胎儿由一个受精卵发育而成，异卵双胞胎是由不同的受精卵发育而成的。全世界双胞胎平均出生率为1：89。

双胞胎之间也有着特别有趣的心灵感应和奇闻轶事。

双胞胎拥有几近相同的生活故事总是令人惊讶，但世界上可能再没有一对双胞胎的生活会像美国俄亥俄州这对双胞胎的生活那么如出一辙。这对孪生兄弟出生后就分别被两个不同的家庭收养。这两个素不相识的家庭都给小男孩起名叫吉姆，这种巧合才仅仅开始。两个小吉姆渐渐长大，都受过执法培训，都擅长机械制图和木工工艺，都各自娶了名叫琳达的妻子，各自生下的儿子都叫詹姆士·艾伦。这对孪生兄弟后来又都和妻子离了婚，且都和名叫贝蒂的女人再婚，两家都给宠物狗起名叫“托伊”。名叫吉姆·刘易斯和吉姆·斯普林格的这对孪生兄弟最终在分别39年后于1979年2月9日团聚。

英国一位混血妈妈凯蕾·霍奇森于2005年生下一对双胞胎，一个是黑皮肤，另一个是白皮肤。据统计，这种截然不同的双胞胎出现的概率只有百万分之一，非常罕见。据悉，凯蕾和她的丈夫雷米·霍德都是混血儿，都有一个白人母亲和一个黑人父亲。他们的双胞胎女儿凯恩和瑞梅出生时都有漂亮的蓝眼睛，但不同的是，瑞梅是一头金发的白皙宝宝，而凯恩则是一头黑发的黝黑宝宝。而且，随着她们的一天天长大，瑞梅的肤色越来越白，而凯恩的肤色越来越黑，她们的眼睛也逐渐从蓝色变成了褐色。

如果是异卵双胞胎的话，基本上是没有所谓的心灵感应的。但是，如果是同卵双胞胎的话，40%左右的都会出现大家常说的心灵感应。

双胞胎会对与自身的信息传导方式相同的信号非常敏感，这意味着，如果令双胞胎对面而站，一个看到一幅画或者在思考一个复杂的问题，那么，繁杂的信息传导方式会将这些大脑的思维转化为辐射波或者是波动磁场在空间进行传播，而此时另一个双胞胎在接收到相应的信息之后会以为是自己在思考。事实上不是自己在进行思考，而是拥有相同的物理与生理特性的信息流在干扰自我的大脑。这就是为什么基因相同的同卵双胞胎会拥有更多的心灵感应的可能性。

# 人体的克隆

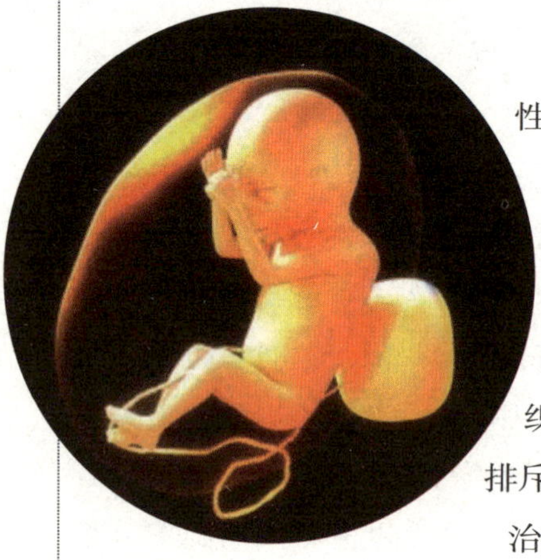

↑30周大的人类胚胎

哺乳动物的克隆成功意味着人体克隆的可能性，这一试验的成功引起全球性轰动。

克隆的一种可能性是治疗性克隆，即通过克隆技术把病人的体细胞核移植到去核卵细胞中，使其发育成囊胚（早期胚胎），再从其中提取胚胎干细胞，利用其多能性诱导分化培养成特定细胞和组织，用于对严重疾病的治疗，此举可避免发生免疫排斥。

治疗性克隆由于涉及胚胎操作，在许多国家都被立法禁止，但也有一些国家，采取严格管理下的审慎支持态度。它的重要前提是：胚胎必须是治疗不育症夫妇多余的或自愿捐献的，胚胎实验只能在发育14天内进行，只能以疾病的治疗为目的。为什么要进行胚胎实验呢？因为全能干细胞只能在早期胚胎中获取，而全能干细胞有无限分化和增殖的潜能，可分化成全身200余种细胞类型，利用它来培育人体细胞和组织，将为疾病治疗提供广阔前景。

另一种可能性就是通过克隆技术进行的人工无性生殖，这在世界各国都被严格禁止。通常人们所讲的“克隆人”或“复制人”，其含意比较含混，容易与体外授精、试管婴儿技术和治疗性克隆相混淆。为了不把两者相混淆，法国人类生物学家阿特朗主张把克隆人称为“体细胞核移植”更为合适。香港地区学者罗秉祥则认为，把克隆人译为“人的人工无性生殖”更为科学和准确。

联合国大会法律委员会自2001年起一直在讨论禁止克隆人国际立法问题，但在是否将治疗性克隆列入禁止范围问题上，各国分歧很大，因此该委员会放弃了制定国际公约，转而寻求不具法律约束力的政治宣言。第59届联大于2005年3月批准了《联合国关于人的克隆宣言》，因其中“禁止一切形式的人体克隆”的措辞太模糊，容易被解读为禁止生殖性克隆也禁止治疗性克隆研究，因此中国、英国、比利时、法国、新加坡、日本等34国投了反对票。上述各国在会上重申：继续支持治疗性克隆研究，但坚定地反对生殖性克隆。

# 你意想不到的发胖原因

很多人认为摄入脂肪或者热量过多的东西是导致肥胖的主要原因，其实，除了这些，还有一些我们绝对没有想到的肥胖原因。下面就一起来看看。

**◎缺觉：肥胖可能性最大**

每天睡眠在4小时以下的人，比睡眠正常的人肥胖的可能性要增加73%。研究表明，睡眠不足的人，体内促进食欲因子的水平也更高。

**◎亲友：肥胖也会“传染”**

如果一个人的朋友是胖子，那他患肥胖的可能性会增加57%。原因在于，如果自己的朋友或亲戚肥胖，会改变一个人对合理体重的接受标准，影响他的饮食结构和生活方式。

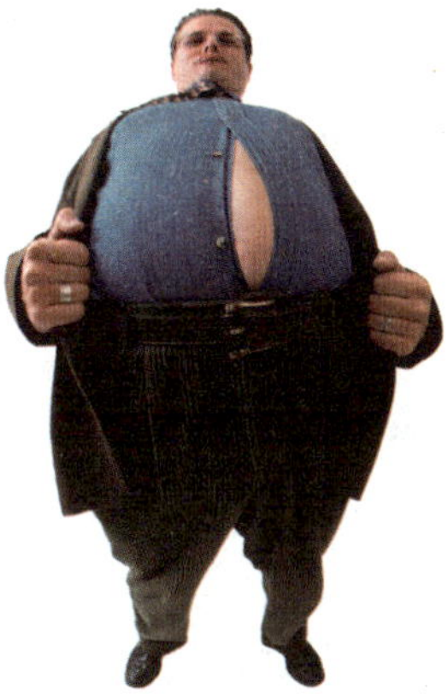

*↑肥胖还可以传染？*

**◎空调：调节热量机制受阻**

空调让我们总是待在恒温的环境里，所以我们不用调节自己体内的热量。但如果气温很低，我们的身体就会自动消耗脂肪，以保持温暖；如果天气很热，我们的食欲就会降低。使用空调的人，热量调节机制受阻，更容易肥胖。

**◎感冒：病毒可增加脂肪**

研究人员发现，一种引起感冒和喉咙发炎的病毒可以导致肥胖，该病毒使体内的脂肪细胞迅速增加。

**◎基因：变异体导致高体重**

英国科学家已经发现了一种调节体内脂肪量的基因变异体。拥有这种基因变异体的人，要比没有这种基因变异体的人平均重1.2千克。

**◎激素：控制饥饿感**

科学家研究指出，人体中存在一种瘦素，也称抗肥胖因子，是降低饥饿感的主要激素，它控制了我们对于食物的喜好。缺乏瘦素的人喜欢所有的食物，而且吃得很多，因此最后成为超级大胖子。

**◎饮食：摄入热量过多**

饮食仍然是影响体重的一个很重要的因素。大多数人长胖，就是因为他们从食物中摄取的热量比身体需要的多。所以，少吃多运动仍然是减肥的最好方式。

# 别出心裁的治病方法

随着现代科学的发展，人们越来越注意环境、情绪对人健康的影响，由此创造了一些独特的治病方法，看似别出心裁，实则有一定道理。

## 观鱼治病

美国一位心理学家让孩子观赏水池中的游鱼，治疗儿童心理紊乱病。这种方法可以帮助儿童克服焦躁情绪，逐步消除心理紊乱。

## 花香治病

科学家们已经发现，有300多种花香对人体有益，如天竺花的香味能镇定神经，熏衣草的花香能治气喘病等。因此，一些病理学家建议，对有些病症应采用相应的花香疗法来治。

## 音乐治病

优美的音乐能促进人体分泌一些有益于健康的物质，起调解血液流量与兴奋神经细胞的作用，能使胃的蠕动变得有规律，促进唾液的分泌。

## 睡眠治病

在别廖兹尼基有一个洞穴诊疗所，设在270米深的地下。这个诊所不用医生看病，也不让病人吃药，而是让病人睡觉，这种疗法对于气喘病和高血压的治疗有明显疗效。

## 绘画治病

对初期发病的精神病患者，医生们既不给他们打针，也不给他们吃药，而是给他们一支灰色或黑色的画笔，让他们画一些形状奇怪的房子或人物。随着病情的好转再让他们用明朗的颜色作画。这样经过一定阶段，他们受压抑的心情逐渐好转，控制自己的能力也就加强了。

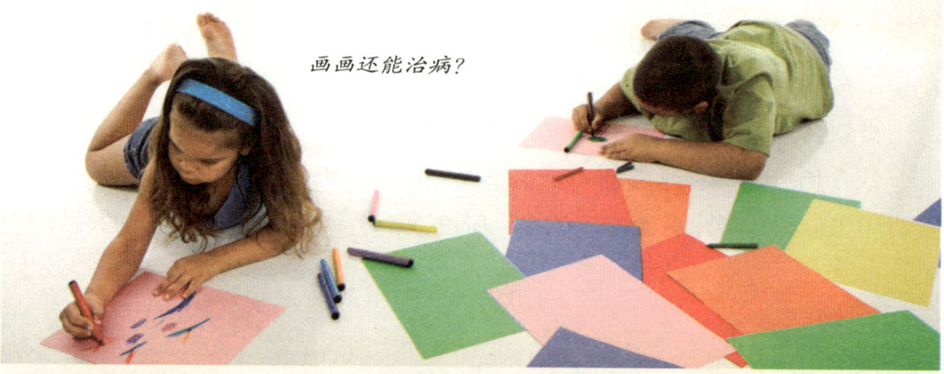
画画还能治病？

# 世界上最神秘的10种疾病

目前世界上有一些疾病仍然困扰着人类，同时人类对这些疾病的了解少得可怜。

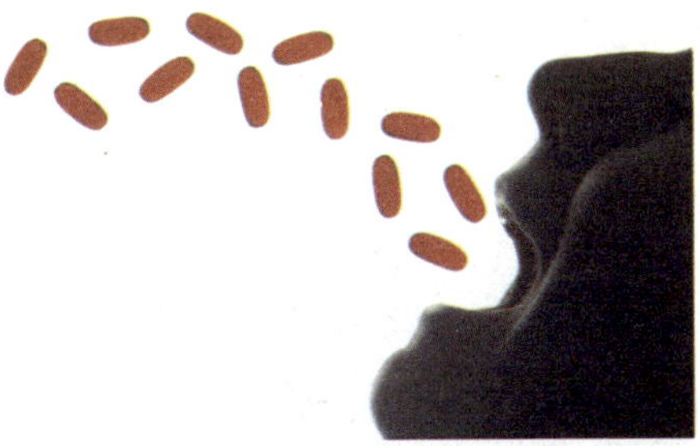
↑在当代，仍然有一部分疾病没有有效的药物，它们极大地威胁着人类的健康。

◎**莫吉隆斯症**　这是一种令人毛发发直的恐怖疾病。

患者都说感到好像有昆虫或寄生虫一类的东西在自己的皮肤下面蠕动爬行。皮肤会出现一些很难愈合的伤口，从伤口里还会渗出一些蓝色和白色的纤维物质。从伤口渗出的纤维物质有时是一条，有时是一大团。有些患者皮肤上没有伤口，但也会出现一些纤维物质或黑色斑点。但是，这种病症在医学界并未被广泛认可。

◎**慢性疲劳综合征**　这种病在不同国家有不同名称，一般症状为：突然生病、极度疲劳、发冷或轻微发热、喉咙痛、淋巴结触痛、肌肉痛、头痛、关节痛（没有红肿）、精神恍惚、记忆力衰退、视力障碍、睡眠失调及其他症状等。原先以为这种病是由非洲淋巴细胞瘤病毒所引起的（这种病毒会导致传染性单核细胞增多症），如今已知道慢性疲劳症候群患者对无数的其他病菌都会产生大量抗体，并无特效的治疗方法。

◎**库贾氏病**　也称为牛海绵状脑病，俗称疯牛病。这是一种慢性、消耗性、致死性的传染病，其主要特征是牛大脑呈海绵状病变，引起大脑功能退化，精神状态失常，共济失调，感觉过敏和中枢神经系统（CNS）灰质空泡化。潜伏期长、病情逐渐加重、最终死亡。其病原至今仍未确定。

◎**精神分裂症**　这是一组病因未明的精神病，多发病于青壮年，常有感知、思维、情感、行为等多方面的障碍和精神活动的不协调。一般无意识障碍和智力缺损，病程多较长，是最常见、最难描述、最难做出完整定义的重性精神病。

◎**自身免疫失调**　患有这一疾病的患者将承受各种各样疾病的困扰折磨，其中包括狼疮。身体的自身免疫失调使得身体本身对待自己的身体器官和正常的功能如同“敌人入侵”。由于这种疾病通常是慢性的，通常使人慢慢虚弱，而医生除了减轻某些症状外能做的就很少了。

◎**异食癖** 患有此症的人持续性地咬食一些非营养的物质，如泥土、纸片、污物等。过去人们一直以为，异食癖主要是因体内缺乏锌、铁等微量元素引起的。但是近年来的大量研究发现，正是因为患者吞食大量的黏土和异物，才造成他们体内的铁、锌等吸收障碍。所以目前越来越多的医生们认为，异食癖主要是由心理因素引起的。但是对于其真实成因和治疗方法却没有任何实质性进展。

◎**禽流感** 这种神秘疾病的危害不用多说了，它是由禽流感病毒引起的一种急性传染病，也能感染人类，感染后的症状主要表现为高热、咳嗽、流涕、肌痛等，多数伴有严重的肺炎，严重者心、肾等多器官功能衰竭导致死亡，病死率很高。

◎**普通感冒** 它能排上位的确让人觉得有些不可理解，但是它的确是人类无法彻底治愈的疾病。普通感冒俗称伤风，医学上称为急性鼻炎或上呼吸道感染，它的主要特征是病原体复杂多样，多种病毒、支原体和少数细菌都可以引起感冒，仅主要病原鼻病毒就有100多种。

**阿尔茨海默病** 更为通俗的称呼是老年痴呆症，指的是一种持续性高级神经功能活动障碍，即在没有意识障碍的状态下，记忆、思维、分析判断、视空间辨认、情绪等方面的障碍。阿尔茨海默病常常发生在50岁以后，早期往往是以逐渐加重的健忘开始，如果不注意，通常不容易被发现。而它的成因仍然是个谜，有效治疗方法也不存在。

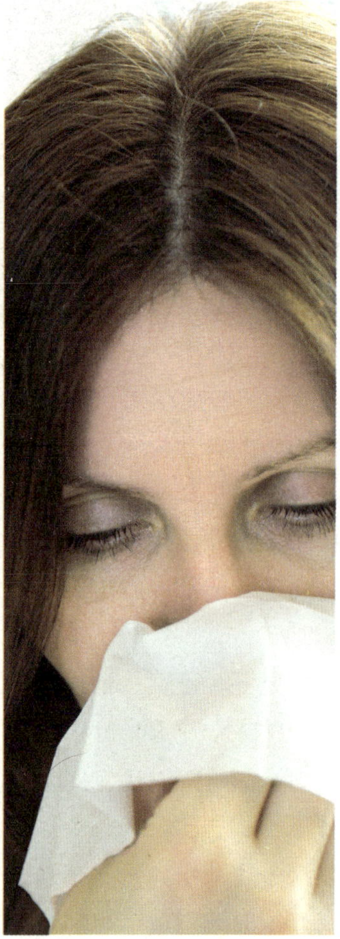

↑感冒也可以被列为困扰人类的疾病？

◎**艾滋病** 艾滋病的医学全称为“获得性免疫缺陷综合征”，是一种世界性、致死性、传染性疾病。在发病机理方面，主要是造成人体免疫系统的损伤而导致免疫系统的防护功能减低、丧失；在临床症状方面，由于免疫缺陷导致的各个系统的机会性感染、肿瘤而出现的复杂症状群。